POWER YOGA

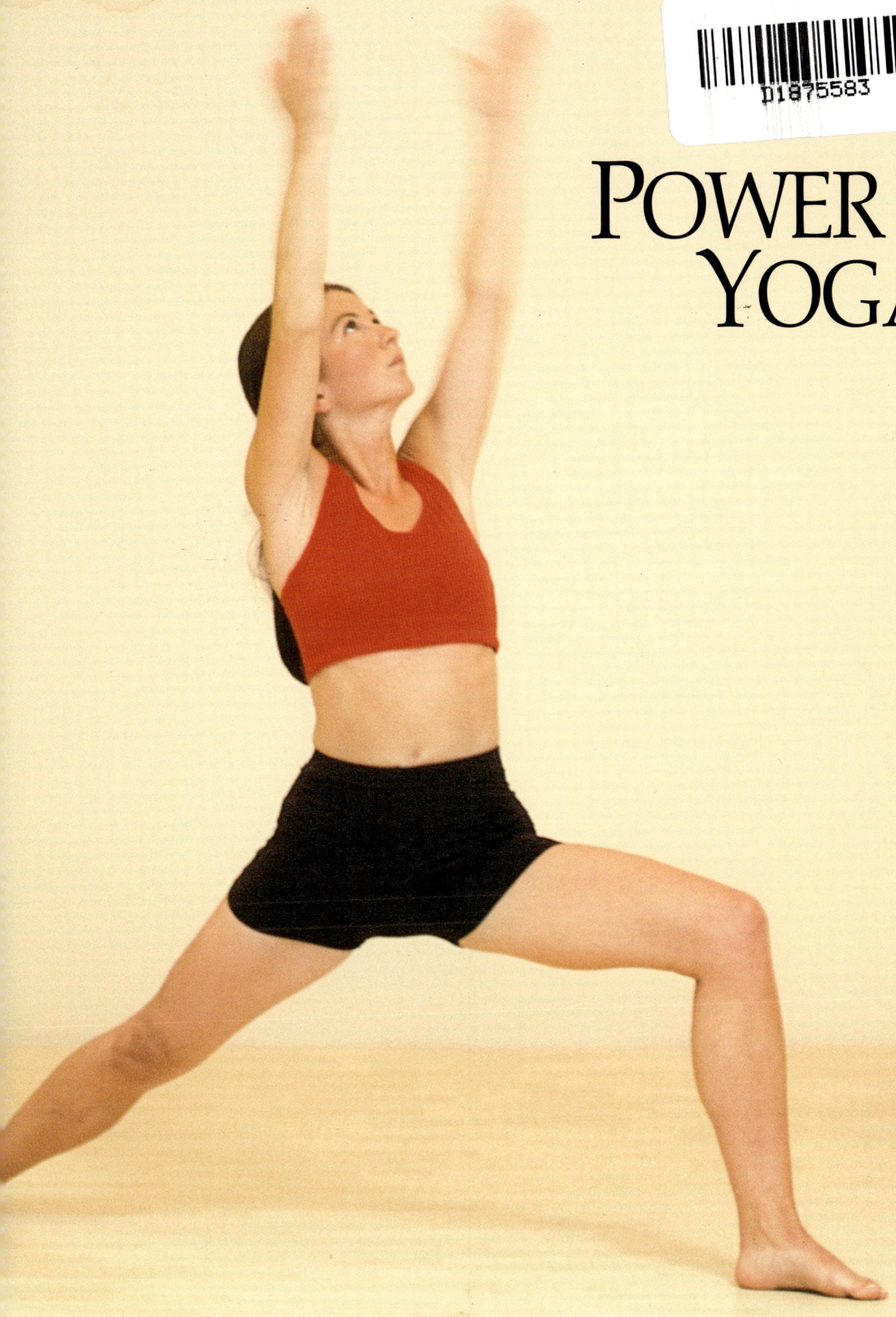

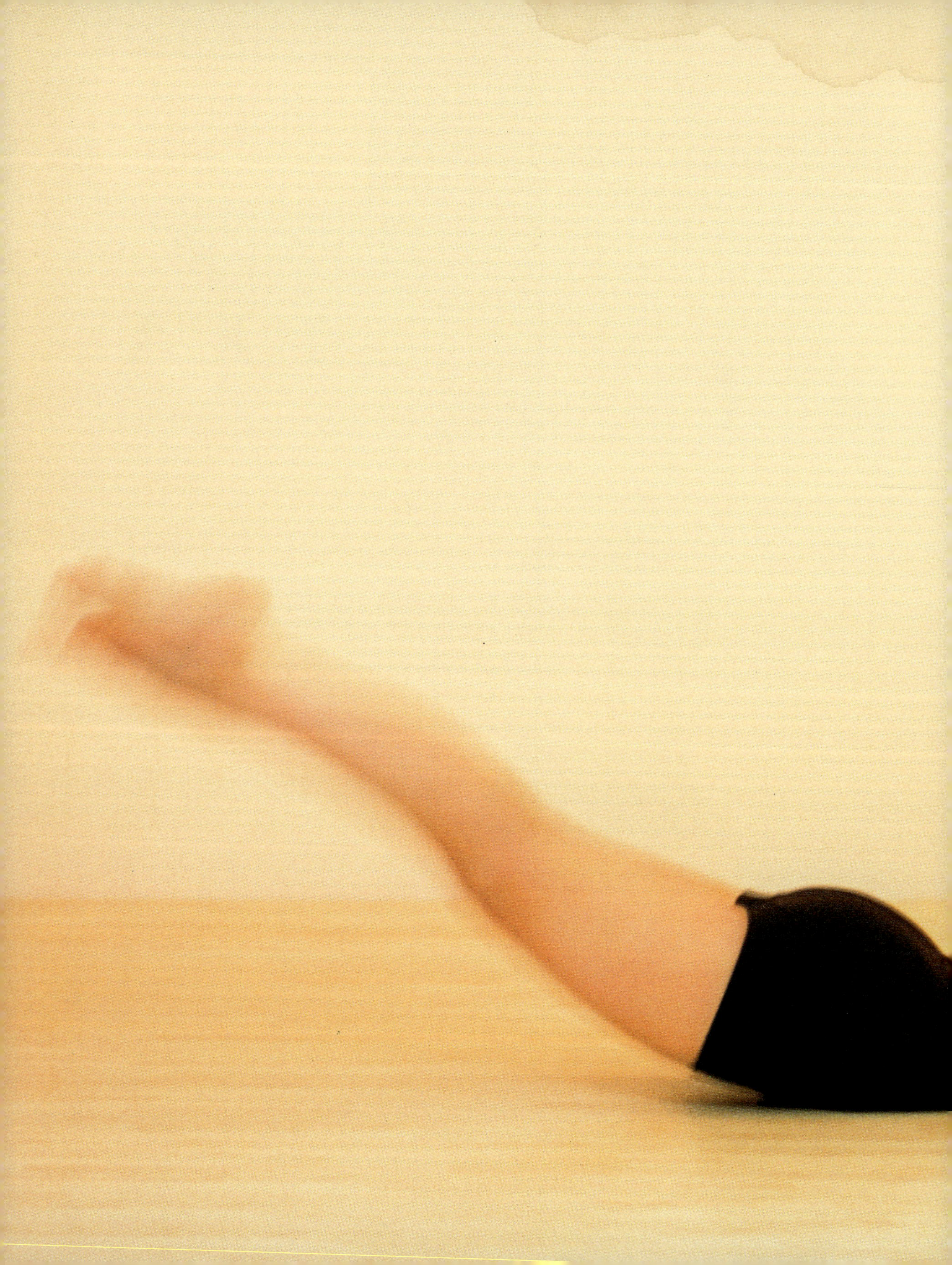

KIA MEAUX

POWER YOGA

NEUE KRAFT FÜR KÖRPER UND GEIST

FOTOS VON
RUSSELL SADUR

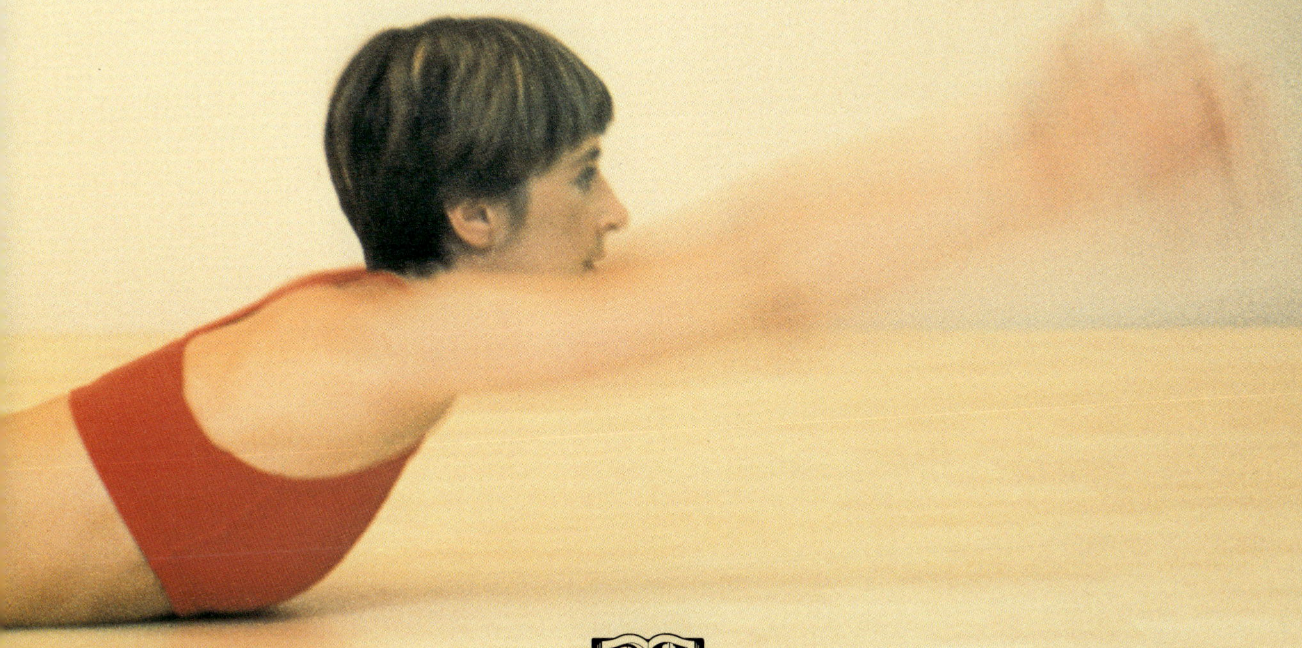

Dorling Kindersley

Dorling Kindersley
LONDON, NEW YORK, MÜNCHEN,
DELHI, MELBOURNE

FÜR MEINE SCHÜLER

Projektbetreuung Jane Laing
Bildbetreuung Miranda Harvey
Lektorat Jennifer Jones
Bildredaktion Karen Sawyer
Cheflektorat Gillian Roberts
Programmleitung Mary-Clare Jerram
Art-Director Tracy Killick
DTP-Design Louise Waller
Herstellung Wendy Penn

Bibliografische Information Der Deutschen Bibliothek
Die Deutsche Bibliothek verzeichnet diese Publikation in der Deutschen Nationalbibliografie; detaillierte bibliografische Daten sind im Internet über http://dnb.ddb.de abrufbar.

Titel der englischen Originalausgabe:
Dynamic Yoga

Übersetzung Karin Opeker, Freiburg/Br.

Redaktion Barbara Imgrund, Heidelberg

Fachliche Beratung Beate Cuson, MOVEO – Studio für Yoga, Bewegung und Körperarbeit, Berlin

ISBN 3-8310-0383-1

Printed and bound in Singapore by Star Standard Industries

Besuchen Sie uns im Internet

www.dk.com

INHALT

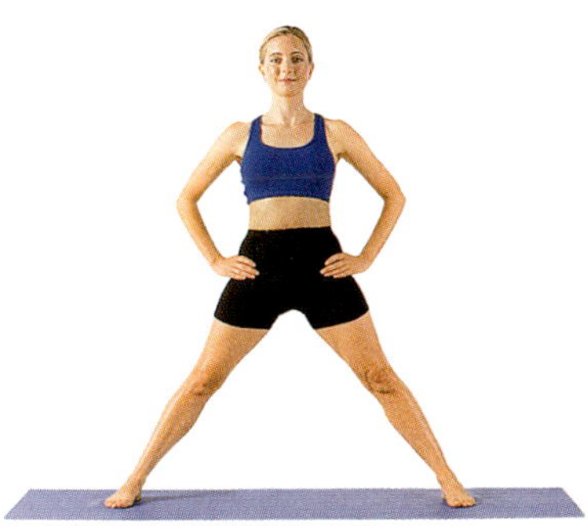

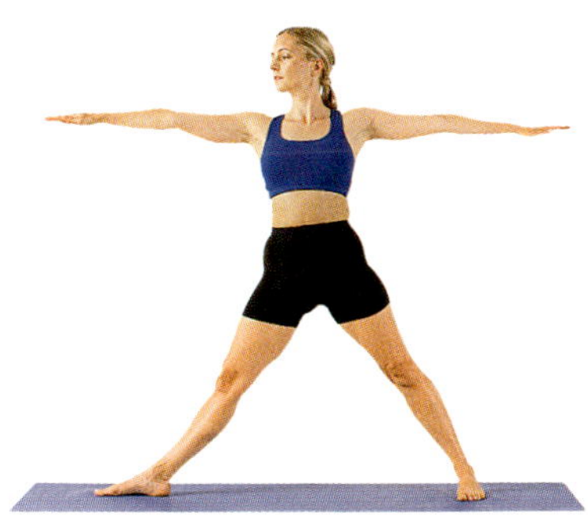

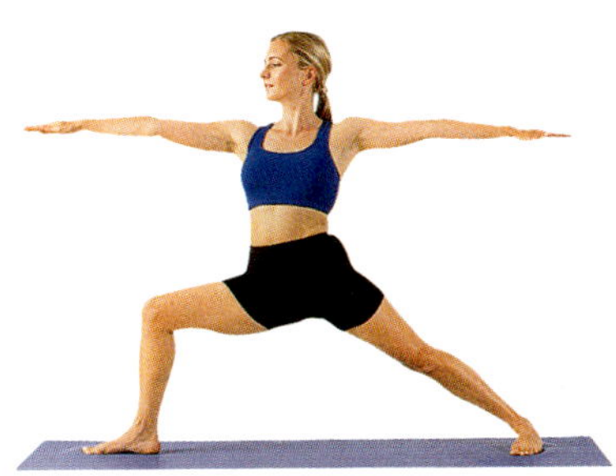

EINFÜHRUNG

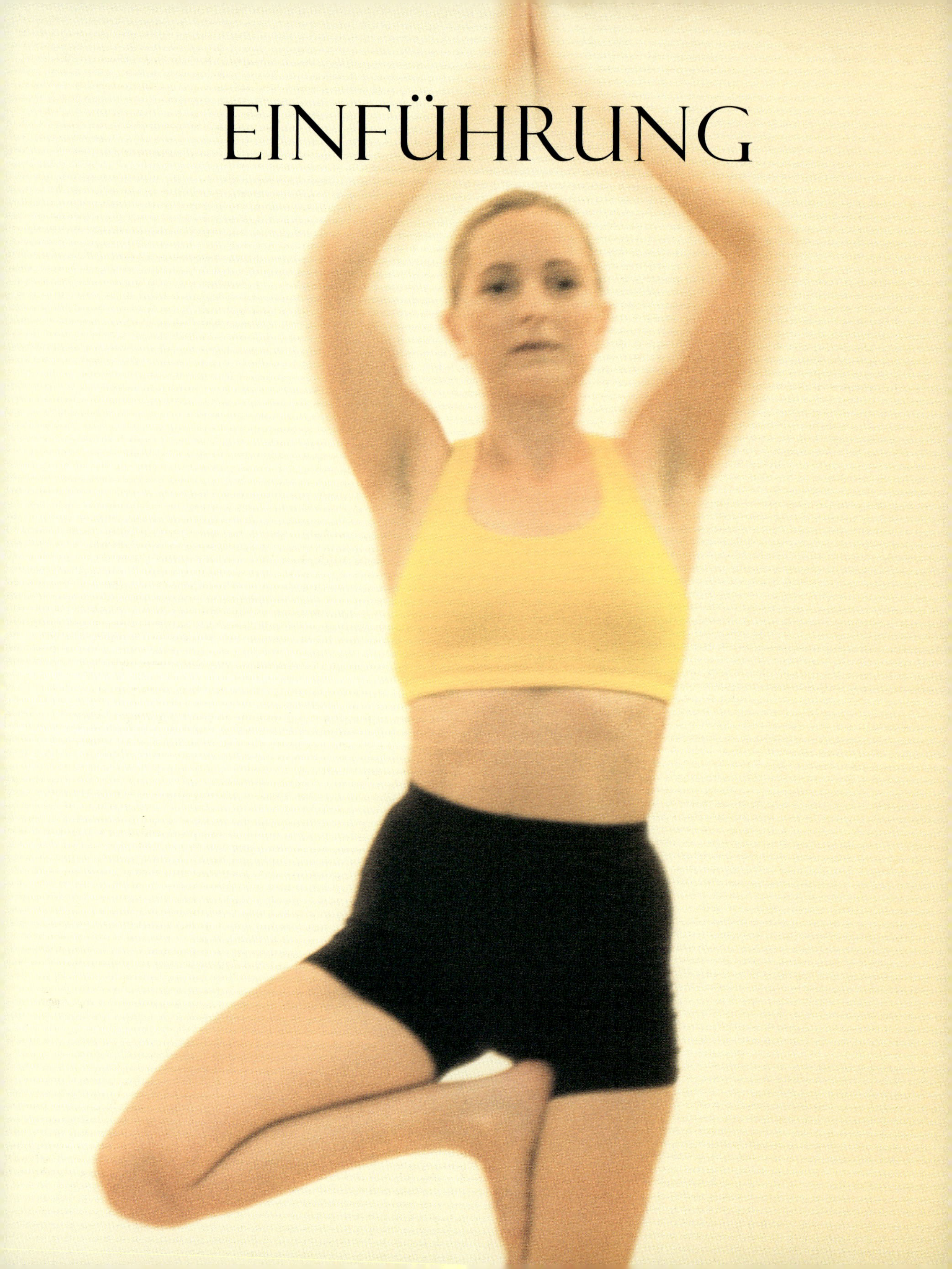

WAS IST POWER YOGA?

Die in diesem Buch dargestellte Form des Yoga ist eine Richtung des Hatha-Yoga, die Elemente des Astanga-Yoga und des Iyengar-Yoga beinhaltet. Sie ist nicht nur meditativ, sondern auch körperlich anspruchsvoll. Im Mittelpunkt dieser Yoga-Form steht die fließende Abfolge von Positionen, wobei das Hauptaugenmerk der Synchronisation von Bewegung und Atmung gilt. Dieser Bewegungsfluss ermöglicht ein ausgewogenes Workout und führt zu geistiger Klarheit.

Das Wort »Yoga« entstammt dem Sanskrit und bezeichnet die Vereinigung von Körper, Geist und Seele. Es kann auch übersetzt werden als spirituelle Einheit der Seele mit dem Göttlichen beziehungsweise mit der ewigen Wahrheit. Im Yoga erfahren Sie, wie Körper und Geist zusammenwirken und das höhere Selbst erkennen lassen. Wenn Sie Yoga üben – und das ist jedem möglich –, werden Sie sich selbst immer besser kennen lernen.

Traditionell gibt es fünf Yoga-Richtungen: Karma-Yoga (Weg der Handlung), Jnana-Yoga (Weg der Erkenntnis), Bhakti-Yoga (Weg der Hingabe), Hatha-Yoga (Weg des Körpers) und Raja-Yoga (Weg der Meditation). Das in diesem Buch beschriebene Power Yoga ist eine Form des Hatha-Yoga, die sich vorrangig auf die Körperpositionen, die *Asanas*, konzentriert.

DIE WIRKUNG

Die Yoga-Praxis erfordert Geduld, Ausdauer und eine genaue Selbstbeobachtung. Fortgesetztes Üben verfeinert Ihre Fähigkeit, den gegenwärtigen Moment wahrzunehmen. Während Ihre Aufmerksamkeit auf die geschmeidigen und fließenden Bewegungen sowohl des Geistes als auch des Körpers gerichtet ist, erhalten Sie Einblick in die wahre Natur der Dinge. So erreichen Sie Achtsamkeit, aus der wiederum Zufriedenheit, Freiheit und innere Ruhe entstehen.

Den in diesem Buch vorgestellten Yoga-Positionen liegt der Gedanke zugrunde, dass eine Verbindung zwischen Denkmustern, Körperhaltungen und Atmung besteht. Denken Sie etwa an die Reaktionen des Körpers in entsprechenden Situationen: Wenn Sie Angst haben, erhöht sich der Herzschlag, der Atem stockt, und bestimmte Muskeln spannen sich an; wenn Sie nervös sind, rumort Ihr Bauch, die Atmung wird flach, und die Handflächen sind feucht.

Die Yoga-Meister haben diese und weitere Verbindungen von Geist und Körper über Tausende von Jahren hinweg beobachtet. Ihr Wissen ist in den Yoga-Positionen überliefert. Wenn Sie Yoga praktizieren, werden auch Sie diese Verbindungen erspüren. Mit der Zeit werden Sie Yoga nicht nur in den Yoga-Positionen üben, sondern auch im Alltag. Sie werden feststellen, dass die Yoga-Positionen zu vermehrter Harmonie von Geist und Körper führen und sich Ihre gesamte Lebenseinstellung ändert. Dann werden Sie auf alltägliche Ereignisse nicht mehr einfach nur reagieren, sondern ihnen auch achtsam begegnen.

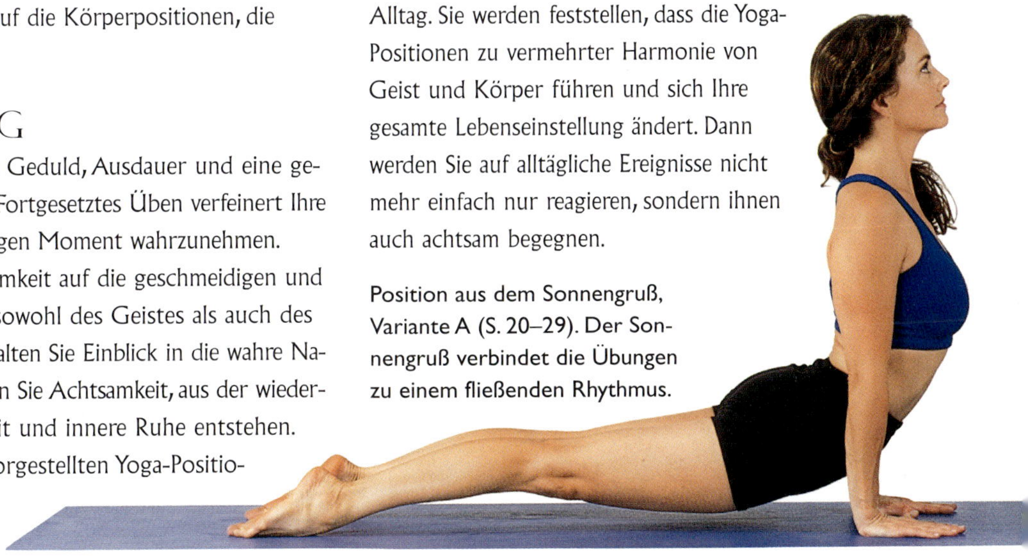

Position aus dem Sonnengruß, Variante A (S. 20–29). Der Sonnengruß verbindet die Übungen zu einem fließenden Rhythmus.

DIE GESCHICHTE DES YOGA

Die meisten der heute in der westlichen Welt gelehrten Hatha-Yoga-Formen wurden von dem berühmten, im Jahr 1888 geborenen Yogi Tirumalai Krishnamacharya beeinflusst, der als der Vater des modernen Yoga gilt. Krishnamacharya verknüpfte die Yoga-Positionen zu einer Übungsabfolge und wies jeder Position ihren therapeutischen Wert zu. Er kombinierte die Yoga-Positionen außerdem mit einer kontrollierten Atmung, so dass eine Meditation in Bewegung entstand.

Sri K. Pattabhi Jois, der die ***Astanga-Vinyasa***-Methode des Hatha-Yoga entwickelte, begann mit zwölf Jahren bei Krishnamacharya zu studieren. Er lehrt im indischen Mysore. Auch B.K.S. Iyengar studierte bei Krishnamacharya. Er hat sein Leben der Vervollkommnung der ***Asanas*** gewidmet, die sein erster Meister ihm beibrachte, und begründete die Iyengar-Methode des Yoga. Er leitet heute ein Yoga-Zentrum in Pune, Indien. Der Sohn von Krishnamacharya, T. Desikachar, entwickelte die ***Viniyoga***-Methode des Hatha-Yoga. Sein Yoga-Zentrum befindet sich in der indischen Stadt Madras.

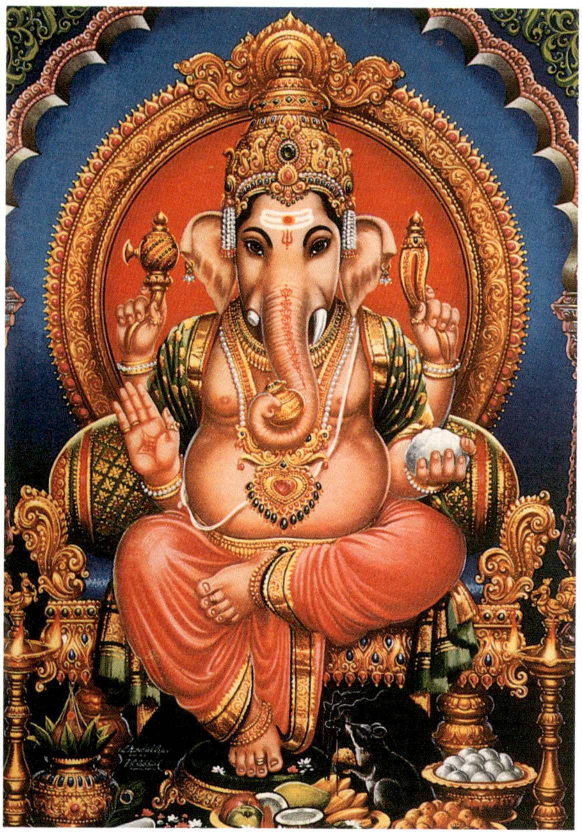

Die hinduistische Gottheit Ganesha, Herr des Lernens und Beseitiger aller Hindernisse, vermittelt den Yoga-Schülern, dass Hindernisse da sind, um überwunden zu werden.

DIE ACHT STUFEN

Einer der grundlegenden Texte des Yoga ist der ***Achtgliedrige Pfad***, eine literarische Übersetzung des Sanskrit-Wortes ***astanga***. Der Weise Patanjali beschrieb um 200 v. Chr. in diesem historischen Text die acht Stufen des klassischen Yoga, die man auch die Yoga-Sutren nennt. Die acht Glieder lassen sich mit einem Baum vergleichen. Ein Baum wächst allen Stürmen und Unwettern zum Trotz und bringt Früchte hervor. Auch Yoga-Schüler können – durch fortwährende Übung und Hingabe – die Früchte ihrer Bemühungen ernten und die Auswirkungen, die Yoga auf ihr Leben hat, genießen.

Die ersten fünf Stufen beziehen sich auf die äußeren Entwicklungsstufen der Yoga-Erfahrung, auf den Körper, während die übrigen drei Stufen die Veränderung des Bewusstseins, die innere Entwicklung, betreffen. Die erste Stufe ist ***Yama***. Sie verkörpert den moralischen und ethischen Verhaltenskodex des Einzelnen. ***Yama*** beinhaltet fünf Prinzipien zum Handeln in der äußeren Welt: ***ahimsa*** (Gewaltlosigkeit), ***satya*** (Wahrheit), ***asteya*** (Nicht-Stehlen), ***brahmacharya*** (Selbstbeschränkung) und ***aparigraha*** (Nicht-Anhaften).

Die zweite Stufe ist ***Niyama***. Sie verkörpert die innere Redlichkeit oder Integrität. Ihre fünf Prinzipien sind: ***saucha*** (innere und äußere Reinlichkeit), ***santosha*** (Zufriedenheit), ***tapas*** (Selbstdisziplin), ***svadhaya*** (Selbstreflexion) und ***isvarapranidhana*** (Hingabe an das Göttliche).

Die dritte Stufe ist ***Asana***. Dies sind die Yoga-Positionen. Das Üben dieser Positionen beruhigt den Geist und ermöglicht das Erreichen eines tiefen Zustandes der Meditation. Denn wenn der Körper unruhig ist, kann auch der Geist nicht zur Ruhe kommen.

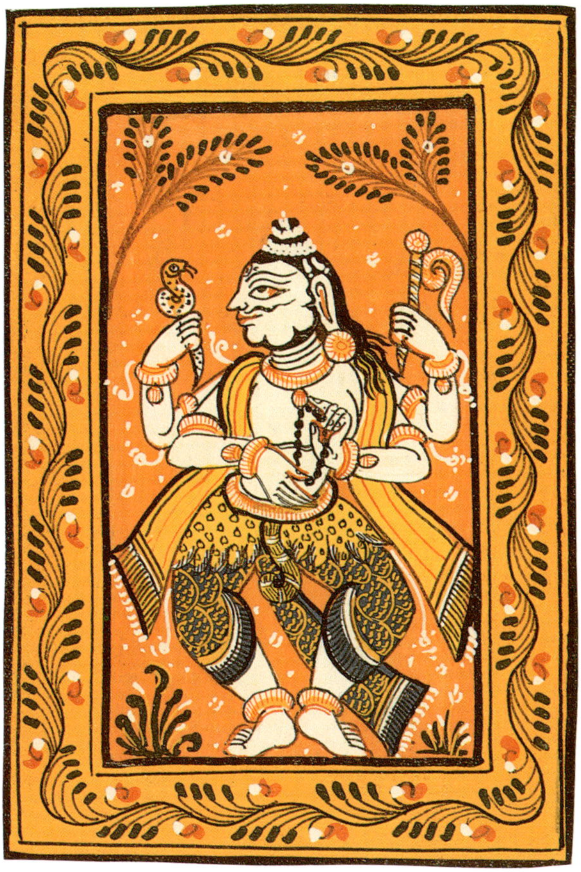

Der hinduistische Gott Shiva verkörpert das höchste Bewusstsein. Er ist auch bekannt als Gottheit des Tanzes und symbolisiert den ewigen Kreislauf des Universums.

Die vierte Stufe ist *Pranayama* oder die Regulierung der Atmung. *Prana* ist die Lebensenergie und *ayama* die bewusste Bemühung, diese Energie zu kontrollieren und zu lenken. *Pranayama* lenkt die Energie also nach innen, so dass es einfacher wird, sich zu konzentrieren und zu meditieren.

Die fünfte Stufe ist *Pratyahara*, das Zurückziehen der Sinne. Durch die Übung der *Asanas* und von *Pranayama* richtet sich die Aufmerksamkeit nach innen. Durch *Pratyahara* wird diese innere Ausrichtung erhalten.

Die sechste Stufe ist *Dharana* oder Konzentration. Es ist die Fähigkeit, die gesamte Aufmerksamkeit auf einen einzigen Punkt zu richten und alles andere auszublenden – und damit die Grundlage, unser eigenes Selbst zu erfahren.

Die siebte Stufe ist *Dhyana* oder Meditation, die mühelose Annäherung des Geistes ans Objekt der Konzentration. Der Unterschied zwischen Konzentration und Meditation liegt darin, dass bei der Konzentration am Rande immer noch die Umgebung wahrgenommen wird, während in der Meditation die Aufmerksamkeit durch nichts abgelenkt wird und Sie völlig versunken sind.

Die achte Stufe ist *Samadhi*, das völlige Verschmelzen. Der Erkennende, das zu Erkennende und das Erkannte sind miteinander verbunden. Wenn Sie dieses erleuchtete Stadium, *Samadhi*, erreicht haben, existiert das Ich nicht mehr. Sie sind eins mit dem Göttlichen oder eins mit allem. Sinnbildlich gesprochen ist *Samadhi* die Frucht des Baumes und damit der Lohn Ihres Übens.

POWER YOGA ÜBEN

Die in diesem Buch vorgestellte Form des Yoga konzentriert sich auf die dritte und vierte der acht Stufen – also auf die *Asanas* beziehungsweise Yoga-Positionen und auf *Pranayama*, die Regulierung der Atmung. Sie lernen hier eine Abfolge von Yoga-Positionen und Übergangsbewegungen kennen, die Ihren Körper trainieren und Ihre Aufmerksamkeit darauf lenken, wie Atmung und Körper zusammenarbeiten. Mithilfe der Übergangsbewegungen bewegen Sie sich ganz natürlich und fließend von einer Yoga-Position in die andere. Das hilft Ihnen dabei, Ihre Konzentration aufrechtzuerhalten und auf die fünfte Stufe – *Pratyahara* – hinzuarbeiten.

Die vorgestellte Abfolge von Yoga-Positionen und Übergangsbewegungen ist nur eine von vielen möglichen Abfolgen. Die Yoga-Positionen können in zahlreichen Variationen durch Bewegungen aus dem Sonnengruß miteinander verbunden werden. Die komplette hier gezeigte Übungsserie dauert etwa 90 Minuten und trainiert alle Muskelgruppen sehr intensiv. Am Ende des Buches stelle ich auch zwei Kurzprogramme von 60 bzw. 30 Minuten Dauer vor. Wenn Sie einmal nur sehr wenig Zeit haben, können Sie auch einfach einige Male den Sonnengruß durchführen. Und denken Sie daran: Zweimal pro Tag fünf Minuten Yoga zu üben ist effektiver als einmal die Woche zwei Stunden.

BEVOR SIE ANFANGEN

Hier werden die Grundlagen der Yoga-Übungen vorgestellt. Das Wichtigste für den ungestörten Ablauf der Übungsabfolge ist die richtige Atmung. Die *Bandhas* (so genannte Muskelverschlüsse) helfen dabei, den Atem zu verlängern. Diese Form des Yoga ist völlig ungefährlich, solange Sie dabei auf Ihren Körper hören. Lernen Sie herauszufinden, wann Ihr Körper im Gleichgewicht ist oder wann Sie sich überfordern – wandeln Sie in diesem Fall die Yoga-Positionen ab.

ATEMKONTROLLE

Die Verbindung jeder Körperbewegung mit der Atmung ist ein wesentlicher Teil des Power Yoga. Das verleiht dem Körper Energie, bringt die Gedanken zur Ruhe und vermeidet Muskelzerrungen. Bewegen Sie sich nicht, wenn Sie nicht atmen, und verbinden Sie Beginn und Ende jeder Einatmung und Ausatmung mit Beginn und Ende einer bestimmten Bewegung. Ihr Atemrhythmus sollte bei allen Schritten einer Yoga-Übung ruhig und gleichmäßig sein. Das heißt, dass Sie sich auf Ihren Atemfluss konzentrieren müssen man bezeichnet dies auch als *Pranayama* oder Atemkontrolle. Die Qualität Ihrer Atmung gibt einen Hinweis auf die Qualität Ihrer Übung. Wenn Sie den Atem anhalten oder wenn Ihr Atem flach oder gepresst ist, haben Sie vermutlich die Grenzen Ihrer Leistungsfähigkeit überschritten und sollten es etwas langsamer angehen lassen.

Um Ihren Körper in den *Asanas* dehnen zu können, müssen Sie lernen, wie Sie Ihre Einatmungs- und Ausatmungsphasen verlängern. *Ujjayi pranayama*, »siegreicher verlängerter Atem«, ist eine einzigartige Atemtechnik, die Ihnen erlaubt, den Luftstrom zu vergrößern. Verengen Sie vorsichtig die Stimmritze, wie wenn Sie flüstern wollten. Die so erzielte Reibung der Luft erzeugt einen Ton, der einem durch einen Tunnel fegenden Windstoß ähnelt. Am einfachsten beginnen Sie folgendermaßen mit dieser Technik: Legen Sie sich auf den Rücken und stellen Sie die Füße flach auf den Boden. Schließen Sie die Augen, entspannen Sie Ihr Gesicht und verengen Sie die Stimmritze ganz vorsichtig. Die Lippen sind geschlossen.

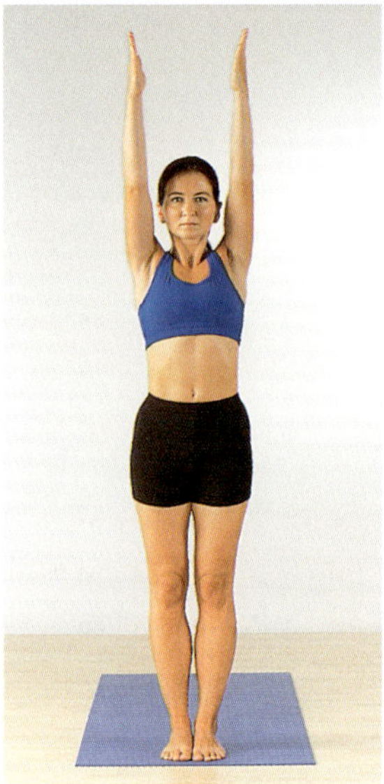

Atmen Sie bei Aufwärtsbewegungen von Armen, Beinen oder Oberkörper ein.

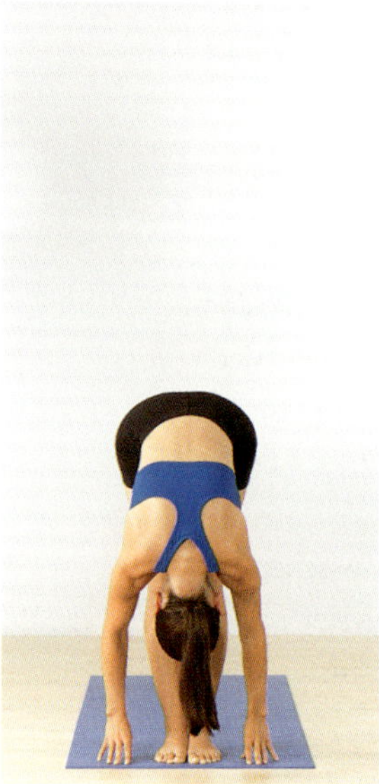

Atmen Sie bei Abwärtsbewegungen von Armen, Beinen oder Oberkörper aus.

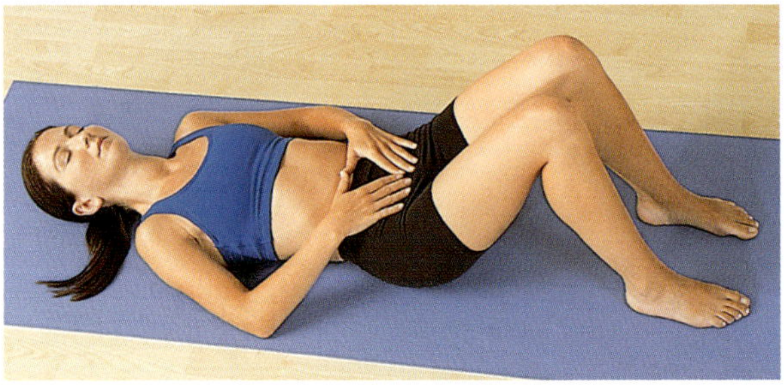

Legen Sie bei *Ujjayi pranayama* die Fingerspitzen auf den Unterleib und die Daumen oberhalb des Nabels ab. Der Bereich unter Ihren Fingerspitzen sollte sich weder heben noch senken.

Machen Sie tiefe, lange Atemzüge, ohne den unteren Bauchbereich zu bewegen. Konzentrieren Sie sich darauf, wie der Atem Ihren Brustkorb und den Bereich um die Nieren weitet. Sie sollten beim Einatmen spüren, wie sich der ganze Rücken auf dem Boden ablegt.

Sie können den Ton erzeugen, indem Sie sich vorstellen, beim Ausatmen »haaaa« und beim Einatmen »saaaa« zu sagen; dennoch bleiben die Lippen geschlossen. Der Ton wird Ihnen während der *Asanas* helfen, Ihre Aufmerksamkeit auf die Übung zu richten.

AUSRICHTUNG

Die korrekte Ausrichtung des Körpers in den Yoga-Positionen ist entscheidend. Das Gewicht Ihres Körpers muss gleichmäßig auf dem Boden ruhen. Um den Körper in jeder Position im Gleichgewicht zu halten, müssen Sie immer wieder korrigierend eingreifen.

Es ist äußerst wichtig, zu Beginn und am Ende jeder Yoga-Stellung aufrecht zu sitzen und zu stehen. Wenn Sie Ihren Rücken strecken, vergrößern Sie den Raum zwischen den einzelnen Wirbeln und können sich somit freier bewegen. Um die Wirbelsäule richtig zu unterstützen, müssen alle Muskeln Ihres Körpers harmonisch zusammenarbeiten.

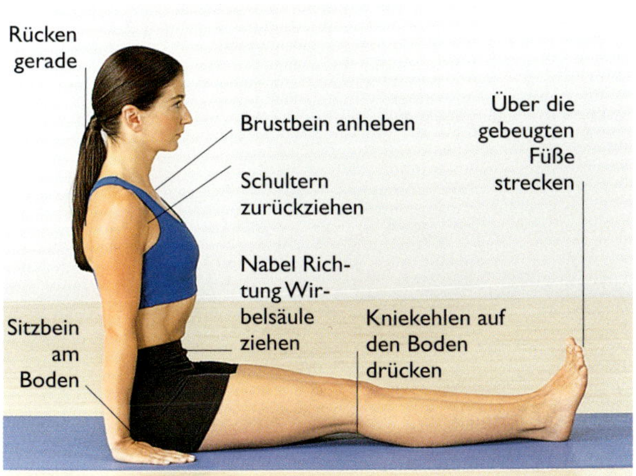
Rücken gerade
Brustbein anheben
Über die gebeugten Füße strecken
Schultern zurückziehen
Nabel Richtung Wirbelsäule ziehen
Sitzbein am Boden
Kniekehlen auf den Boden drücken

Die meisten *Asanas* im Sitzen beginnen in *Dandasana*. Richten Sie Handgelenke, Schultern und Ohren senkrecht übereinander aus. Strecken Sie die Beine gerade nach vorn aus.

BANDHAS

Im Sanskrit bedeutet ***bandha*** »Verschluss«. Wenn Sie während eines ***Asanas*** ein ***Bandha*** aktivieren, regulieren Sie damit den Fluss der Lebensenergie ***Prana*** durch Ihren Körper. Zwei der drei ***Bandhas*** sind in die hier vorgestellte Abfolge integriert: ***Mula-Bandha*** und ***Uddiyana-Bandha***. ***Mula*** ist ein Wort aus dem Sanskrit und bedeutet »Wurzel«. Wenn Sie ***Mula-Bandha*** üben, ziehen Sie die Beckenbodenmuskulatur zusammen. Die Kontraktion wird gewöhnlich gegen Ende des Ausatmens ausgeführt und sollte während des Einatmens beibehalten werden. Zu Beginn werden Sie vermutlich den gesamten Beckenboden inklusive After zusammenziehen. Mit zunehmender Übung wird es Ihnen jedoch gelingen, nur den Damm anzuheben.

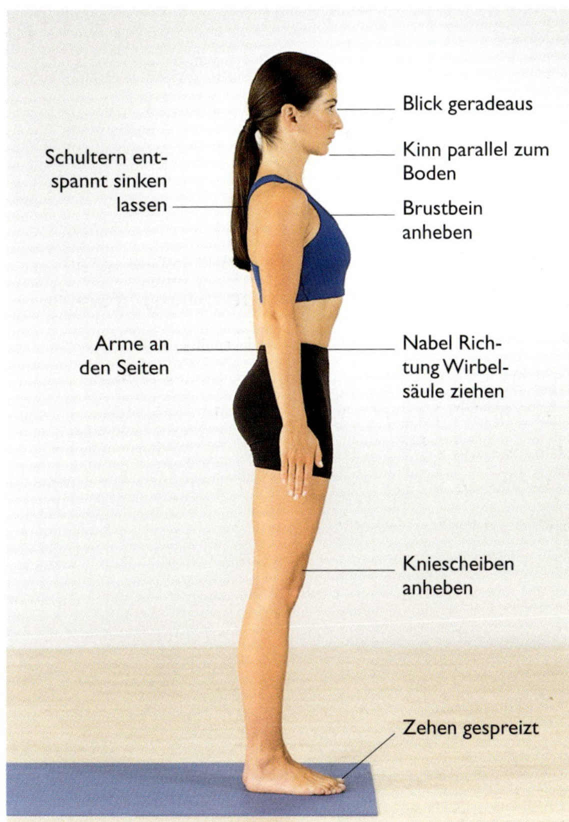

Die meisten *Asanas* im Stehen beginnen in *Tadasana*. Nehmen Sie den Kopf etwas zurück, so dass Ohren, Schultern und Hüften eine Linie bilden. Blicken Sie geradeaus.

Das zweite ***Bandha*** heißt ***Uddiyana,*** das bedeutet »nach oben fliegen«. Dieser Verschluss wird geübt, indem die Bauchwand (einige Zentimeter unterhalb des Nabels und oberhalb des Schambeins) nach innen gezogen wird. Es ist ein sehr leichtes Zurückziehen des Nabels Richtung Wirbelsäule, der Unterleib bleibt dabei ruhig und entspannt. Diese Bewegung wird mit dem Anheben des Beckenbodens verbunden und ebenfalls gegen Ende des Ausatmens durchgeführt. Sie können diese beiden Verschlüsse in der »Hundestellung mit dem Gesicht nach unten, ***Adho-Mukha-Shvanasana*** (S. 25), aus dem Sonnengruß üben. Beachten Sie, dass beide ***Bandhas*** an die Atmung gekoppelt sind. Haben Sie Geduld: Es erfordert jahrelange Übung, um die ***Bandhas*** richtig auszuführen.

RICHTIG ÜBEN

Üben Sie nicht mit vollem Magen. Am besten warten Sie nach dem Essen zwei bis drei Stunden, bevor Sie mit dem Übungsprogramm beginnen. Suchen Sie sich eine Tageszeit aus, zu der Sie nicht gestört werden oder abgelenkt sind. Sie sollten Ihre volle Aufmerksamkeit auf die ***Asanas*** richten können. Es ist wichtig, dass Sie sich wohl fühlen. Ihre Kleidung sollte Ihnen eine freie Bewegung und Atmung ermöglichen. Am geeignetsten sind Baumwollmischgewebe.

Üben Sie in einer ruhigen, sauberen und warmen Umgebung. Am besten eignet sich ein Boden, auf dem Sie keine rutschfeste Yoga-Matte brauchen, ein Holzfußboden wäre ideal. Wenn der Boden glatt ist, müssen Sie eine Matte benutzen.

Vermeiden Sie während der Menstruation anstrengende Übungen: Sie könnten den Menstruationsfluss unterbrechen. Stattdessen bieten sich ***Utthita-Trikonasana*** (S. 48–49), ***Baddha-Konasana*** (S. 128–129) und ***Balasana*** (S. 135) an. All diese Übungen sind beruhigend und können Krämpfe lindern. Sie sollten keinesfalls Umkehrstellungen einnehmen. Am besten fragen Sie Ihren Yoga-Lehrer, welches spezielle Übungsprogramm Sie an diesen Tagen durchführen können.

ABWANDLUNGEN

Sie sollten bei den Yoga-Übungen keinesfalls Ihre körperlichen Grenzen überschreiten. Wenn eine bestimmte Position Schmerzen oder Spannungen verursacht, dann verlassen Sie sie wieder. Wenn Sie eine Position erzwingen, können Sie sich verletzen oder in einem anderen Körperteil übermäßigen Druck erzeugen.

In diesem Buch werden bei vielen Übungen weniger anspruchsvolle Abwandlungen beschrieben. Wenn Sie beispielsweise in ***Parivrtta-Parshvakonasana*** (S. 60–61) den

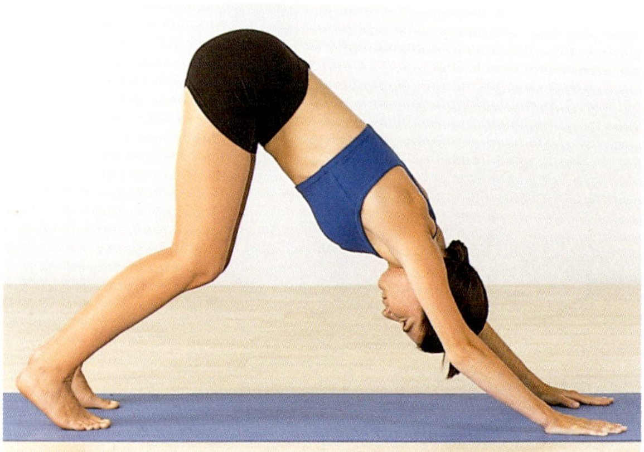

Wenn Ihre Hüften unbeweglich sind, die Rückseite Ihrer Oberschenkelmuskulatur verkürzt ist oder es Ihnen unmöglich ist, den Rücken gerade zu strecken, beugen Sie die Knie.

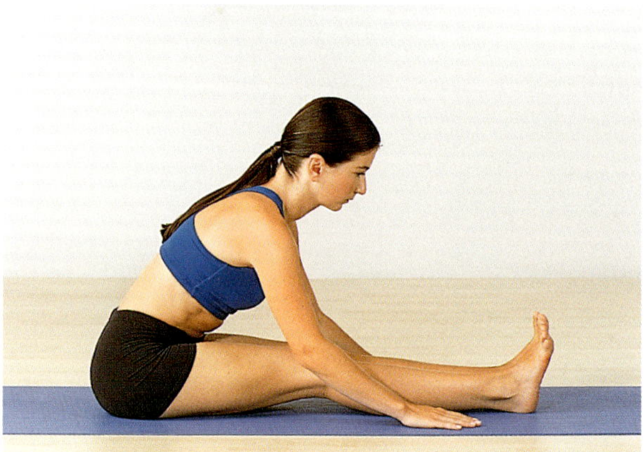

Wenn Sie beim Vorbeugen im Sitzen die Zehen nicht erreichen können, runden Sie den Rücken nicht – lassen Sie ihn gerade und strecken Sie die Arme weniger weit nach vorn.

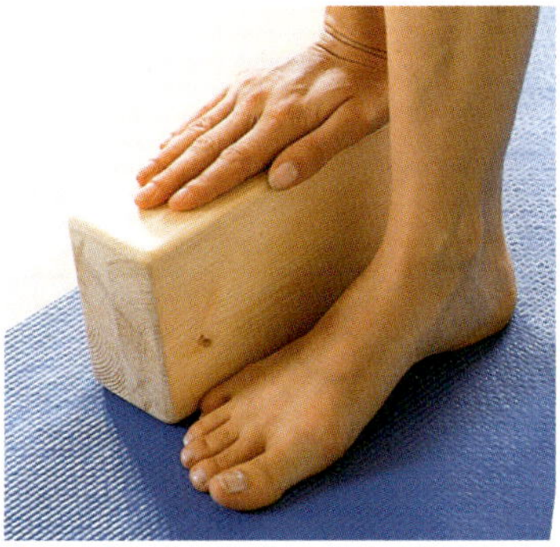

Legen Sie die Hand auf einen Holzblock neben Ihrem Fuß, wenn Sie den Boden nicht erreichen können.

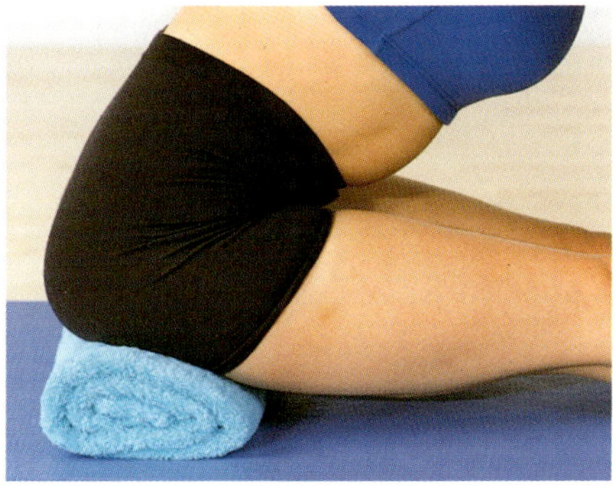

Ein zusammengerolltes Handtuch unter dem Sitzbein ermöglicht es Ihnen, sich weiter nach vorn zu beugen.

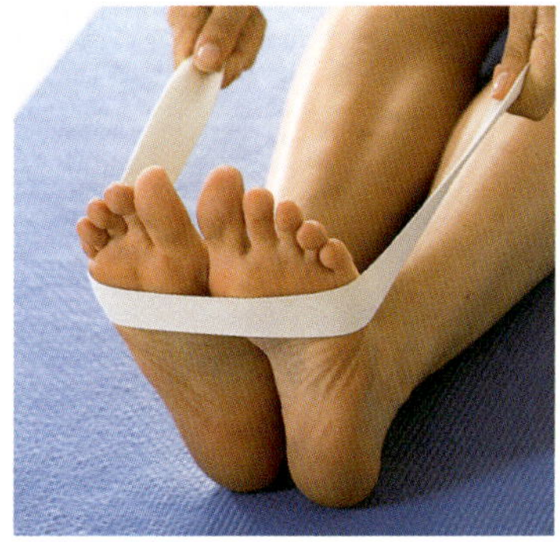

Wenn Sie einen Gurt um Ihre Füße legen, können Sie die Vorwärtsbeuge vertiefen, ohne Kraft aufzuwenden.

Boden mit dem linken Arm nicht erreichen können, beugen Sie die Arme, wie unter »Anfänger« (S. 21) gezeigt, zur Gebetsposition. Wenn keine Alternative angegeben ist, können Sie die Übung folgendermaßen abwandeln: Entweder Sie beugen einfach die Beine, statt sie zu strecken. Oder aber Sie lassen Ihre Beine gerade, und strecken dagegen Ihre Arme weniger weit nach vorn. Mit fortschreitender Praxis werden Sie der Endposition immer näher kommen.

Um Zerrungen zu vermeiden, können Sie auch noch zusätzliche Hilfsmittel benutzen. Holzblöcke helfen Ihnen etwa, bei den Übungen im Stehen das Gleichgewicht zu halten, wenn Sie den Boden mit den Händen nicht erreichen. Legen Sie ein zusammengerolltes Handtuch oder eine Decke unter das Gesäß, wenn Ihre Hüften blockiert oder unbeweglich sind, damit Sie sich besser nach vorn beugen können. Dadurch schonen Sie auch den unteren Rücken. Wenn Sie Ihre Zehen mit den Händen nicht erreichen, können Sie mit einem Gurt die Dehnung verstärken.

BESONDERE UMSTÄNDE

Wenn Sie eine bestimmte Verletzung oder eine bekannte Schwäche haben, dürfen Sie diesen Bereich beim Üben keinesfalls belasten. Bei einer Nackenverletzung vermeiden Sie beispielsweise die Übungen, bei denen Sie auf den Nacken rollen, etwa ***Salamba-Sarvangasana*** (S. 136–137). Sie sollten auch bei Rückenverletzungen oder -zerrungen sehr vorsichtig sein. Am besten üben Sie mit einem Lehrer, bis Sie die geeigneten Alternativen kennen. Steife, unbewegliche Hüften können Sie einfach mit einem Handtuch unterstützen. Wenn Ihre Oberschenkelmuskulatur verkürzt ist, lassen Sie die Beine gebeugt und achten Sie beim Üben besonders auf die symmetrische und exakte Ausrichtung der Beine.

RUHEN

Es ist sehr wichtig, dass Sie eine Pause einlegen, wann immer Sie sie benötigen. Sie sollten keinesfalls bis zur Erschöpfung üben. Ruhen Sie zwischen den ***Asanas*** in ***Balasana*** (S. 135) und beenden Sie jedes Übungsprogramm mit der Meditation in ***Shavasana*** (S. 144).

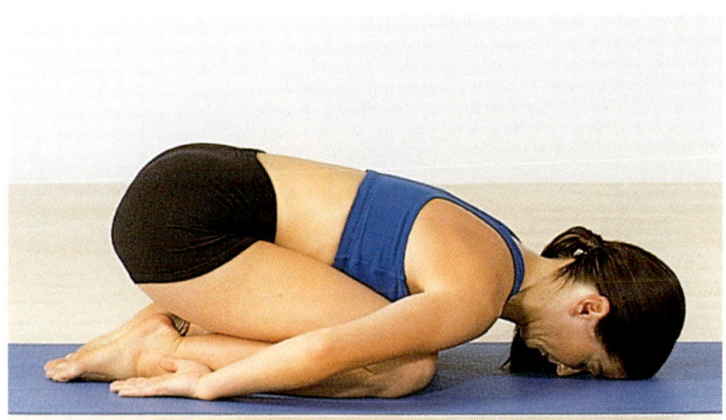

Balasana, die Kinderposition, entspannt besonders gut Schultern und Nacken: eine ideale Position nach *Shirshasana*. Wenden Sie sie immer dann an, wenn Sie eine Pause brauchen.

AUFWÄRMEN

Sie sollten sich vor dem Sonnengruß einige Minuten lang sanft dehnen. Die meisten von uns verbringen einen großen Teil des Tages im Sitzen. Das macht die Hüften unbeweglich und führt oft zu Verspannungen im Rücken. Wenn Sie zwei der vier hier vorgestellten Aufwärmübungen machen, bevor Sie mit Ihrem Yoga-Programm beginnen, werden Verspannungen in Rücken und Schultern gelindert, und Sie sind optimal auf den Sonnengruß vorbereitet.

Schneidersitz

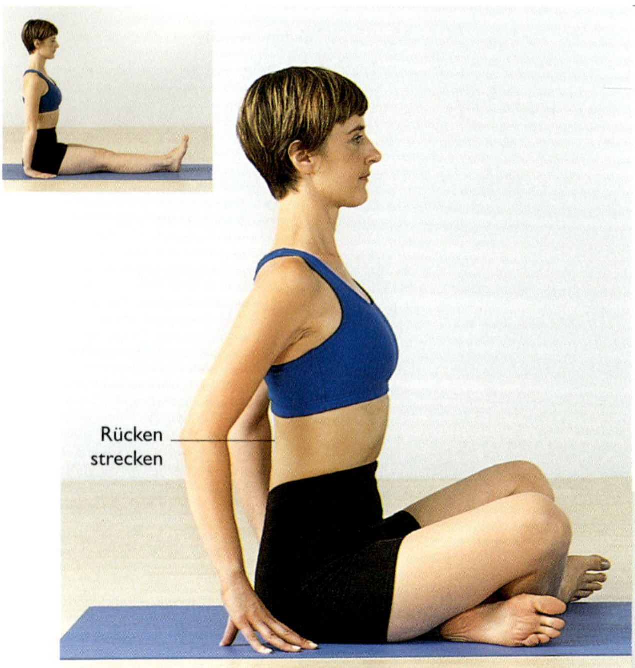

1 Mit ausgestreckten Beinen auf dem Boden sitzen, die Arme seitlich angelegt. Beim Einatmen das rechte Bein über das linke kreuzen. Die Hände etwas zurücknehmen und die Arme beugen. Die Fingerspitzen nach unten drücken, den Rücken strecken, den Blick geradeaus richten.

2 Beim Ausatmen vorbeugen, die Arme nach vorn bringen. 2–5 Minuten langsam atmen. Beim Einatmen wird die Wirbelsäule lang, beim Ausatmen sinken Sie nach unten. Mit andersherum gekreuzten Beinen wiederholen.

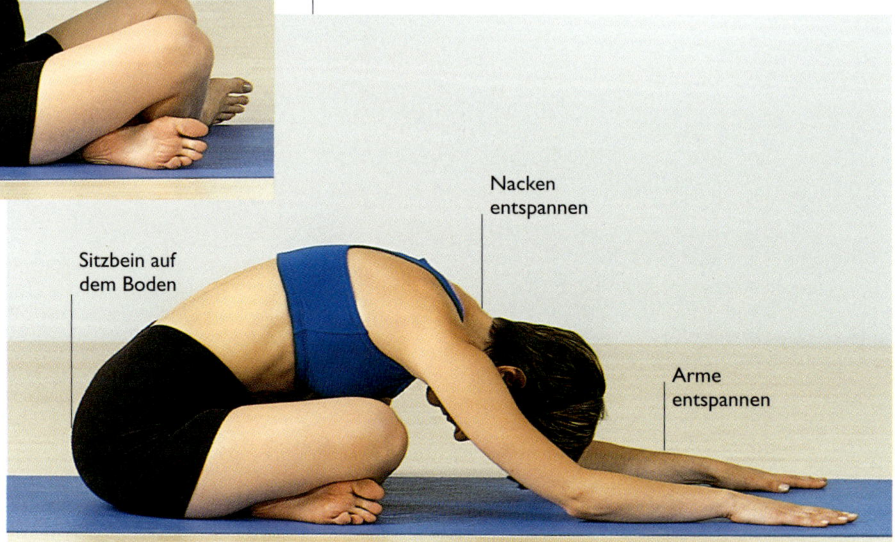

Schmetterling

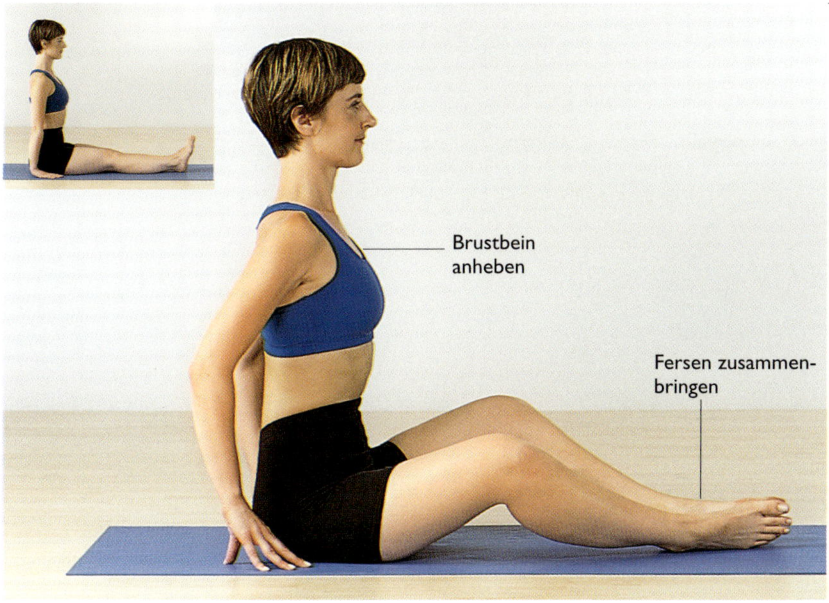

1 In derselben Position wie eben beginnen. Beim Einatmen die Fersen zusammenbringen, Beine leicht beugen, Knie zur Seite fallen lassen. Mit den Händen etwas zurück, Fingerspitzen zum Boden drücken.

2 Beim Ausatmen aus der Hüfte heraus vorbeugen, Sitzbein auf dem Boden lassen, Arme nach vorn bringen. Entspannen. Diese Position 2–5 Minuten lang halten.

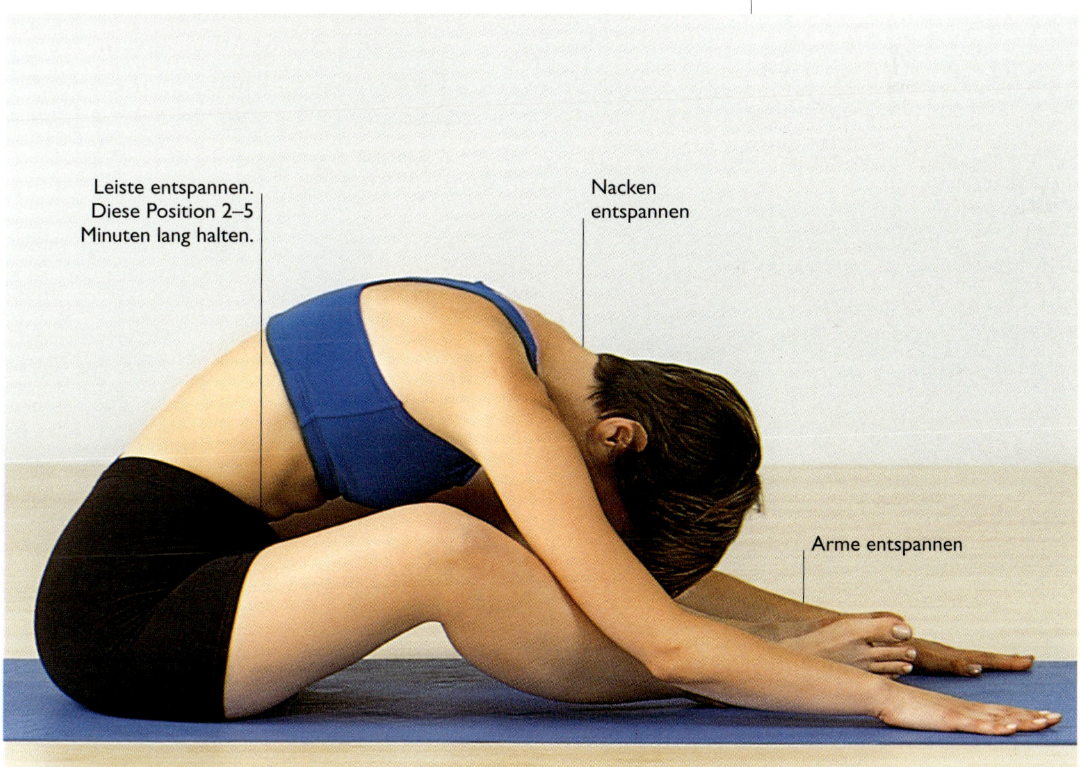

Abrollen

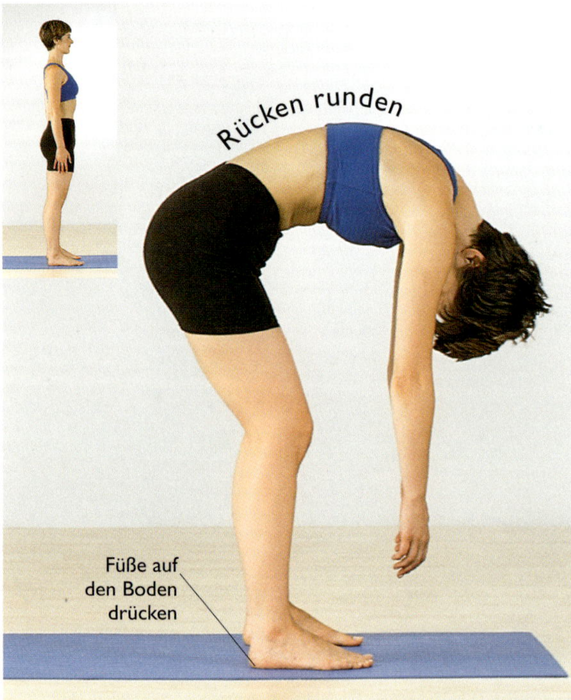
Rücken runden
Füße auf den Boden drücken

1 Aufrecht stehen, Arme seitlich angelegt, Füße hüftbreit auseinander, Zehen gespreizt. Beim Ausatmen die Knie beugen, langsam vorbeugen. Lassen Sie sich vom Oberkörper nach unten ziehen. Der Rücken rundet sich, die Arme hängen locker nach unten.

2 Weiter ausatmen, bis die Hände den Boden berühren und der ganze Oberkörper gebeugt ist. Den Nacken entspannen und den Kopf hängen lassen. Diese Position 10 Atemzüge lang halten. Beim Einatmen wieder vorsichtig in den aufrechten Stand hochrollen.

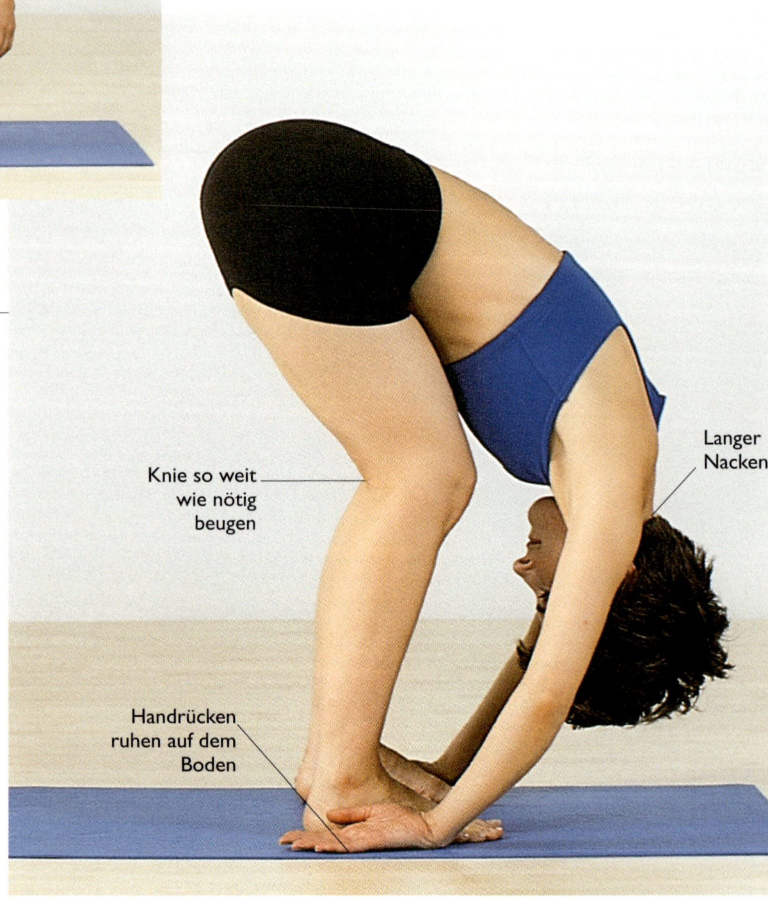
Langer Nacken
Knie so weit wie nötig beugen
Handrücken ruhen auf dem Boden

Vorwärtsbeuge mit gekreuzten Armen

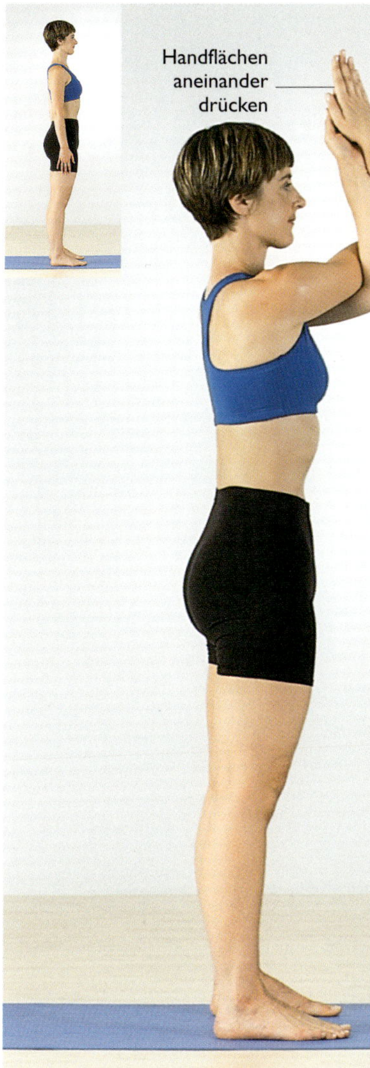

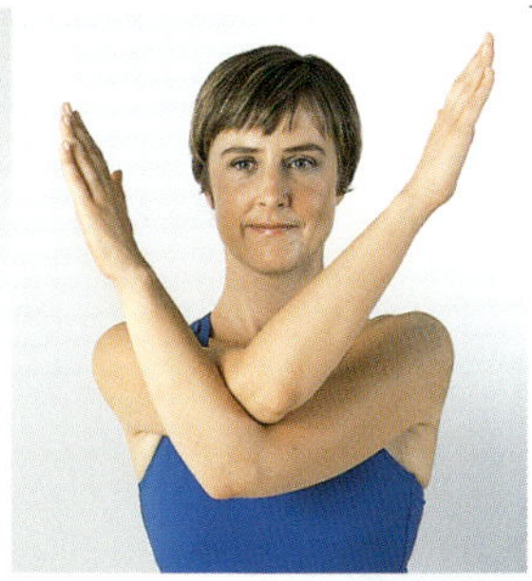

Den linken Arm unter dem rechten kreuzen, dicht hinter dem rechten Ellbogen.

1 Gerade stehen, Arme seitlich angelegt, Füße hüftbreit auseinander. Beim Einatmen den linken Arm unter den rechten schwingen. Die Handflächen aneinander legen. Die Ellbogen anheben, den Blick geradeaus richten.

2 Beim Ausatmen die Knie beugen und langsam, Wirbel für Wirbel, vorbeugen. Kinn angezogen und Ellbogen angehoben lassen, Augen schließen.

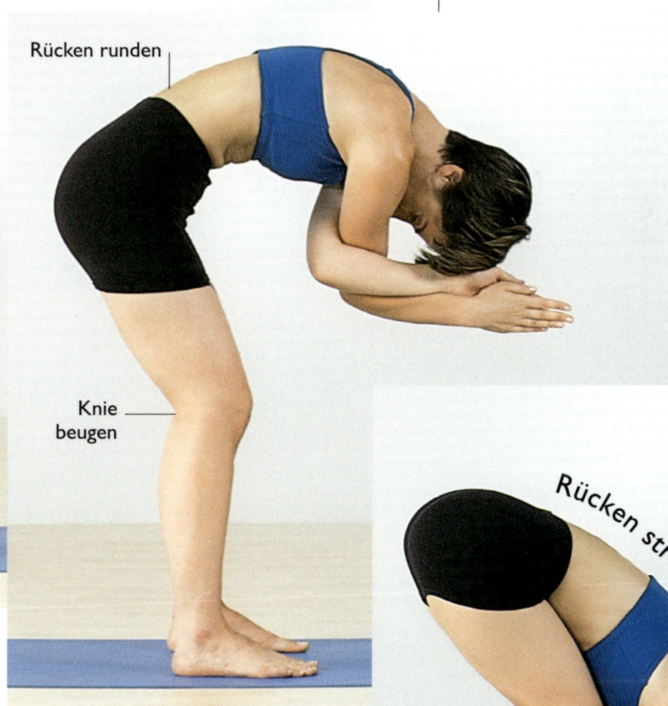

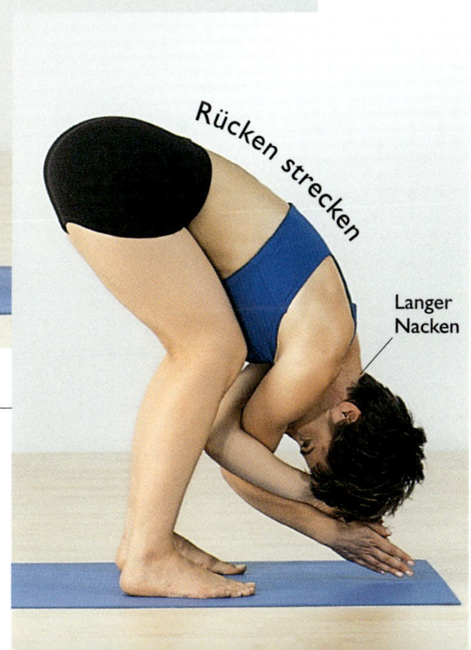

3 Weiter ausatmen, bis der Körper ganz gebeugt ist. 10 Atemzüge lang in dieser Position bleiben. Langsam wieder hochrollen. Alles mit rechts beginnend wiederholen.

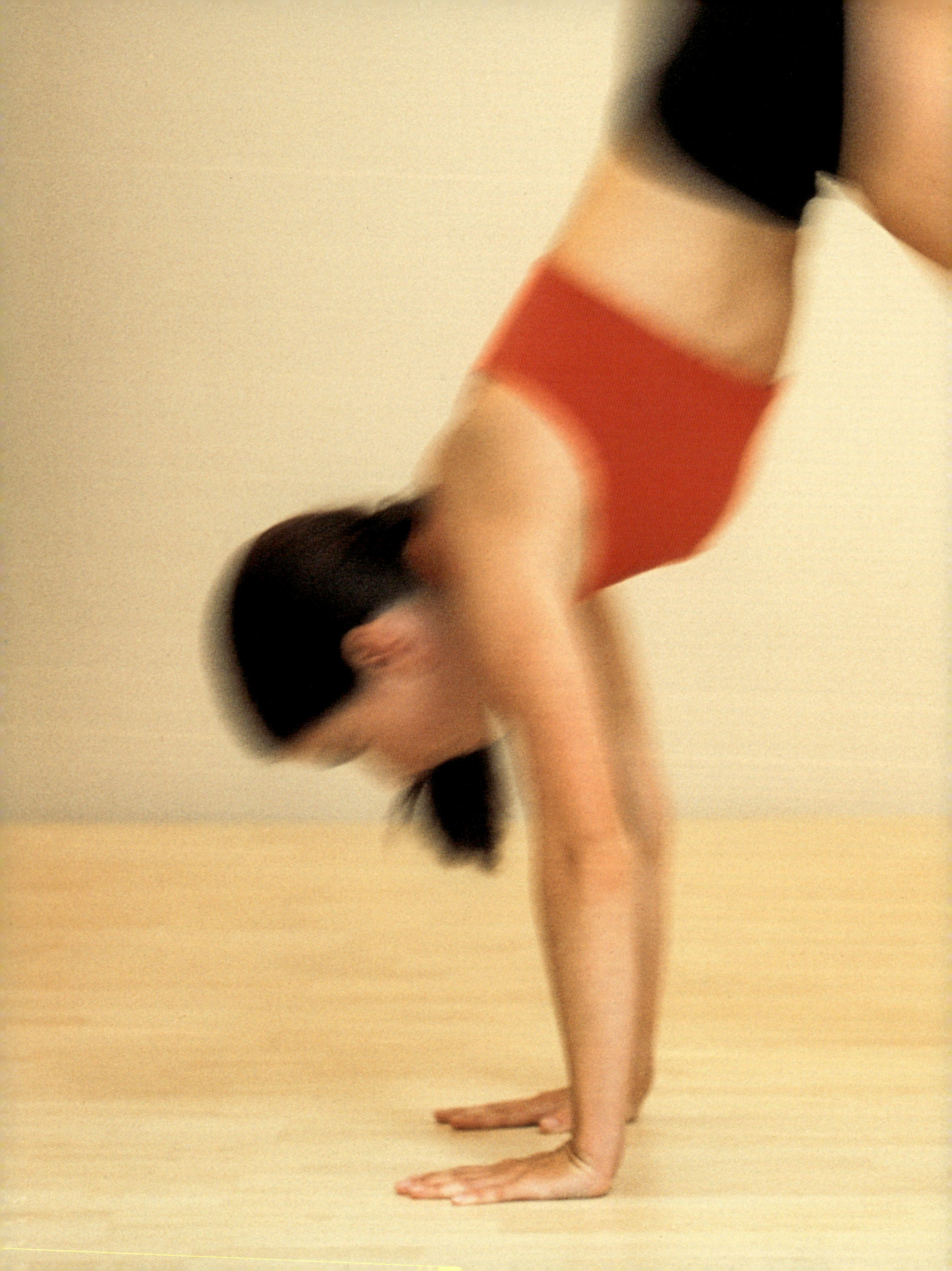

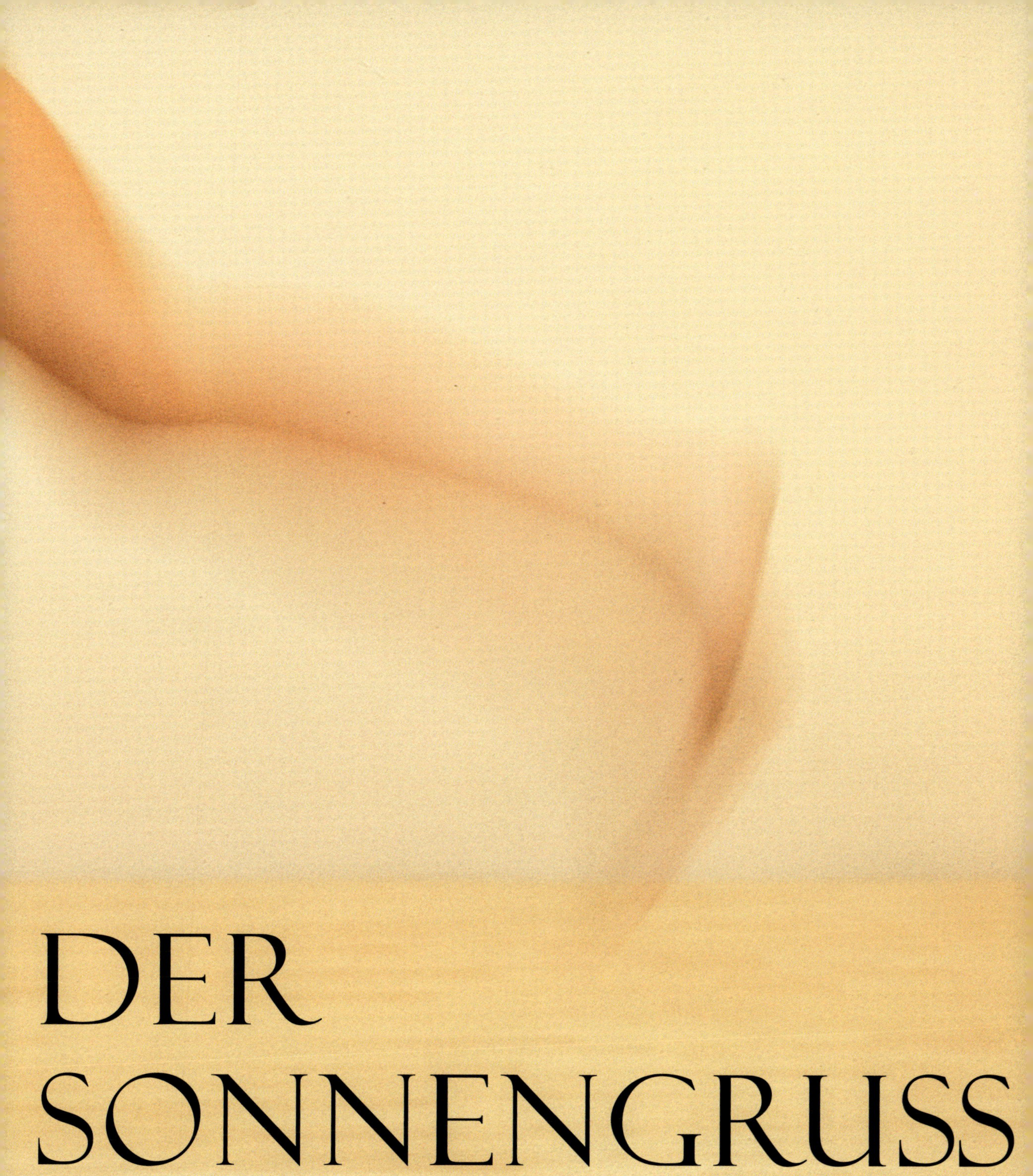

DER SONNENGRUSS

SURYA-NAMASKAR A

Sonnengruß, Variante A

Der Sonnengruß ist eine Abfolge von Positionen, die den Körper aufwärmen. Man konzentriert sich dabei auf den Atemrhythmus. Jede Bewegung ist mit Einatmung oder Ausatmung verbunden. Variante A baut die Muskelkraft auf und stärkt insbesondere das Herz-Kreislauf-System und die Atmungsorgane. Sie kann auch Depressionen und Ängstlichkeit lindern.

1 Tadasana Aufrecht stehen, Füße geschlossen, Arme seitlich angelegt. Das Gewicht ist gleichmäßig auf der gesamten Fußsohle verteilt, die Zehen sind gespreizt. Beim Ausatmen den Unterleib nach innen und oben ziehen und den Beckenboden nach oben heben, dabei gerade nach vorn blicken.

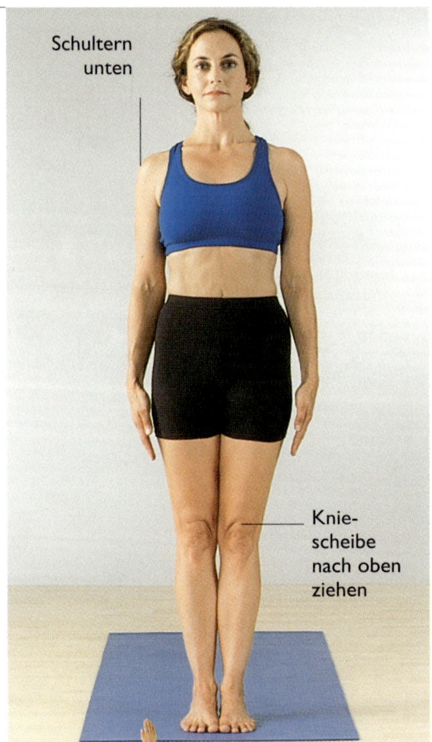
Schultern unten
Kniescheibe nach oben ziehen

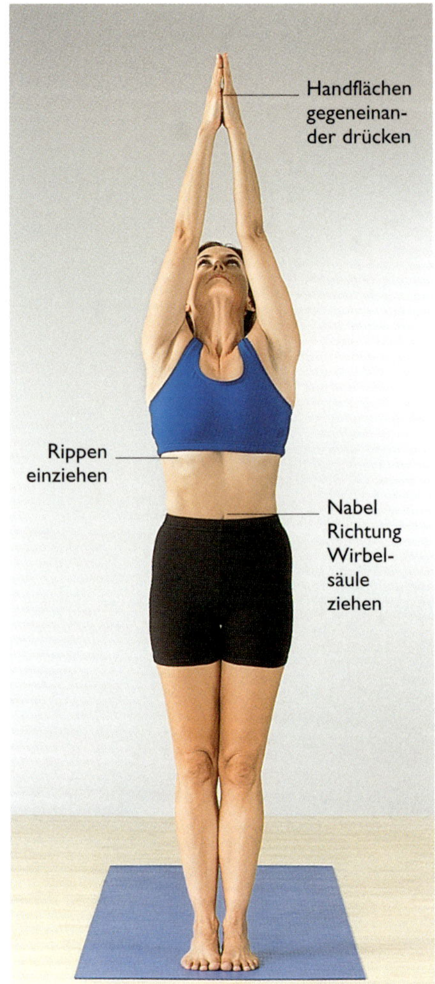
Handflächen gegeneinander drücken
Rippen einziehen
Nabel Richtung Wirbelsäule ziehen

2 Tadasana nach oben Beim Einatmen die Arme seitlich nach oben über den Kopf heben. Am Ende der Einatmungsphase die Handflächen gegeneinander drücken und auf die Daumen blicken.

Die Sequenz auf einen Blick

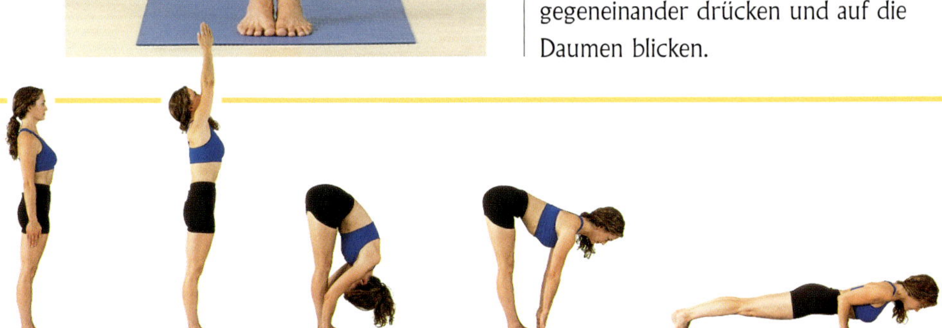

Ausatmen.... Einatmen.... Ausatmen.... Einatmen............... Ausatmen...............

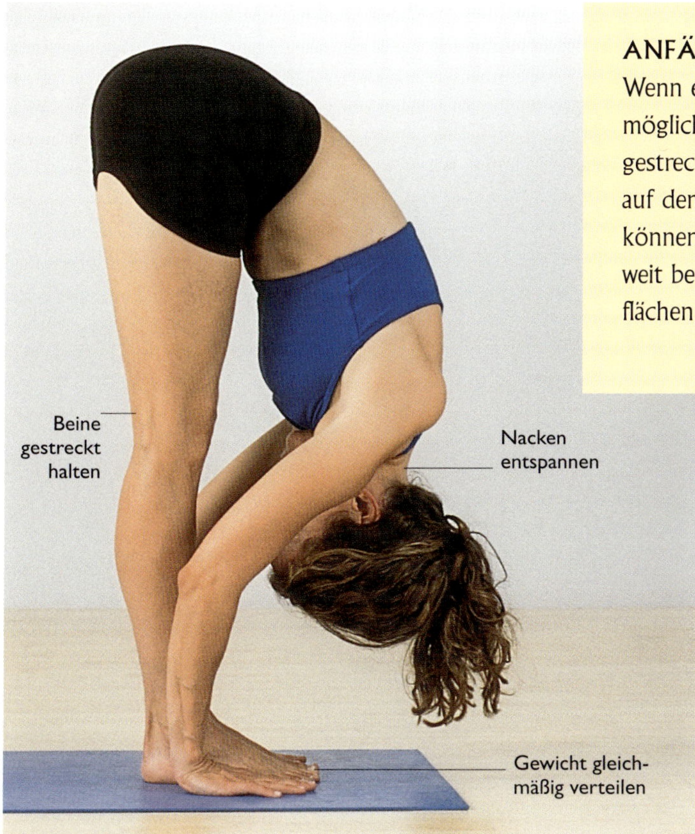
Beine gestreckt halten
Nacken entspannen
Gewicht gleichmäßig verteilen

ANFÄNGER

Wenn es Ihnen nicht möglich ist, die Hände bei gestreckten Beinen flach auf den Boden zu legen, können Sie die Knie so weit beugen, bis die Handflächen ganz aufliegen.

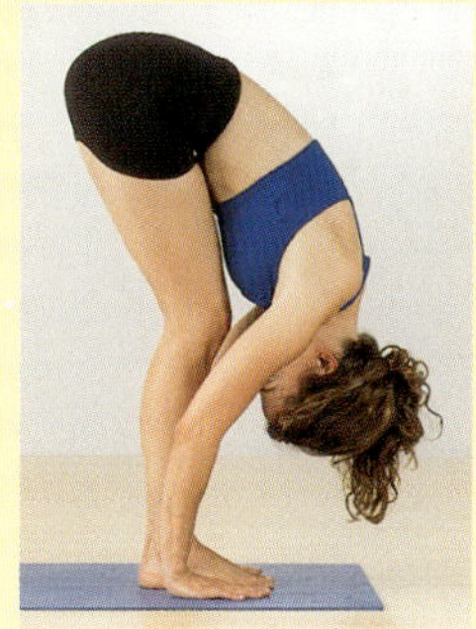

3 Uttanasana Beim Ausatmen aus der Hüfte nach vorn beugen. Die Hände außen neben die Füße flach auf den Boden legen und zum Nabel blicken.

4 Ardha-Uttanasana Einatmen, aufblicken und den Oberkörper halb aufrichten. Der Rücken streckt sich, die Hüften ziehen nach hinten, und die Fingerspitzen der gestreckten Arme berühren den Boden.

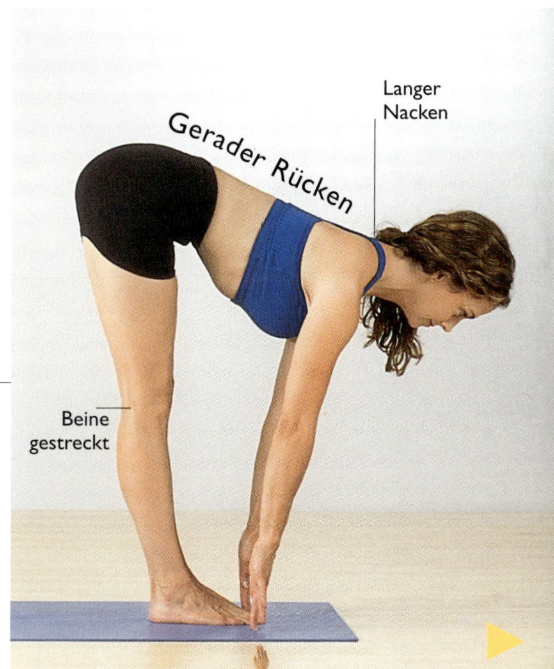
Langer Nacken
Gerader Rücken
Beine gestreckt

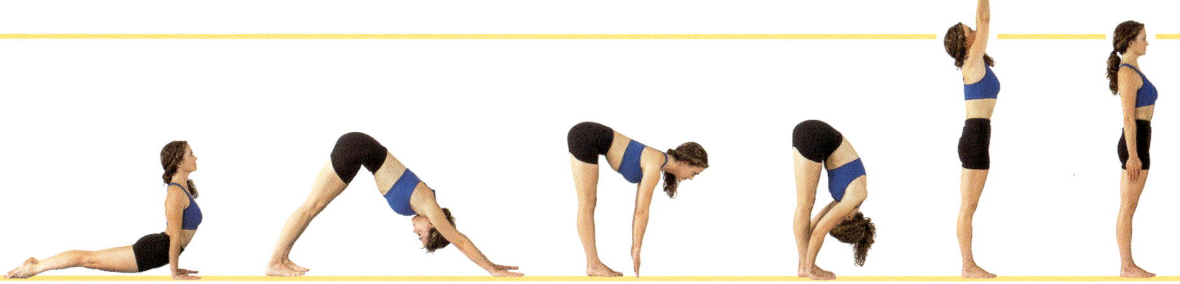

.........Einatmen...............Ausatmen..........Einatmen........ Ausatmen.....Einatmen.....Ausatmen

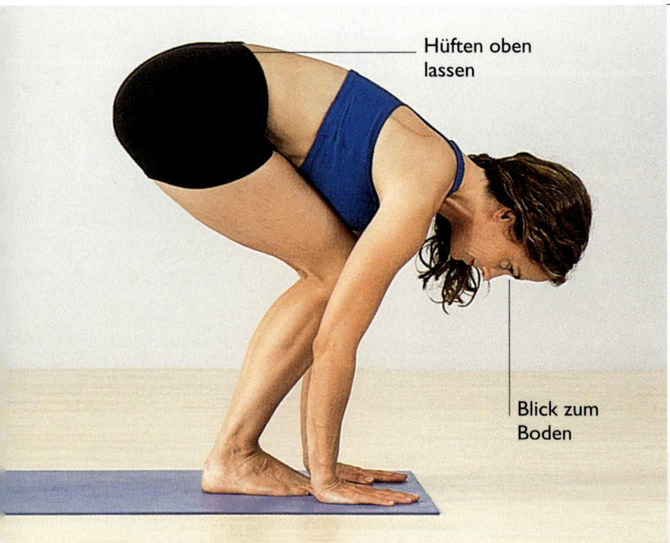
Hüften oben lassen
Blick zum Boden

5 ÜBERGANG Mit dem Ausatmen beginnen und die Knie beugen. Die Handflächen vor den Füßen auf den Boden legen. Langsam das Gewicht gleichmäßig auf die Hände verlagern.

6 ÜBERGANG Immer noch ausatmend nach hinten springen. Die Bauchkraft nutzen, um die Füße vom Boden abzuheben und die Beine nach hinten zu strecken. Mit gestreckten Beinen auf den Zehen landen, Füße hüftbreit auseinander.

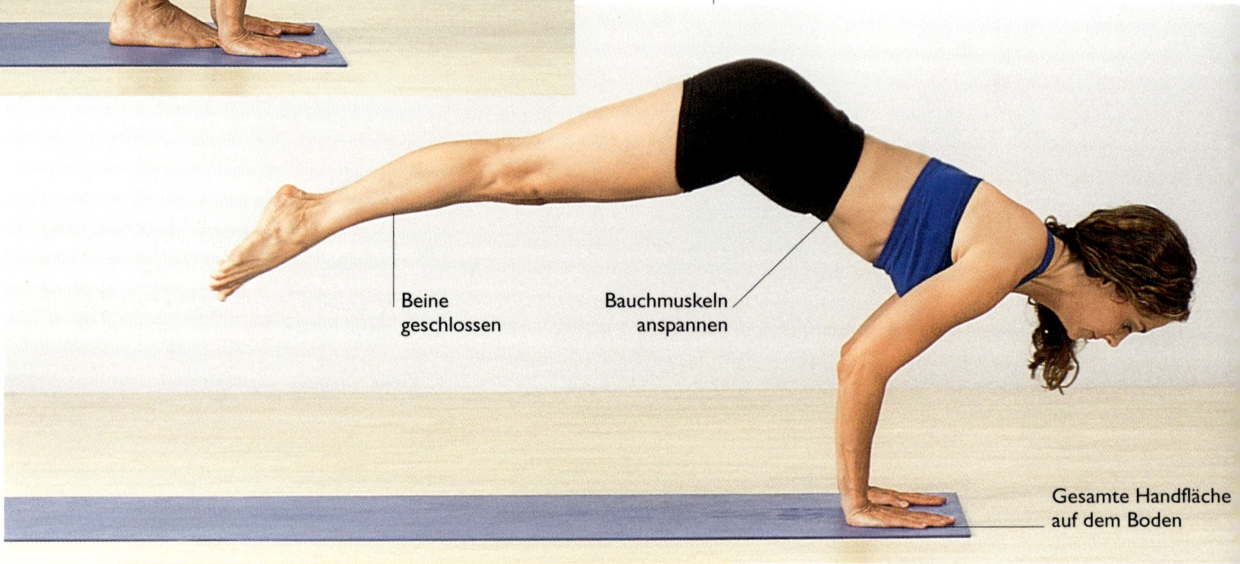
Beine geschlossen
Bauchmuskeln anspannen
Gesamte Handfläche auf dem Boden

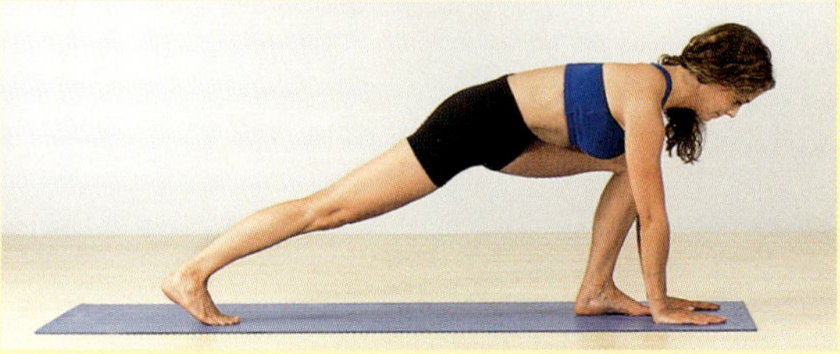

ANFÄNGER

Wenn das Zurückspringen schwierig ist, versuchen Sie Folgendes: Die Handflächen auf dem Boden lassen, Arme gestreckt; erst mit rechts, dann mit links einen Schritt nach hinten machen.

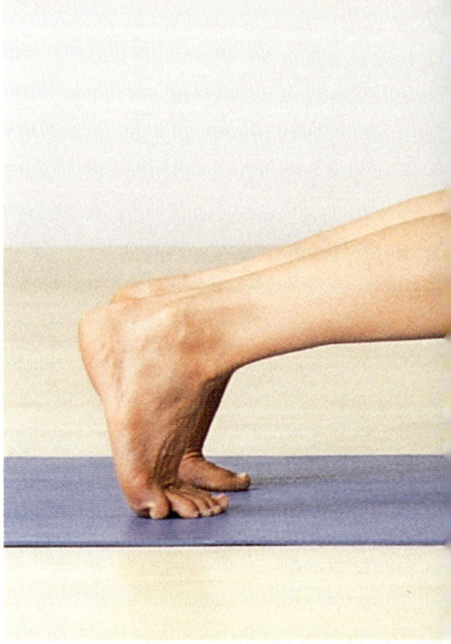

ANFÄNGER

Wenn Ihnen *Chaturanga* zu anstrengend ist: Die Knie auf den Boden absenken, den Körper folgen lassen. Ellbogen nah am Oberkörper, senkrecht über den Handgelenken, Blick nach unten. So üben, bis die Arme kräftiger sind.

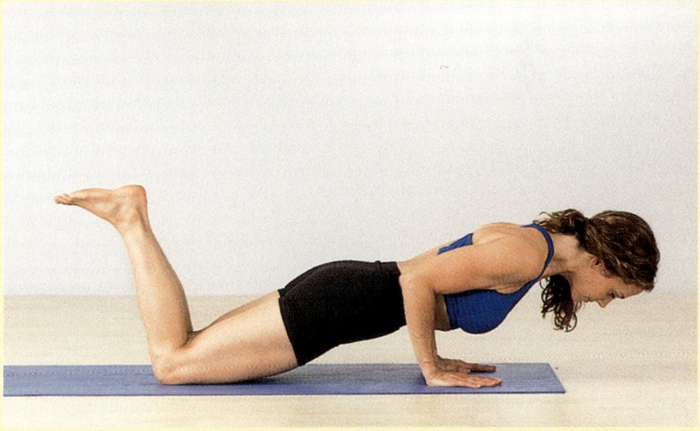

7 CHATURANGA-DHANDASANA Beim Ausatmen den gesamten Körper anspannen und absenken, bis Sie 10–15 Zentimeter über dem Boden in Liegestützposition sind. Nah am Körper gebeugte Ellbogen, senkrecht über den Handgelenken, Blick zum Boden.

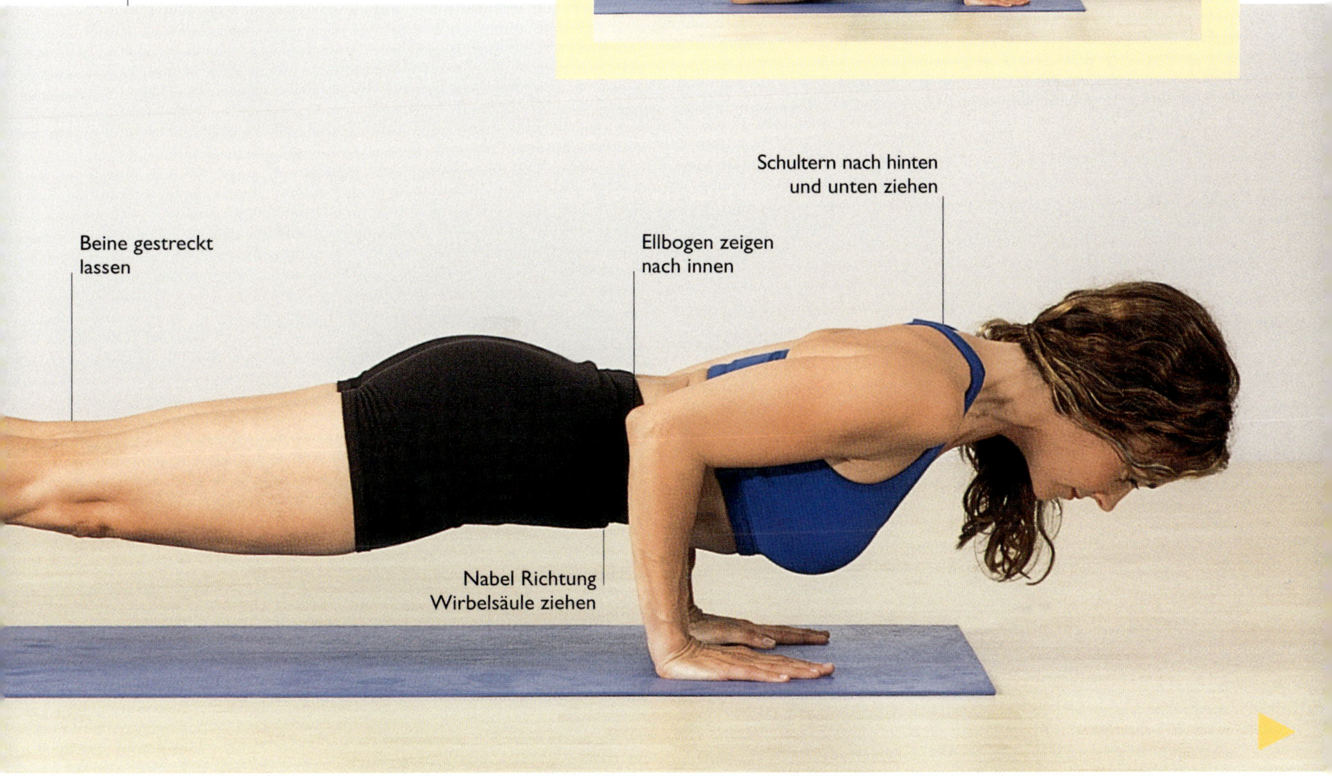
Schultern nach hinten und unten ziehen
Beine gestreckt lassen
Ellbogen zeigen nach innen
Nabel Richtung Wirbelsäule ziehen

ANFÄNGER

Wenn Sie nicht den ganzen Körper heben können: Nur den Brustkorb anheben, Bauch und Hüftknochen auf dem Boden sowie Arme gebeugt lassen. Darauf achten, dass die Fingerspitzen unter den Schultern und die Ellbogen nah am Körper sind.

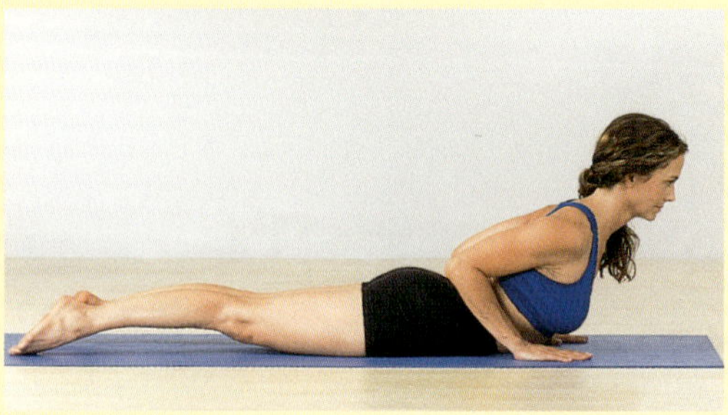

8 URDHVA-MUKHA-SHVANASANA

Beim Einatmen von den Fußballen über die Zehenspitzen auf die Fußoberseite gelangen. Die Arme durchstrecken und die Hüften nach vorn drücken. Den Brustkorb anheben, so dass der Körper vom Boden abhebt. Die Zehen strecken und nach oben blicken.

Die Füße über die Zehenspitzen rollen, bis der Fußrücken auf dem Boden ruht.

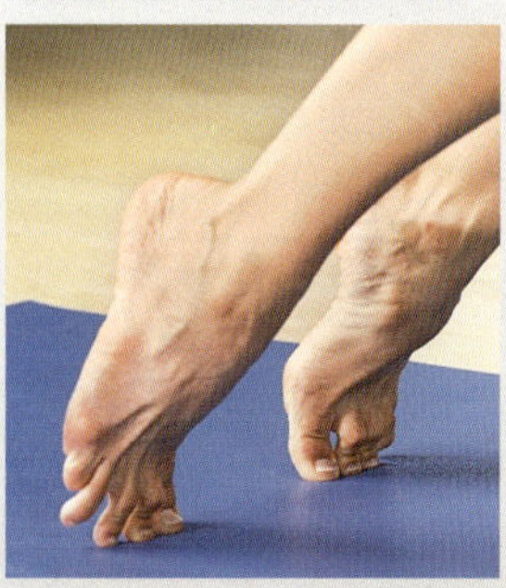

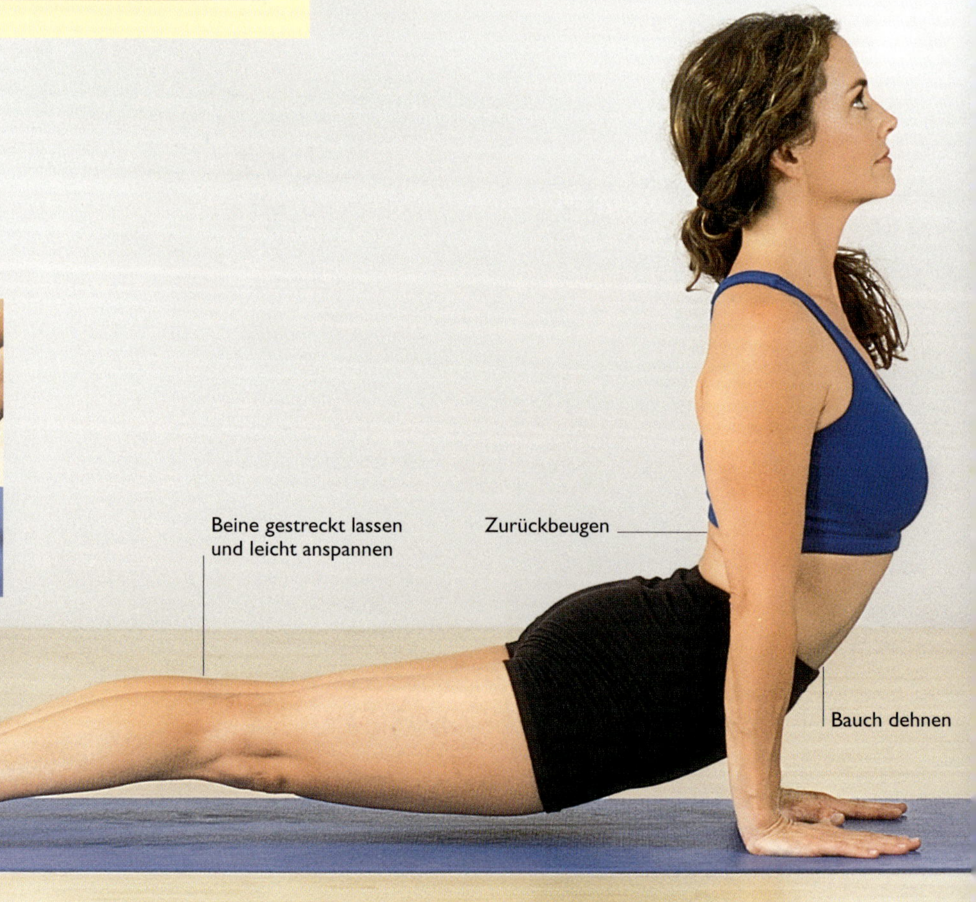

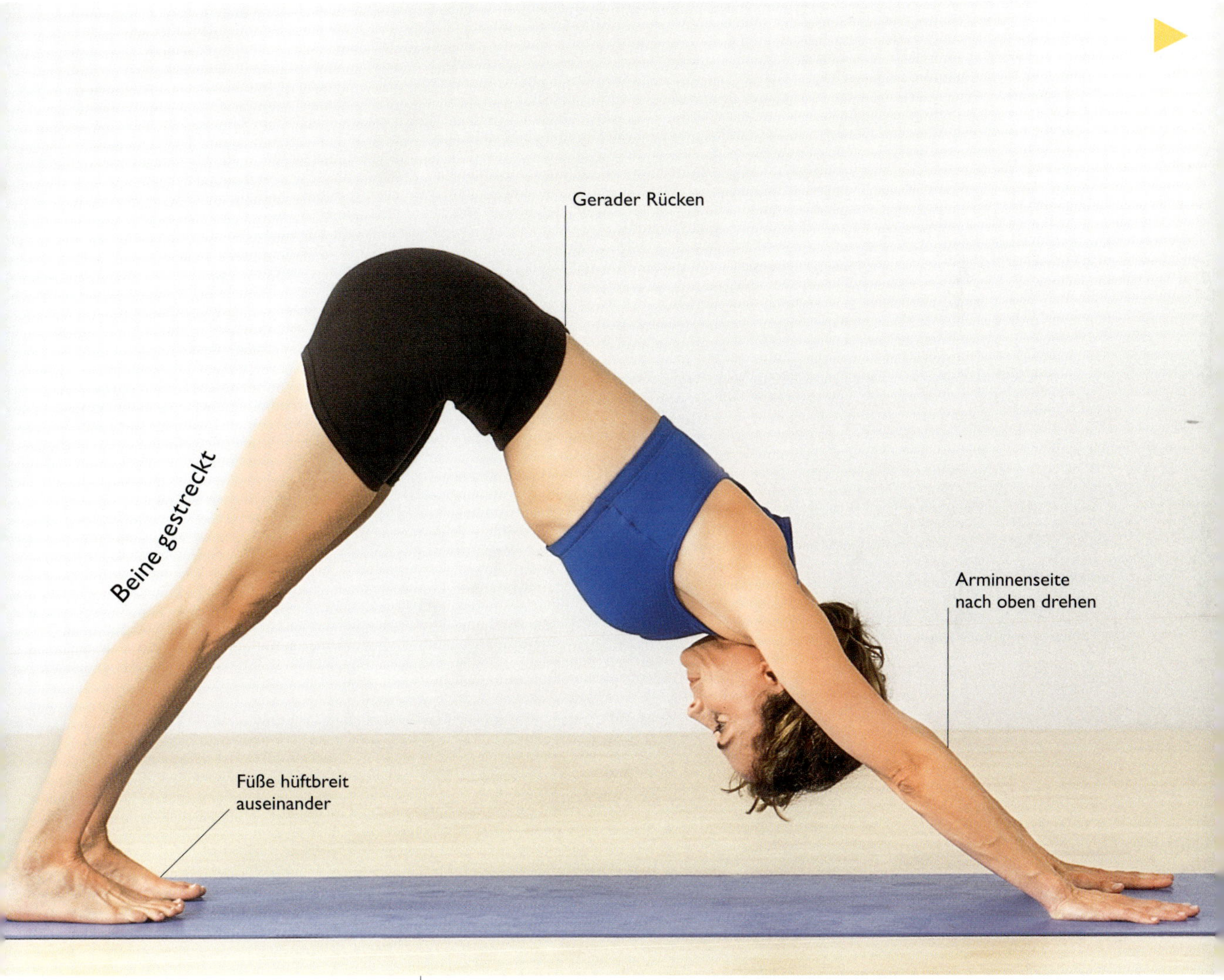
Gerader Rücken
Beine gestreckt
Arminnenseite nach oben drehen
Füße hüftbreit auseinander

9 **ADHO-MUKHA-SHVANASANA** Beim Ausatmen die Hüften hochschieben und über die Zehen zurückrollen. Wenn Sie die Fersen nicht auf den Boden senken können: Die Knie leicht beugen und so weit wie nötig oben lassen. Die Finger spreizen, das Sitzbein Richtung Decke ziehen, die Arme strecken, die Kniescheiben nach oben ziehen und die vorderen Muskeln des Oberschenkels anspannen. Richtung Nabel blicken.

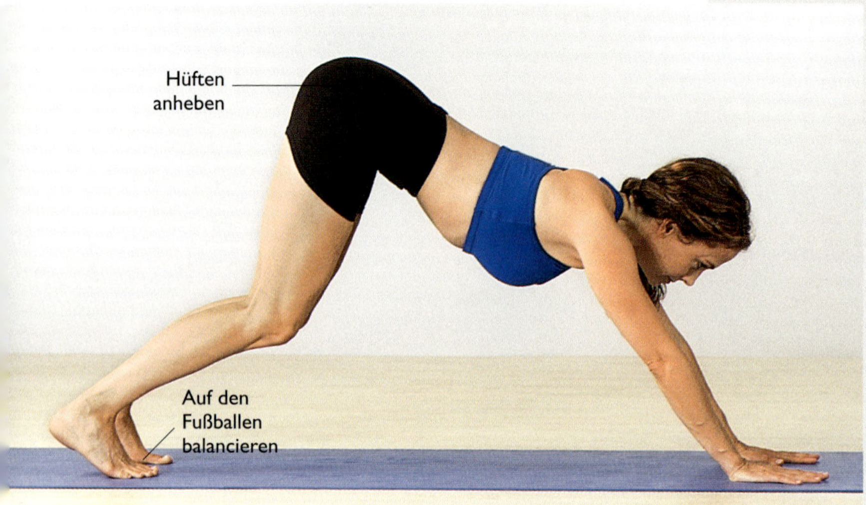

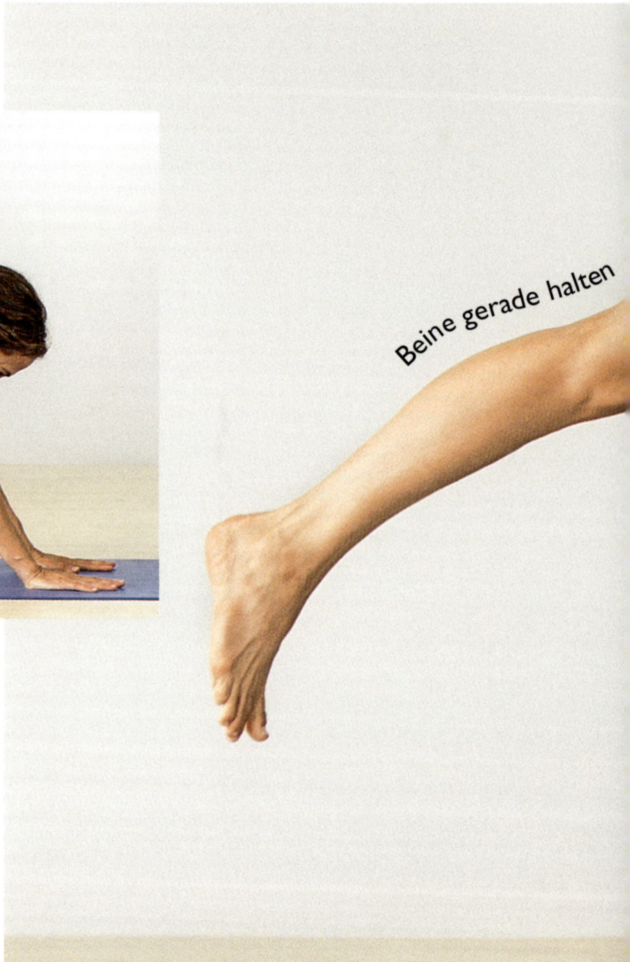

10 ÜBERGANG Vorbereitung auf den Sprung nach vorn: Mit der Ausatmung beginnen, die Knie zu beugen, zwischen die Hände blicken. Das Gewicht auf die Hände verlagern, als wollten Sie einen Handstand machen. Die Hüften nach oben schieben und zum Abstoßen von den Fußballen vorbereiten.

ANFÄNGER

Wenn es für Sie zu schwierig ist, mit ausgestreckten Beinen nach vorn zu springen: Die Beine gebeugt lassen. Beim Abstoßen verlagert sich das Körpergewicht auf die Hände, dabei die Finger in den Boden drücken. Die Hüften oben halten, Blick zwischen die Hände.

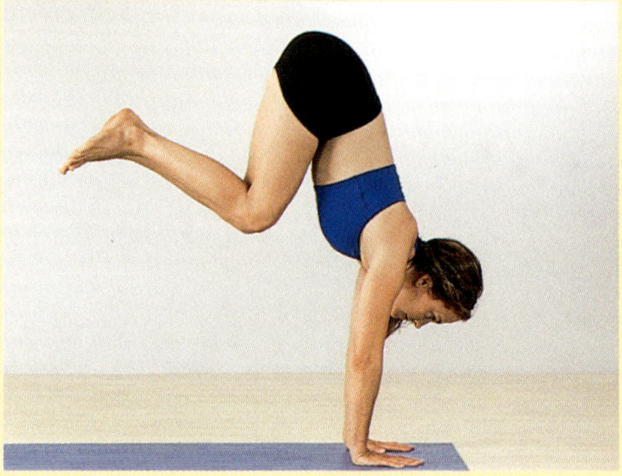

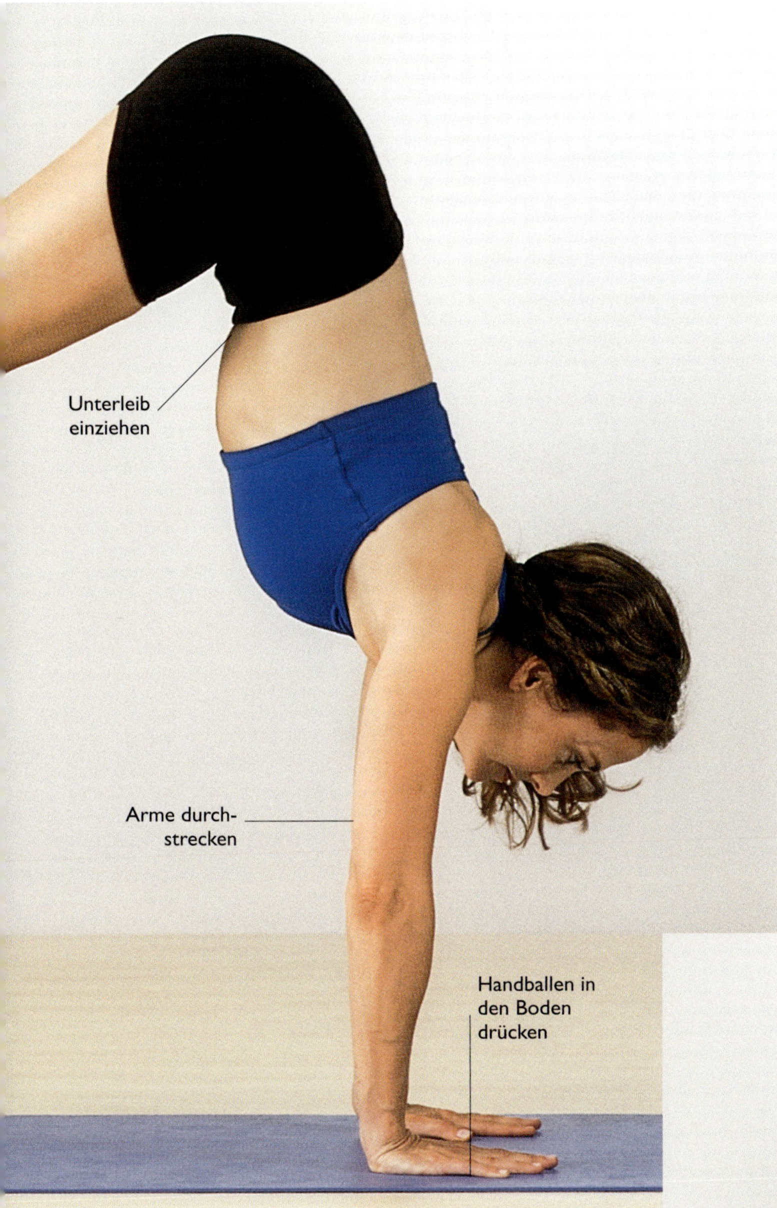
Unterleib einziehen
Arme durchstrecken
Handballen in den Boden drücken

11 ÜBERGANG Beim Vorwärtssprung weiter ausatmen. Mit den Füßen abstoßen und die Beine strecken, die Hüften sind weiterhin oben. ***Uddiyana***- und ***Mula-Bandha*** nutzen, um den Oberkörper zu heben. Die Arme gestreckt und schulterbreit auseinander halten, Blick zwischen die Hände.

12 ÜBERGANG Am Ende der Ausatmung in der Hocke landen, Füße geschlossen und zwischen den Händen. Während der Bewegung die Handflächen flach am Boden lassen, Blick nach unten.

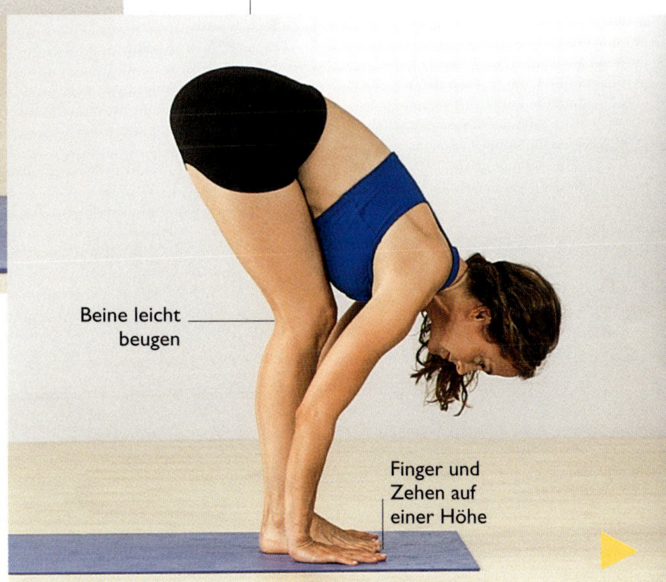
Beine leicht beugen
Finger und Zehen auf einer Höhe

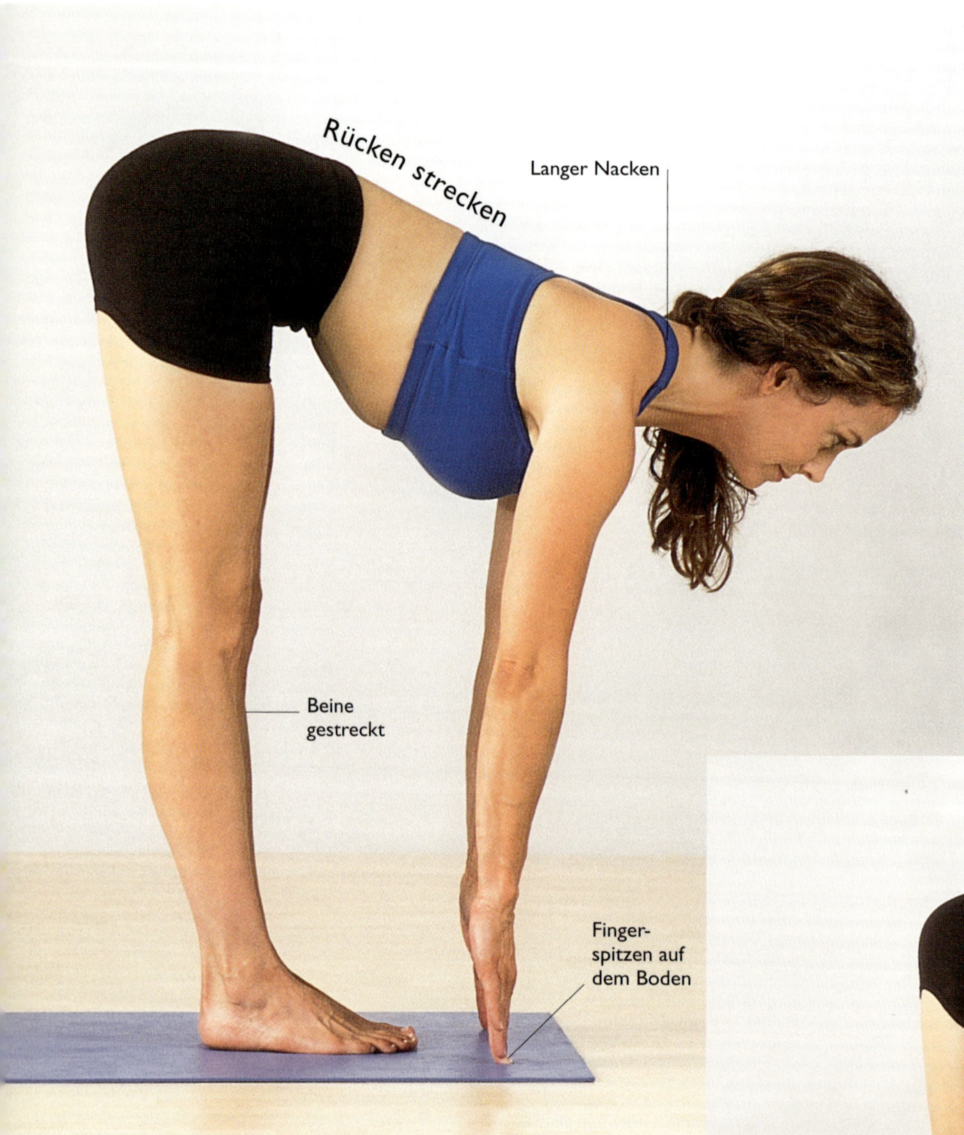

13 ARDHA-UTTANASANA

Einatmen, schräg nach vorn blicken, den Oberkörper halb aufrichten und die Wirbelsäule lang machen. Die Fingerspitzen berühren den Boden vor den Zehen.

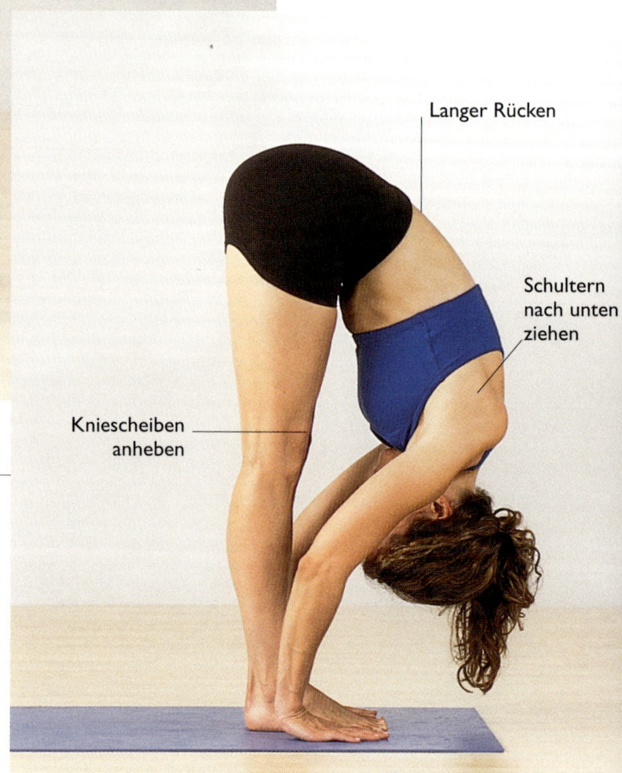

14 UTTANASANA Beim Ausatmen aus der Hüfte heraus nach vorn beugen. Den Nabel Richtung Wirbelsäule ziehen, um *Uddiyana-Bandha* zu aktivieren. Die Kniescheiben nach oben ziehen. Die Hände liegen neben den Füßen flach auf dem Boden, Blick auf den Nabel.

15 TADASANA NACH OBEN Beim Einatmen die Arme seitlich nach oben heben, bis sich die Handflächen berühren, Blick Richtung Daumen. Den Oberkörper strecken, ohne dabei die Schultern hochzuziehen.

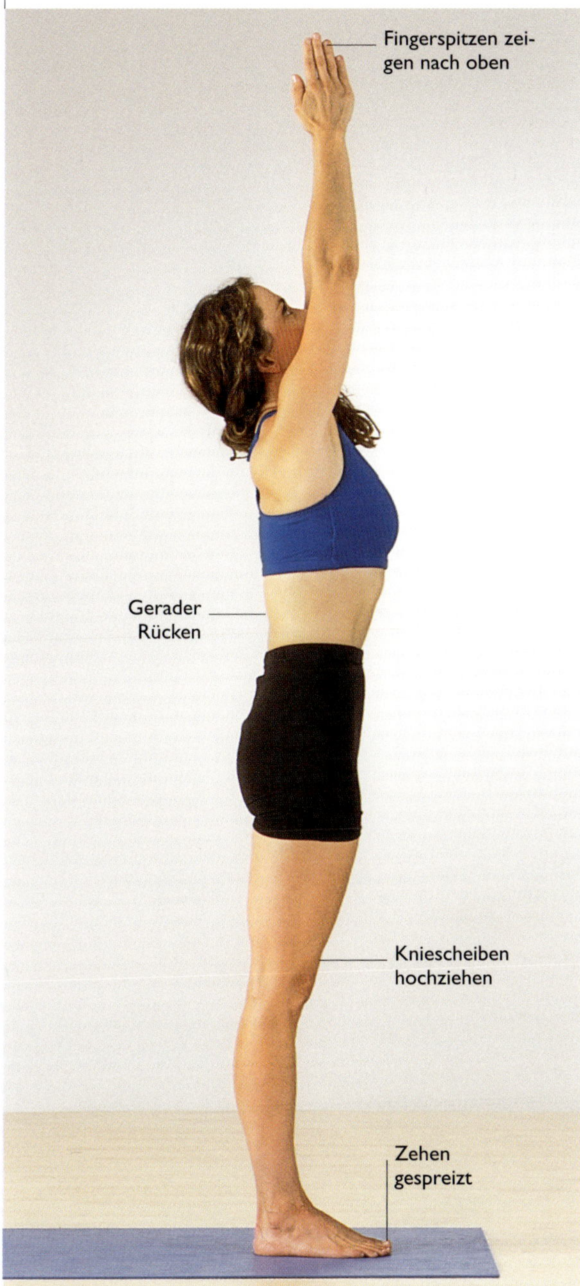
Fingerspitzen zeigen nach oben
Gerader Rücken
Kniescheiben hochziehen
Zehen gespreizt

16 TADASANA Beim Ausatmen die Arme seitlich absenken, die Handflächen zeigen nach innen. Strecken Sie sich über den Scheitel nach oben aus, der Blick geht geradeaus.

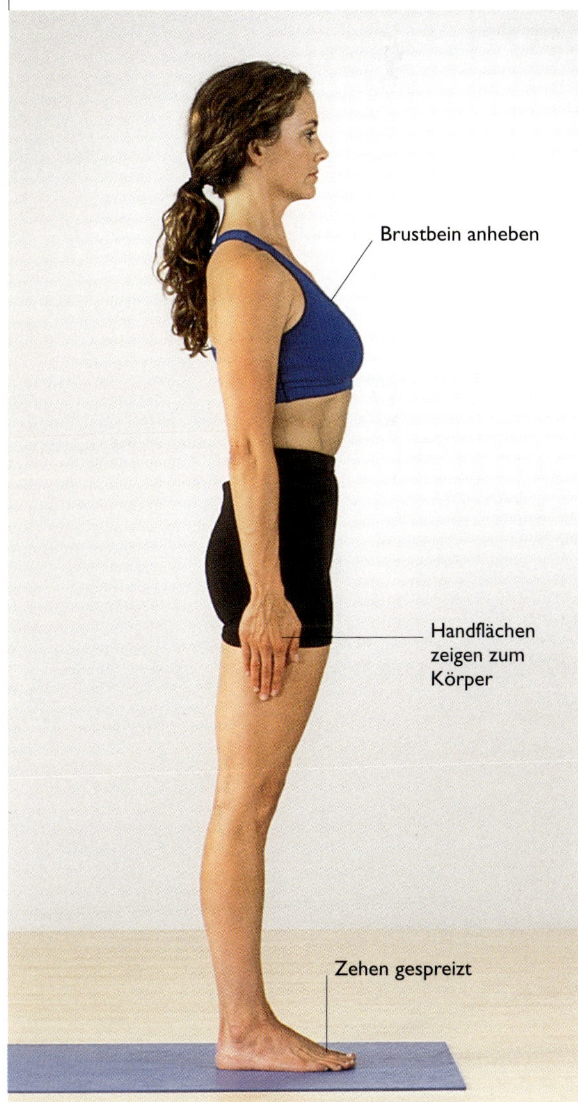
Brustbein anheben
Handflächen zeigen zum Körper
Zehen gespreizt

SURYA-NAMASKAR B

Sonnengruß, Variante B

Diese längere Sequenz des Sonnengrußes stärkt das Herz-Kreislauf-System und die Atemorgane noch mehr, vertieft die Atmung und erwärmt den Körper von innen. Die überleitenden Bewegungen zwischen den neuen Positionen sind sehr anspruchsvoll. Führen Sie die Abfolge zweimal durch und beginnen Sie einmal mit dem rechten, dann mit dem linken Bein.

1 **TADASANA** Aufrecht stehen, Füße geschlossen, Arme seitlich angelegt. Das Gewicht ist auf den Fußsohlen verteilt, die Zehen sind gleichmäßig gespreizt. Den Unterleib beim Ausatmen nach innen und oben ziehen und den Beckenboden anheben, ***Mula-Bandha*** aktivieren, geradeaus blicken.

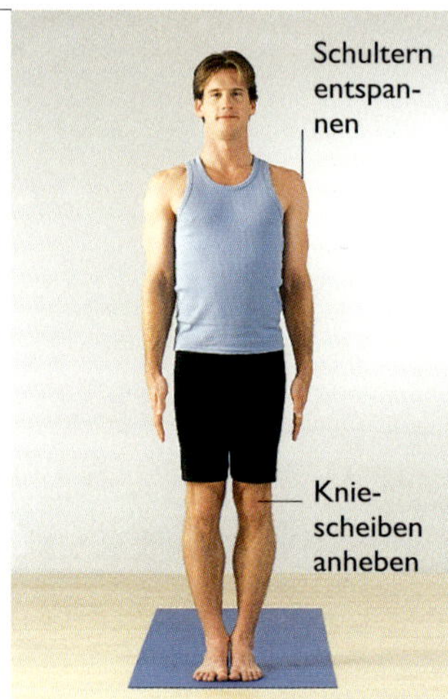

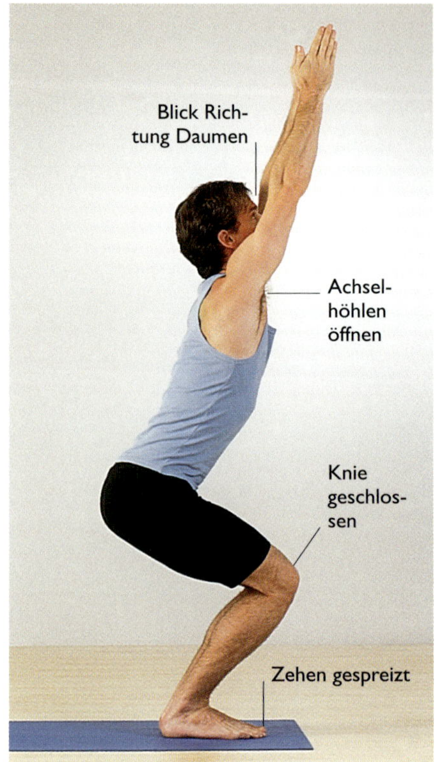

2 **UTKATASANA** Beim Einatmen die Arme nach oben führen, Handflächen zusammenlegen. Die Knie beugen, den Unterleib einziehen und das Sitzbein absenken, als ob Sie sich setzen wollten.

Die Sequenz auf einen Blick

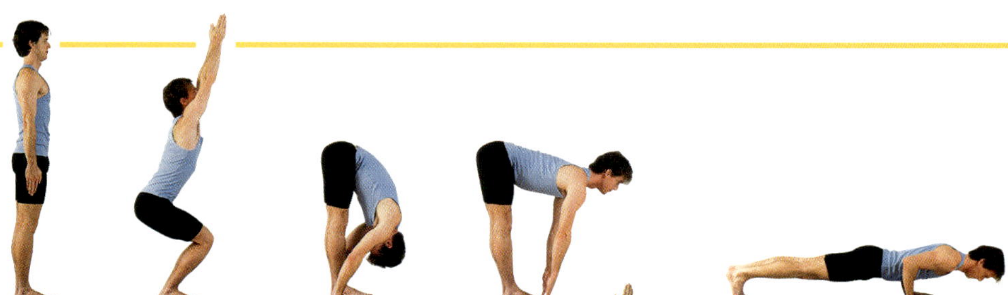

Ausatmen... Einatmen..... Ausatmen..... Einatmen... .... Ausatmen...............

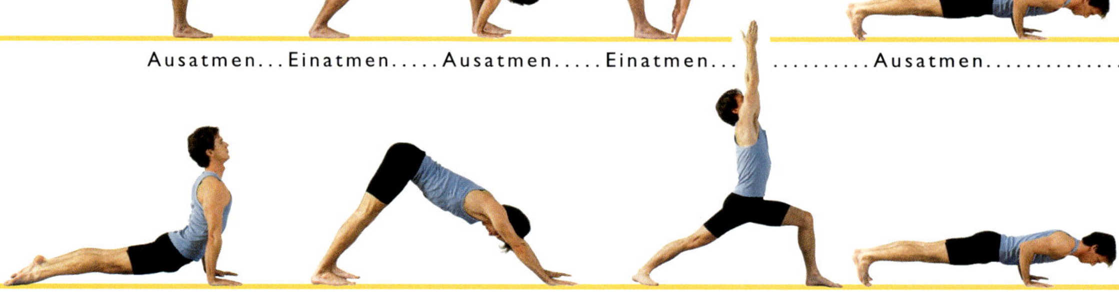

.... Einatmen..................... Ausatmen.................. Einatmen................ Ausatmen......

3 UTTANASANA Beim Ausatmen aus der Hüfte heraus nach vorn beugen. Die Arme nach unten nehmen und die Handflächen neben den Füßen auf den Boden legen. Den Kopf hängen lassen und auf den Nabel oder zwischen die Beine blicken.

4 ARDHA-UTTANASANA Beim Einatmen den Oberkörper anheben; der Rücken bleibt gerade, die Beinmuskeln sind leicht aktiviert. Die Arme strecken, so dass die Fingerspitzen den Boden berühren. Schräg nach vorn auf den Boden blicken.

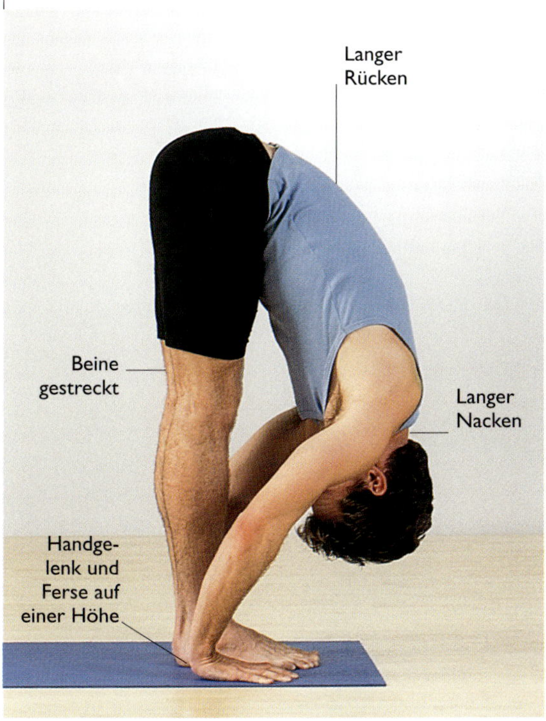

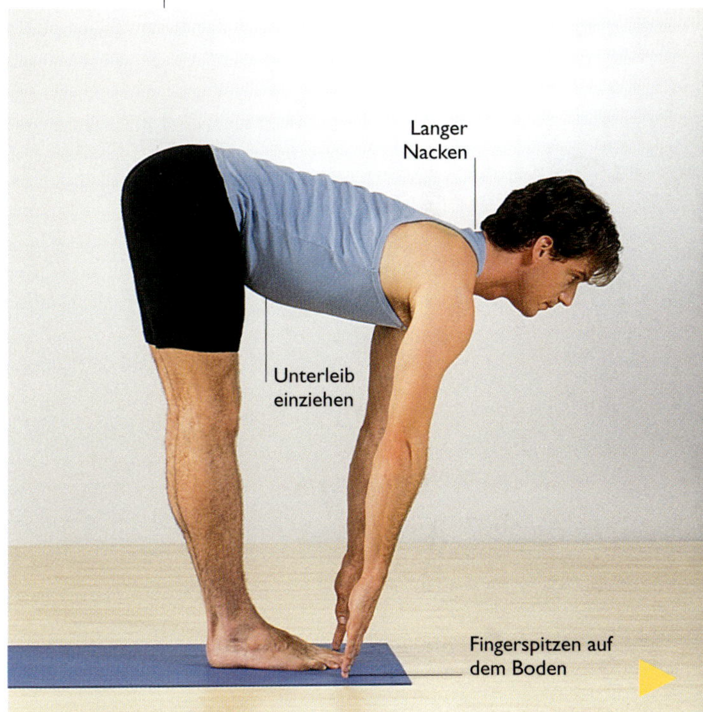

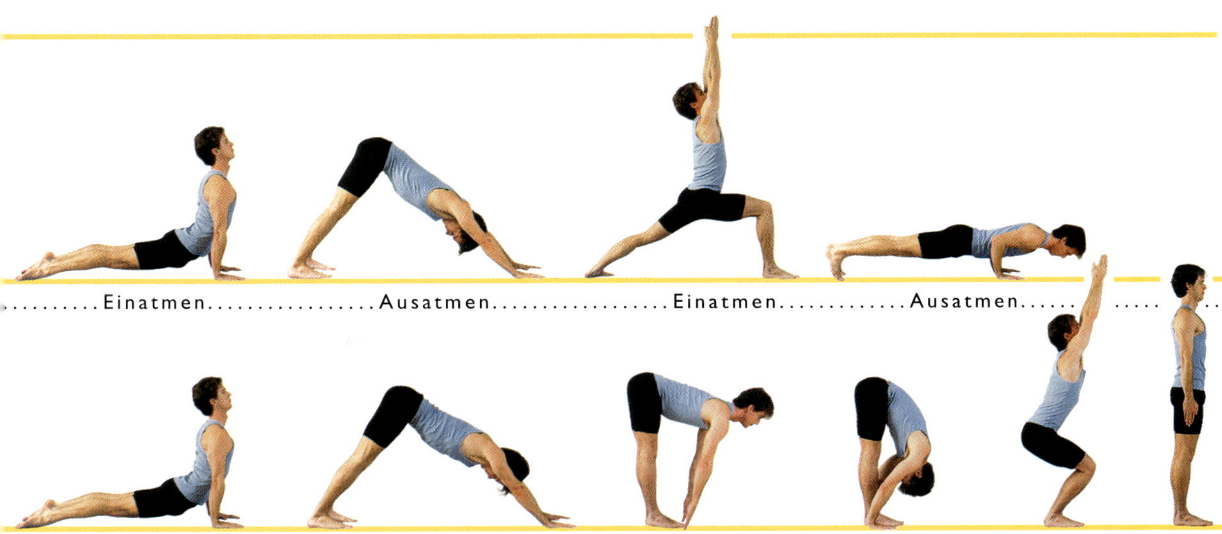

.........Einatmen................Ausatmen.................Einatmen............Ausatmen...... ....

......Einatmen..................Ausatmen..............Einatmen.......Ausatmen......Einatmen....Ausatmen

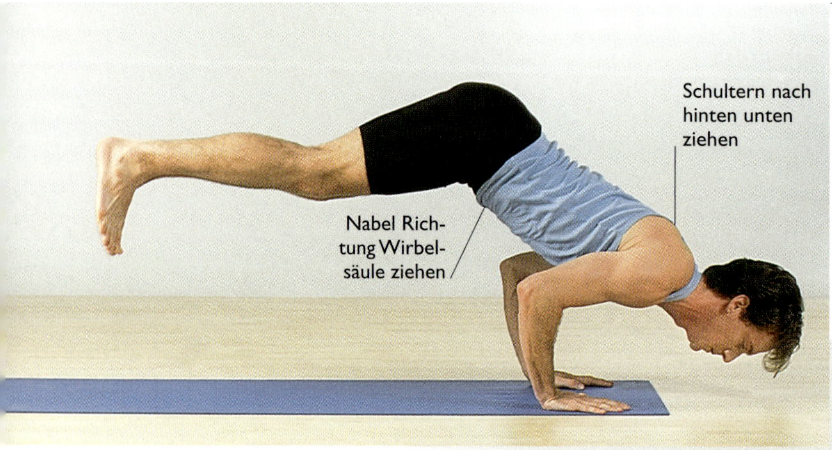
Schultern nach hinten unten ziehen
Nabel Richtung Wirbelsäule ziehen

5 ÜBERGANG Beim Einatmen das Gewicht nach vorn auf die Hände verlagern, die Arme beugen, ***Mula–*** und ***Uddiyana–Bandha*** einsetzen, die Hüften anheben und nach hinten springen. Mit den Füßen hüftbreit aufkommen, Blick Richtung Boden.

6 CHATURANGA-DANDASANA
Beim Ausatmen den Körper bis in Liegestützposition 10–15 Zentimeter parallel über dem Boden absenken. Die Schultern gerade und die Ellbogen nah am Körper halten, Blick zum Boden.

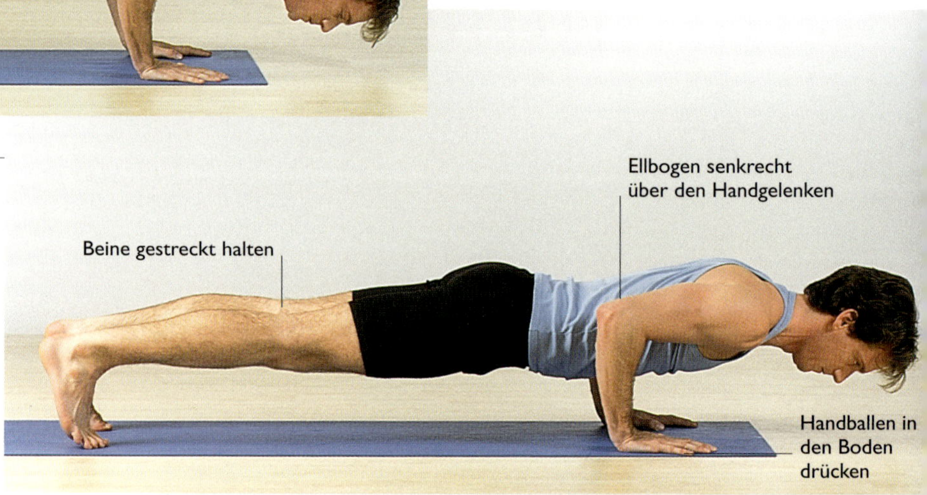
Ellbogen senkrecht über den Handgelenken
Beine gestreckt halten
Handballen in den Boden drücken

7 URDHVA-MUKHA-SHVANASANA
Beim Einatmen auf den Fußrücken rollen (S. 24). Die Arme strecken, die Hüften nach vorn ziehen, den Rücken nach hinten beugen und den Bauch dehnen. Der Blick geht schräg nach oben.

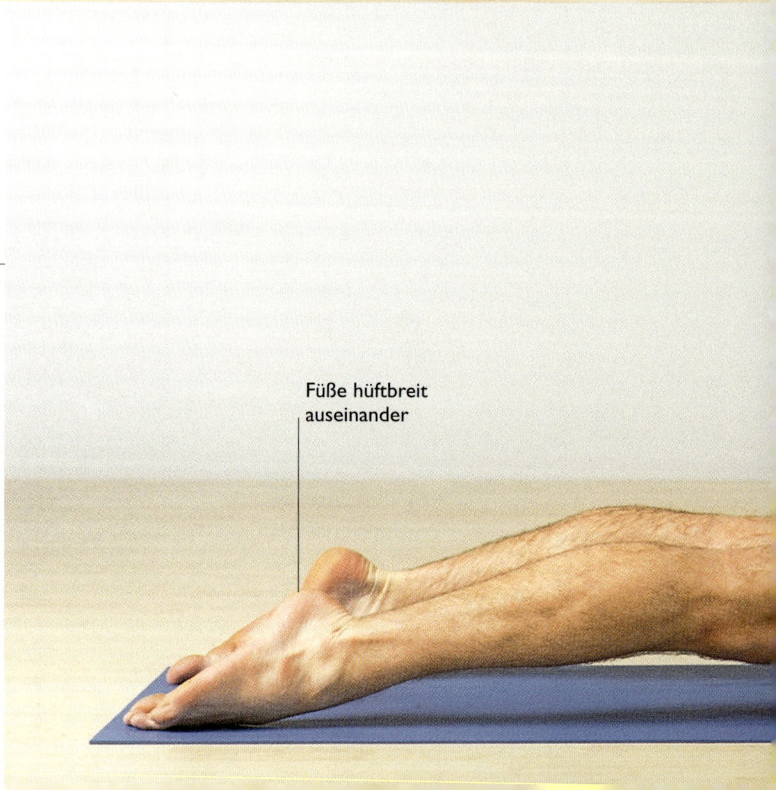
Füße hüftbreit auseinander

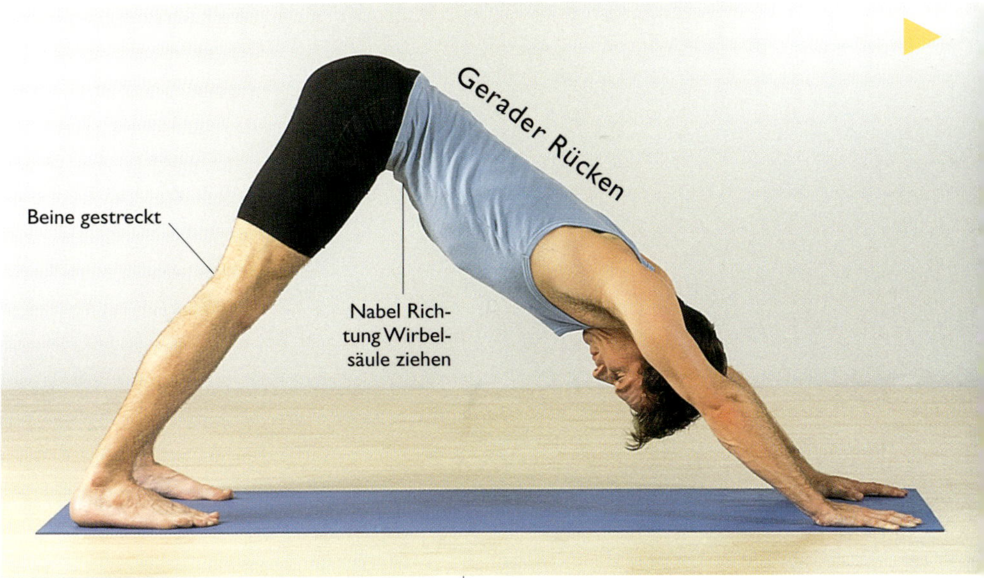
Gerader Rücken
Beine gestreckt
Nabel Richtung Wirbelsäule ziehen

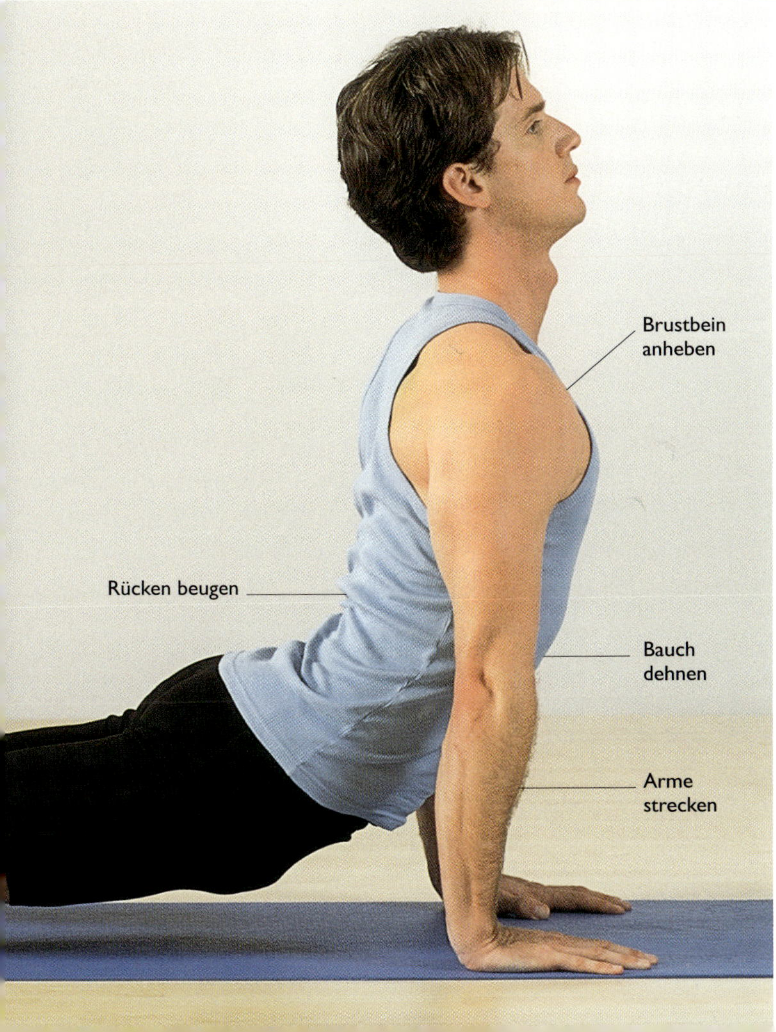
Brustbein anheben
Rücken beugen
Bauch dehnen
Arme strecken

8 ADHO-MUKHA-SHVANA-SANA Beim Ausatmen über die Zehen zurückrollen und die Hüften nach hinten schieben, die Fersen auf den Boden absenken. Hände und Füße bleiben, wo sie sind. Die Hüften nach oben ziehen und den Rücken strecken. Mit den Handballen vom Boden wegdrücken. Das Kinn leicht anziehen, Blick Richtung Nabel.

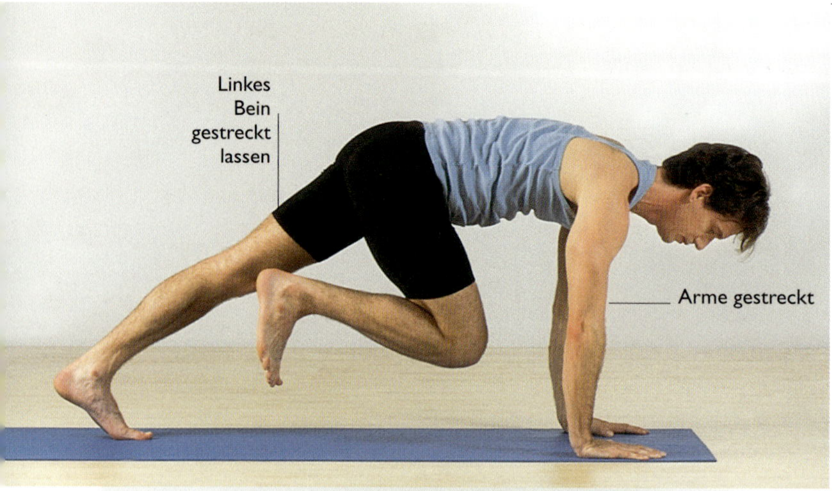
Linkes
Bein
gestreckt
lassen
Arme gestreckt

9 ÜBERGANG Mit der Einatmung beginnen, sobald Sie den rechten Fuß nach vorn setzen. Darauf achten, dass das rechte Knie nach vorn zeigt. Den linken Fußballen aufsetzen, zwischen den Händen nach unten blicken.

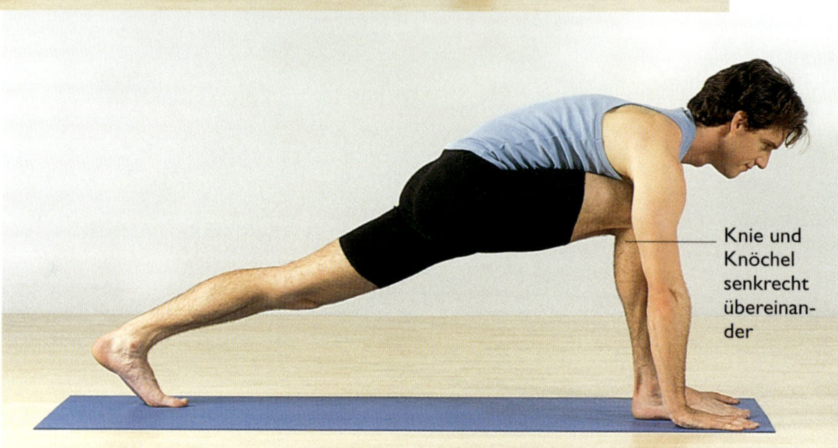
Knie und
Knöchel
senkrecht
übereinander

10 ÜBERGANG Weiter einatmen und den rechten Fuß zwischen die Hände setzen. Darauf achten, dass sich das Knie direkt über dem Knöchel befindet. Den Kopf anheben und schräg nach vorn blicken.

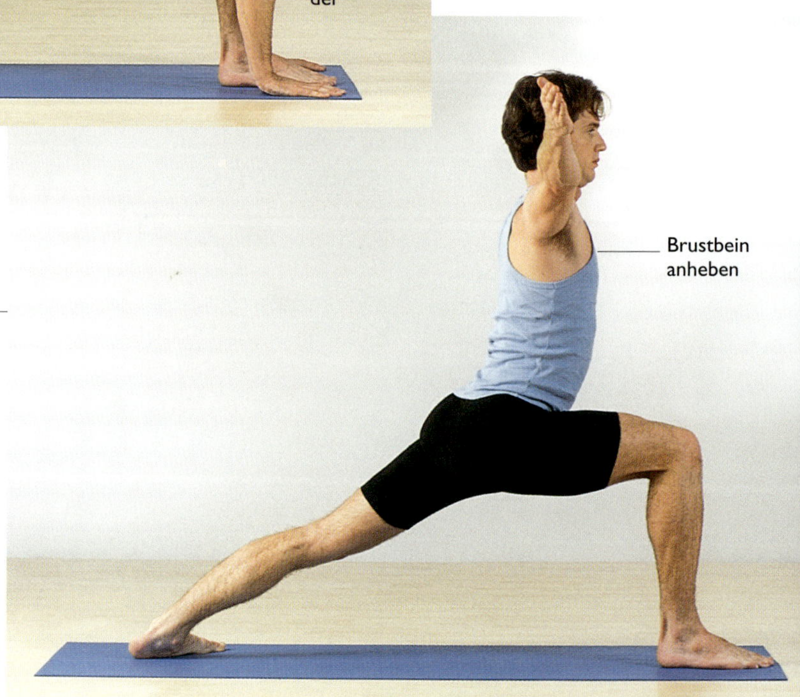
Brustbein
anheben

11 ÜBERGANG Immer noch einatmend die linke Ferse um etwa 45 Grad nach innen drehen und den linken Fuß flach auf den Boden stellen. Die Arme seitlich anheben und dabei die Handflächen nach oben drehen. Geradeaus blicken.

12 VIRABHADRASANA A Am Ende der Einatmungsphase berühren sich die Handflächen über dem Kopf. Die Fingerspitzen nach oben und den Oberkörper strecken. Das rechte Knie bleibt senkrecht über dem rechten Knöchel stehen. Die Rippen einziehen, um ein Hohlkreuz zu vermeiden. ***Mula–Bandha*** einsetzen, Blick Richtung Daumen.

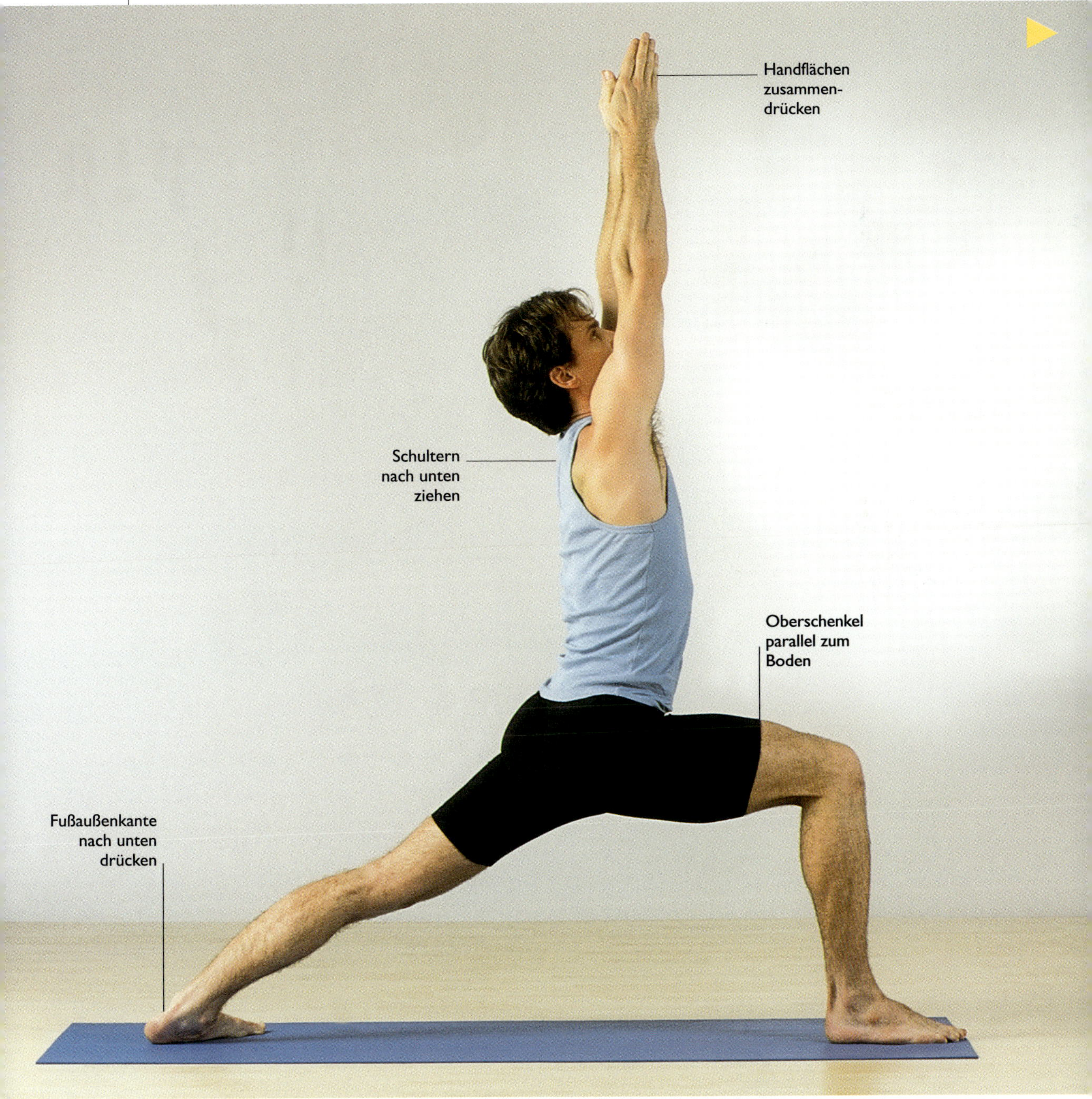
Handflächen zusammen-drücken
Schultern nach unten ziehen
Oberschenkel parallel zum Boden
Fußaußenkante nach unten drücken

13 ÜBERGANG Mit Beginn der Ausatmung die Hände über die Seiten nach unten bringen, direkt unter die Schultern. Die linke Ferse heben, Blick schräg nach unten senken. Den rechten Fuß wieder einen Schritt zurücksetzen.

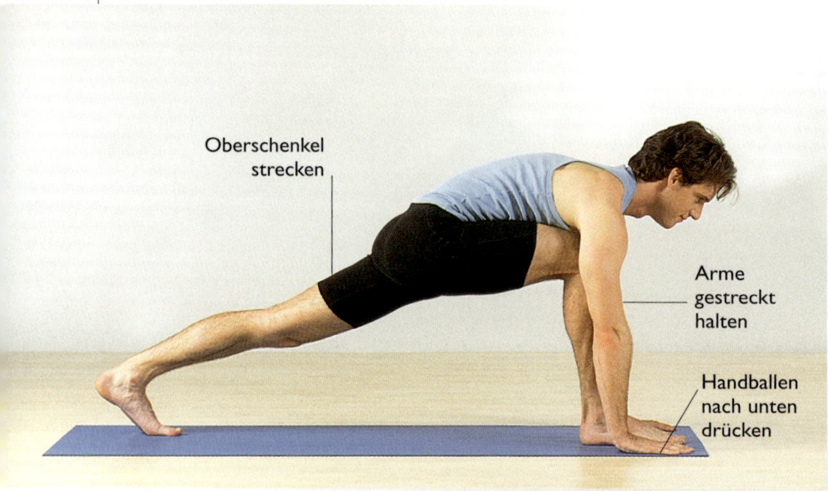
Oberschenkel strecken
Arme gestreckt halten
Handballen nach unten drücken

14 CHATURANGA-DANDASANA
Beim Ausatmen den Körper bis auf 10–15 Zentimeter parallel zum Boden absenken. Die Schultern gerade und die Ellbogen nah am Körper halten, Blick zum Boden.

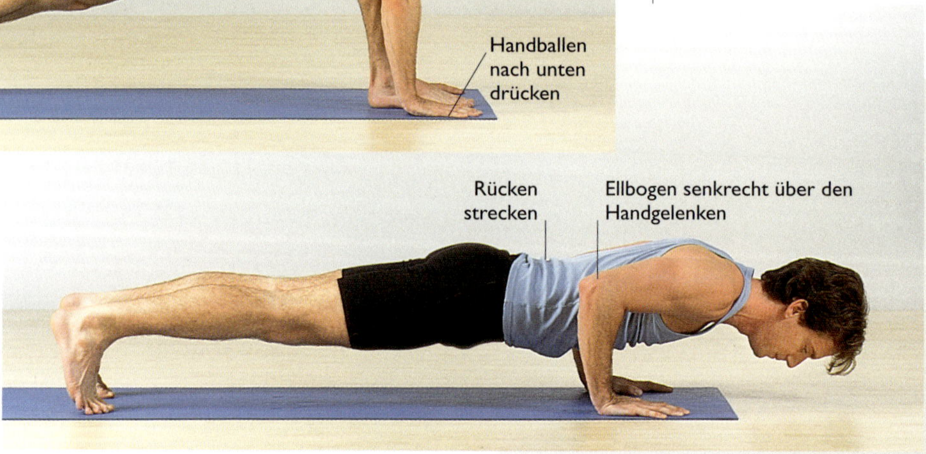
Rücken strecken
Ellbogen senkrecht über den Handgelenken

15 URDHVA-MUKHA-SHVANASANA Beim Einatmen die Hüften nach vorn ziehen und über die Zehenspitzen auf den Fußrücken rollen (S. 24). Den Rücken durchstrecken und den Bauch wölben. Schräg nach oben blicken.

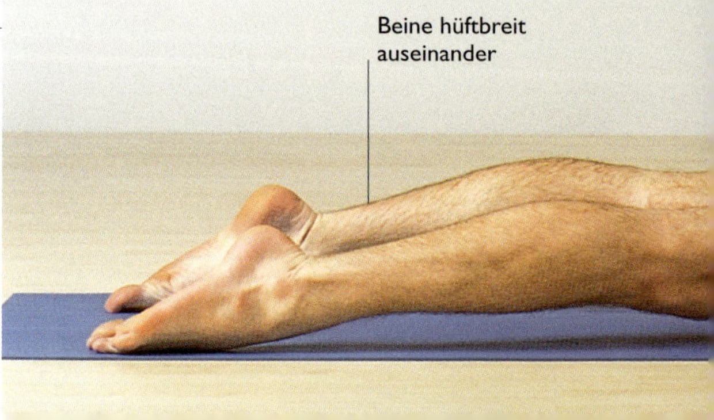

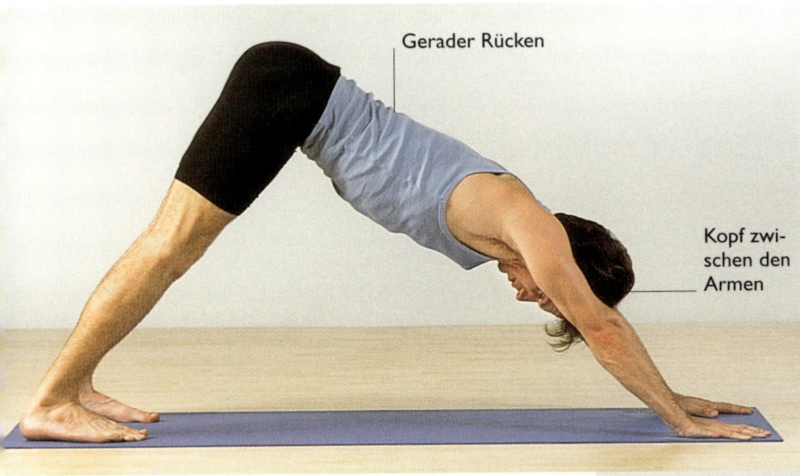

16 ADHO-MUKHA-SHVANASANA

Beim Ausatmen über die Zehen zurückrollen. Die Hüften hochziehen und die Fersen auf den Boden senken. Mit den Handballen vom Boden wegdrücken.

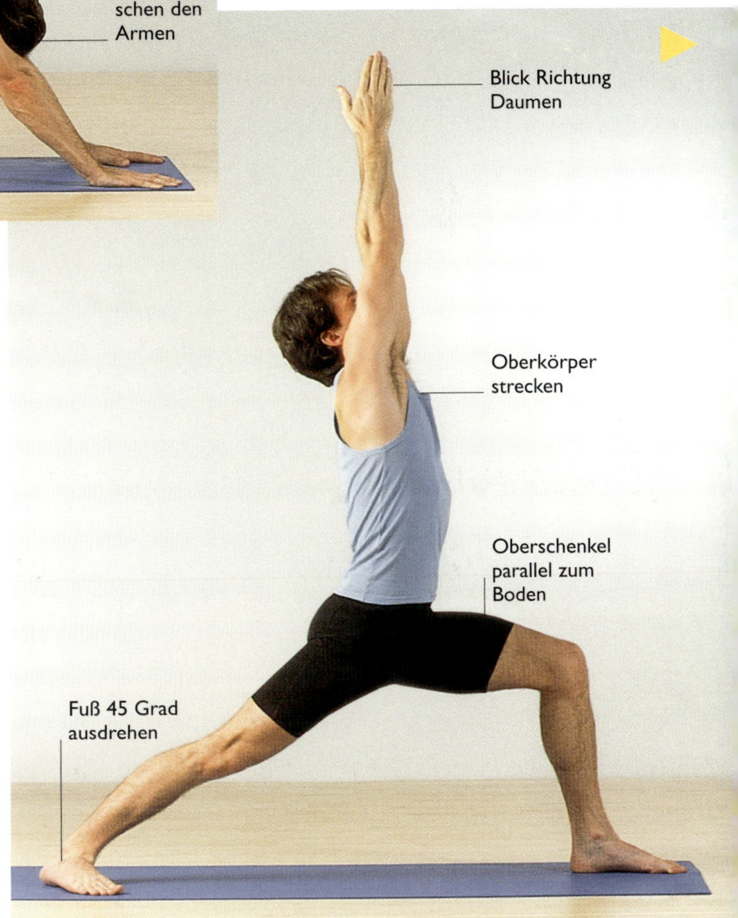

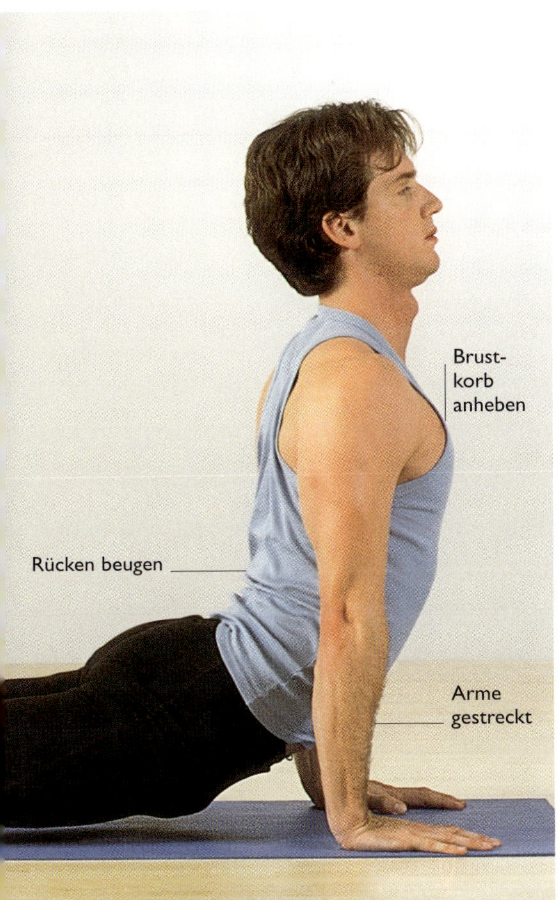

17 VIRABHADRASANA B

Beim Einatmen den linken Fuß nach vorn setzen, so dass er mit dem linken Knie einen 90-Grad-Winkel bildet. Das rechte Bein gestreckt halten, beide Füße flach auf dem Boden lassen. Die Arme nach oben schwingen, bis sich die Handflächen berühren, Blick Richtung Daumen.

18 CHATURANGA-DANDASANA Beim Ausatmen die Arme senken und die Hände senkrecht unterhalb der Schultern aufsetzen. Mit dem linken Fuß einen Schritt zurückgehen und den Körper parallel zum Boden absenken, dabei die Beine gestreckt halten. Den Nabel Richtung Wirbelsäule einziehen, Blick zum Boden.

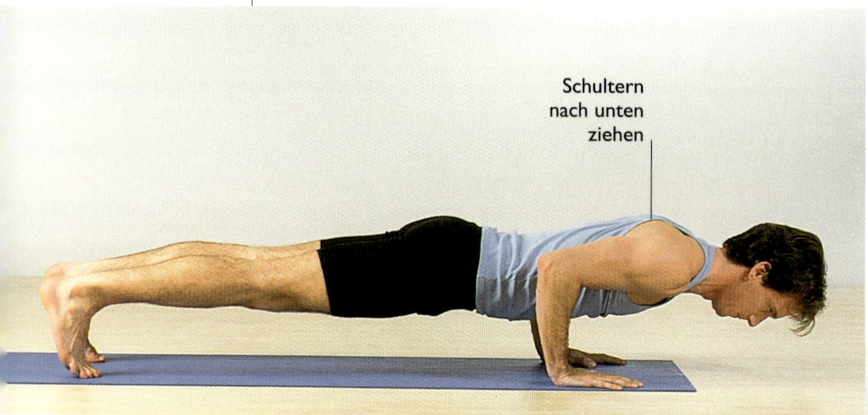
Schultern nach unten ziehen

19 URDHVA-MUKHA-SHVANASANA Beim Einatmen über die Zehen nach vorn auf den Fußrücken rollen (S. 24). Die Arme strecken, den Brustkorb anheben und die Wirbelsäule durchdrücken. Schräg nach oben blicken.

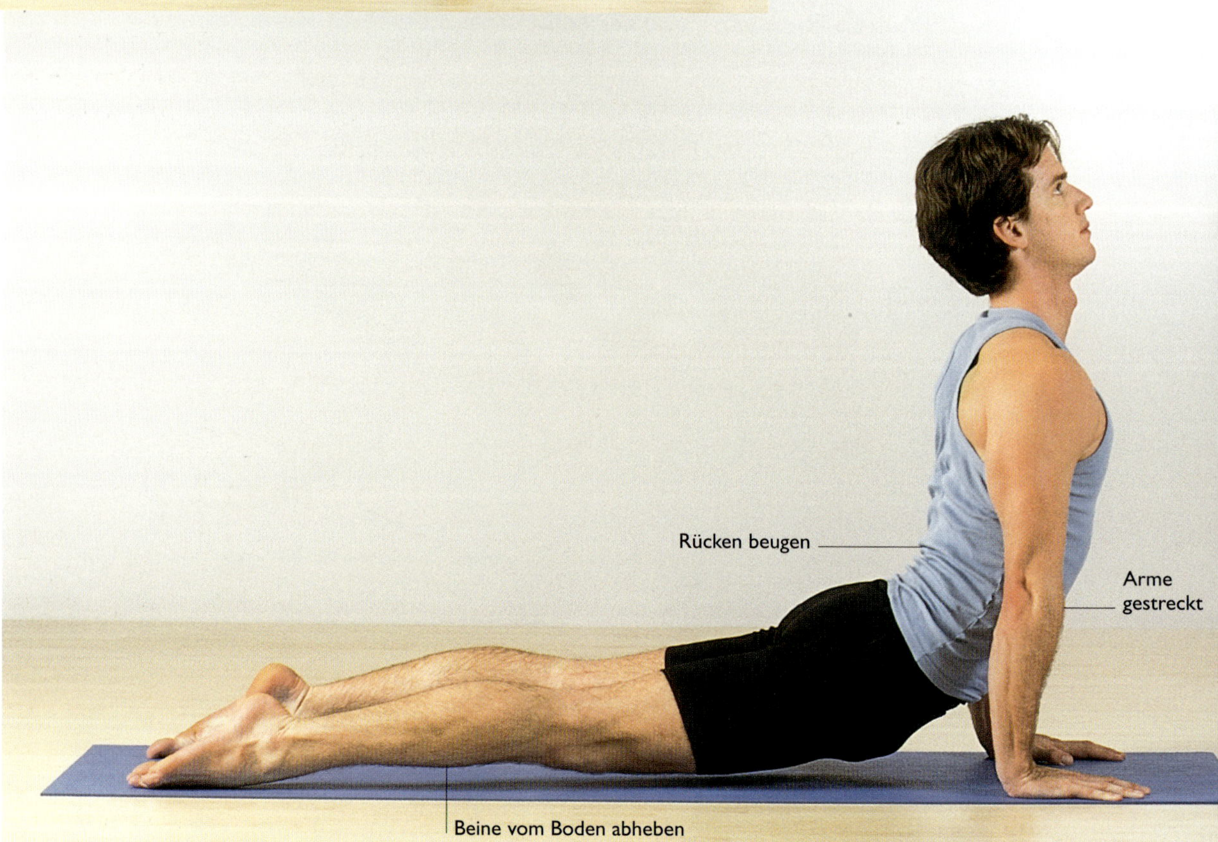
Rücken beugen
Arme gestreckt
Beine vom Boden abheben

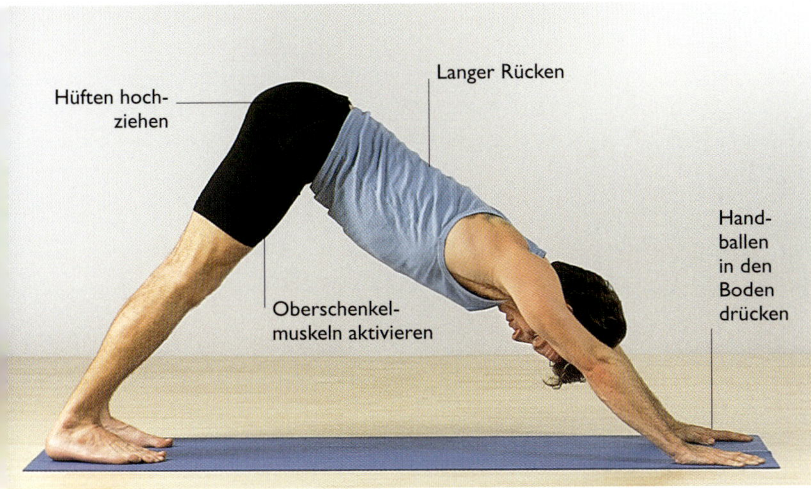
Langer Rücken
Hüften hoch-ziehen
Hand-ballen in den Boden drücken
Oberschenkel-muskeln aktivieren

20 ADHO-MUKHA-SHVANASANA Beim Ausatmen über die Zehen zurückrollen und die Fersen in den Boden drücken. Die Hüften Richtung Decke und das Schambein nach hinten ziehen. Den Rücken lang machen, Blick Richtung Nabel.

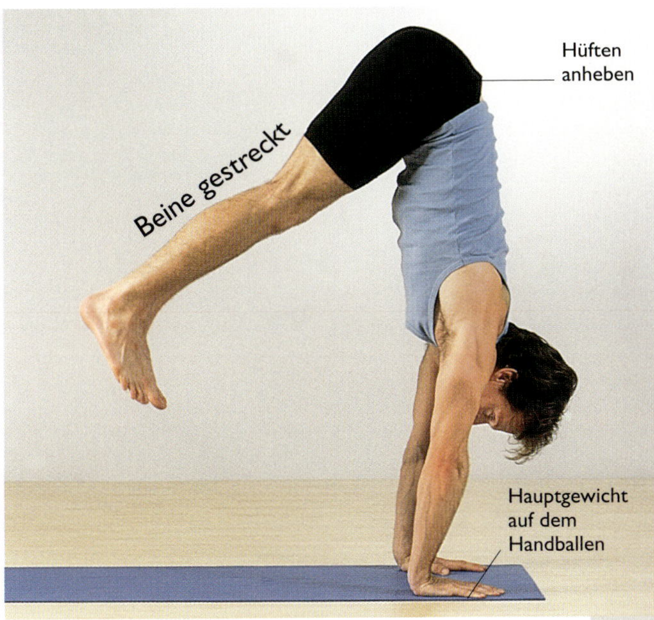
Hüften anheben
Beine gestreckt
Hauptgewicht auf dem Handballen

21 ÜBERGANG Beim Ausatmen mit leicht gebeugten Beinen von den Füßen abstoßen und die Hüften anheben, dabei ***Mula***– und ***Uddiyana–Bandha*** einsetzen. Die Beine strecken und an den Körper bringen. Die Arme gestreckt halten, Blick zum Boden.

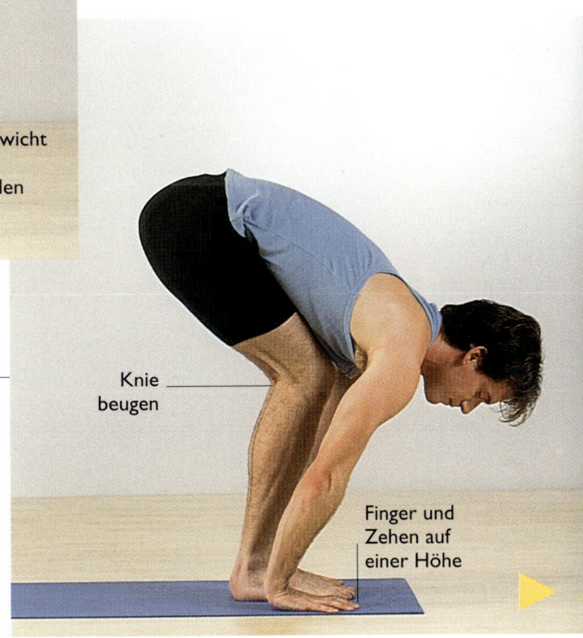
Knie beugen
Finger und Zehen auf einer Höhe

22 ÜBERGANG Am Ende der Ausatmungsphase mit beiden Füßen zwischen den Händen in Hockstellung aufkommen, wobei die Knie leicht gebeugt sind. Das Gewicht gleichmäßig auf Hände und Füße verteilen.

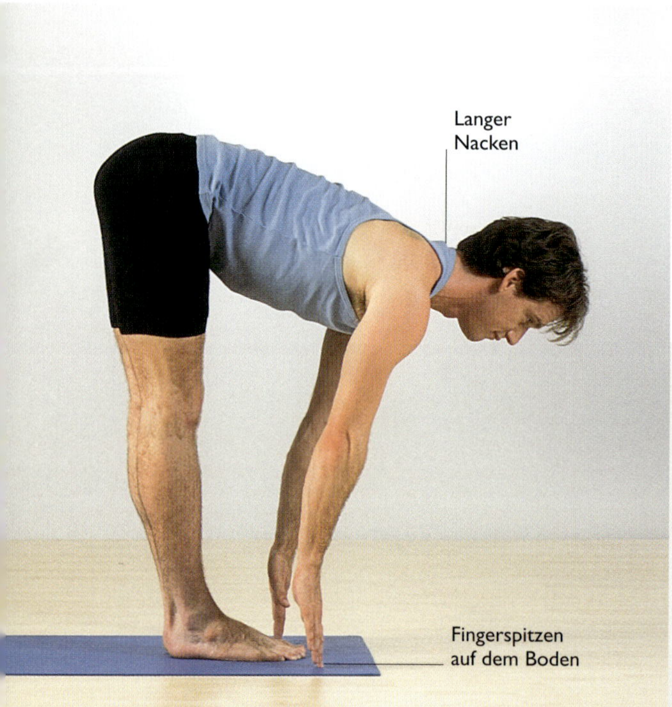

23 ARDHA-UTTANASANA Beim Einatmen das Brustbein anheben und den Rücken lang machen. Die Arme strecken, so dass die Fingerspitzen den Boden berühren. Die Kniescheiben hochziehen, Blick schräg nach vorn richten.

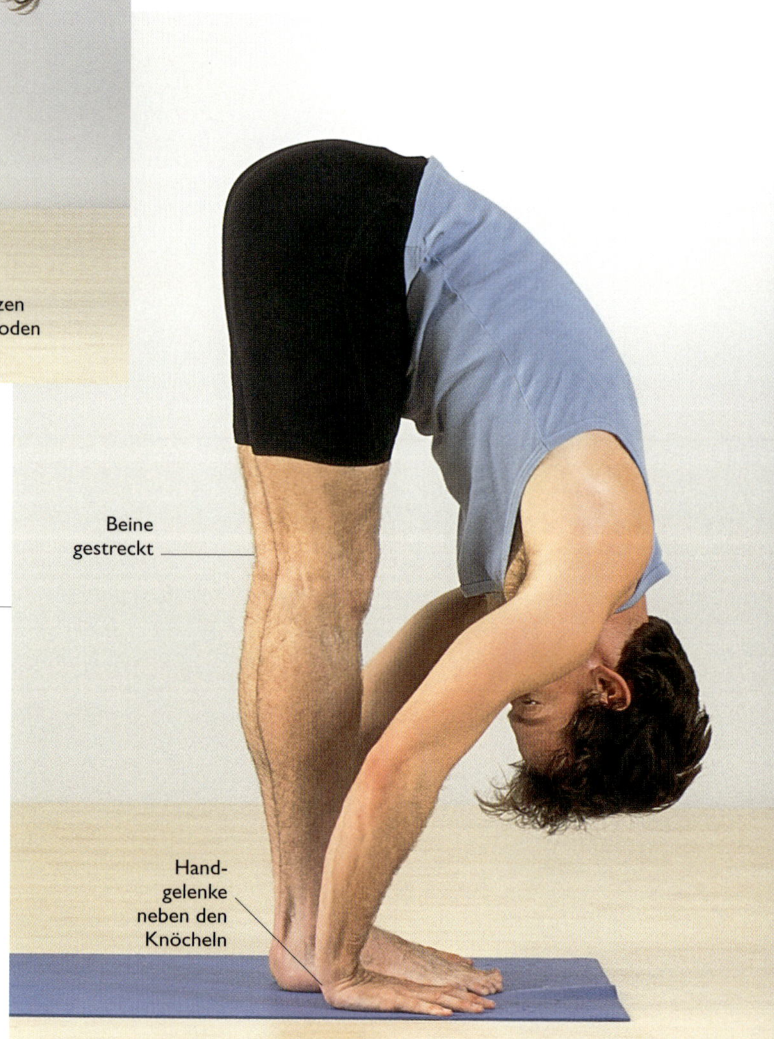

24 UTTANASANA Beim Ausatmen aus der Hüfte heraus nach vorn beugen, dabei den Rücken lang machen. Mit dem Scheitel den Boden zu erreichen versuchen und die Handflächen parallel neben den Füßen auf dem Boden ablegen, Blick Richtung Nabel.

25 UTKATASANA Beim Einatmen die Arme über die Seiten nach oben führen. Die Knie beugen und das Sitzbein nach hinten ziehen, als ob Sie sich setzen wollten, den Unterleib einziehen. Am Ende der Einatmung berühren sich die Handflächen.

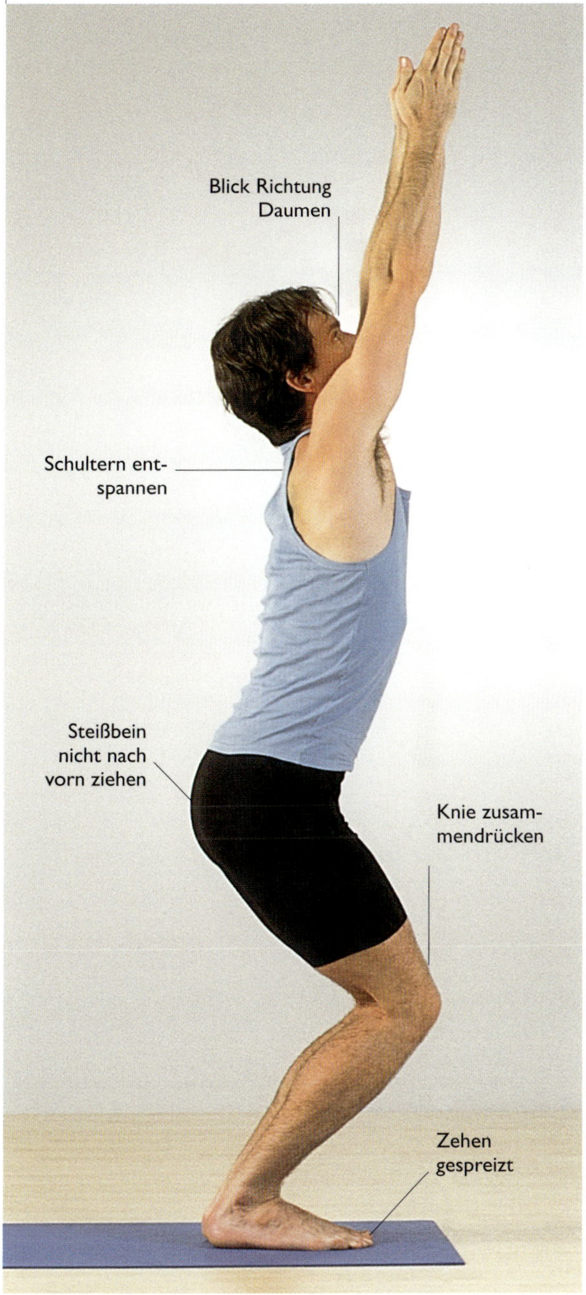

26 TADASANA Beim Ausatmen die Beine strecken und die Arme seitlich sinken lassen, die Handflächen zum Körper drehen. Aufrecht stehen und den ganzen Körper strecken. Blick geradeaus.

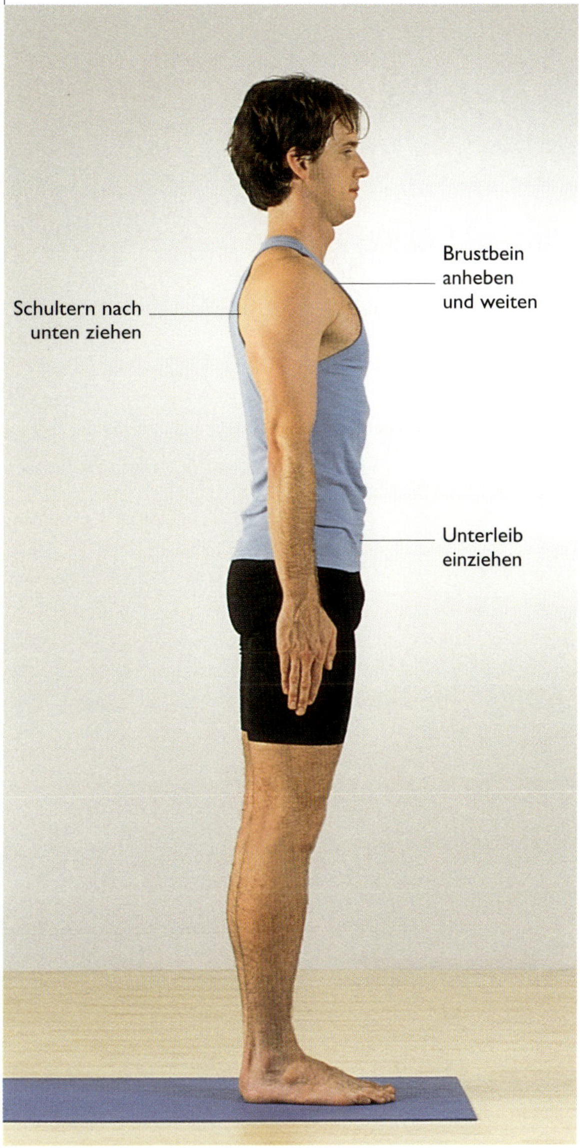

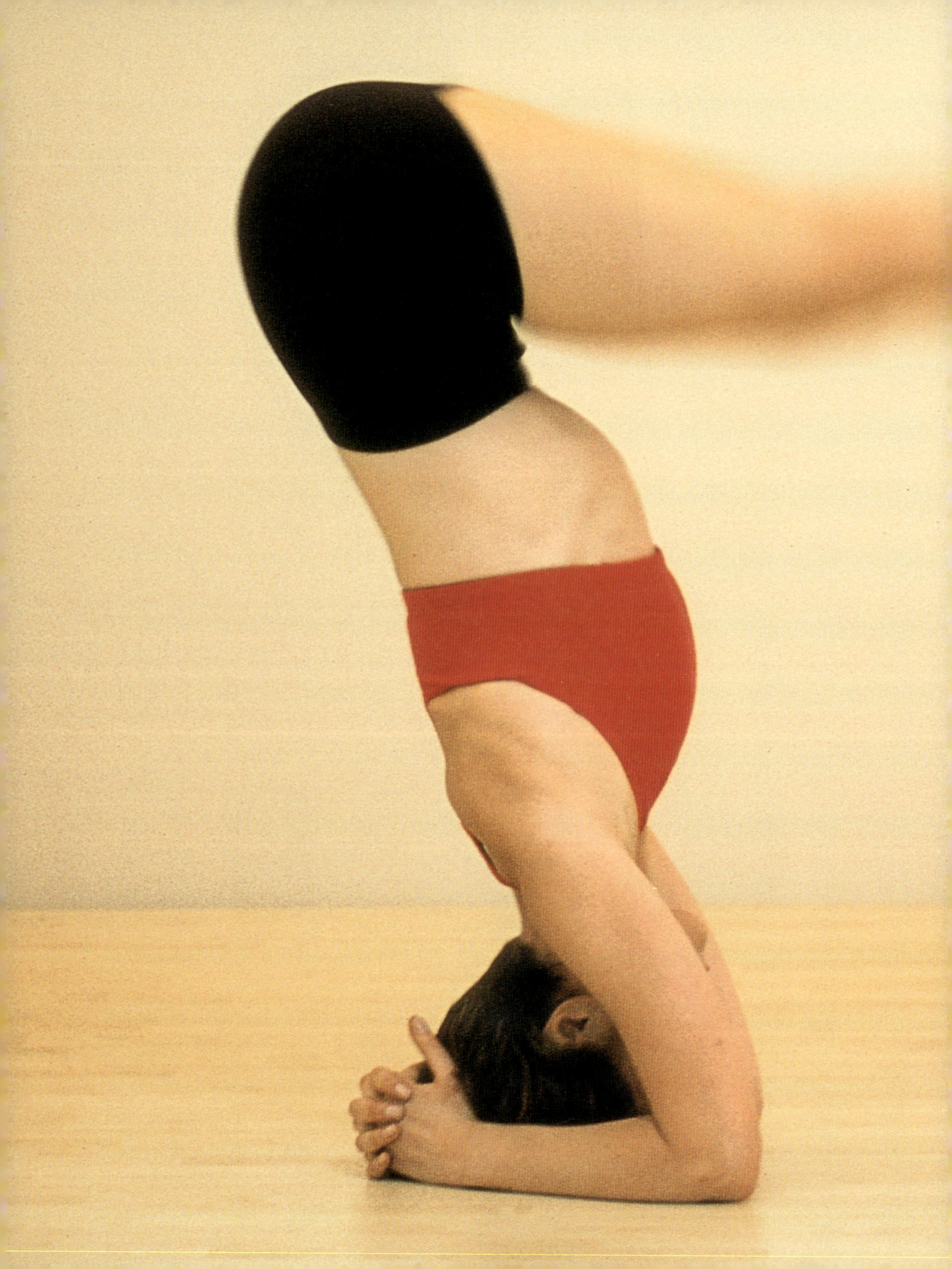

DIE ÜBUNGEN

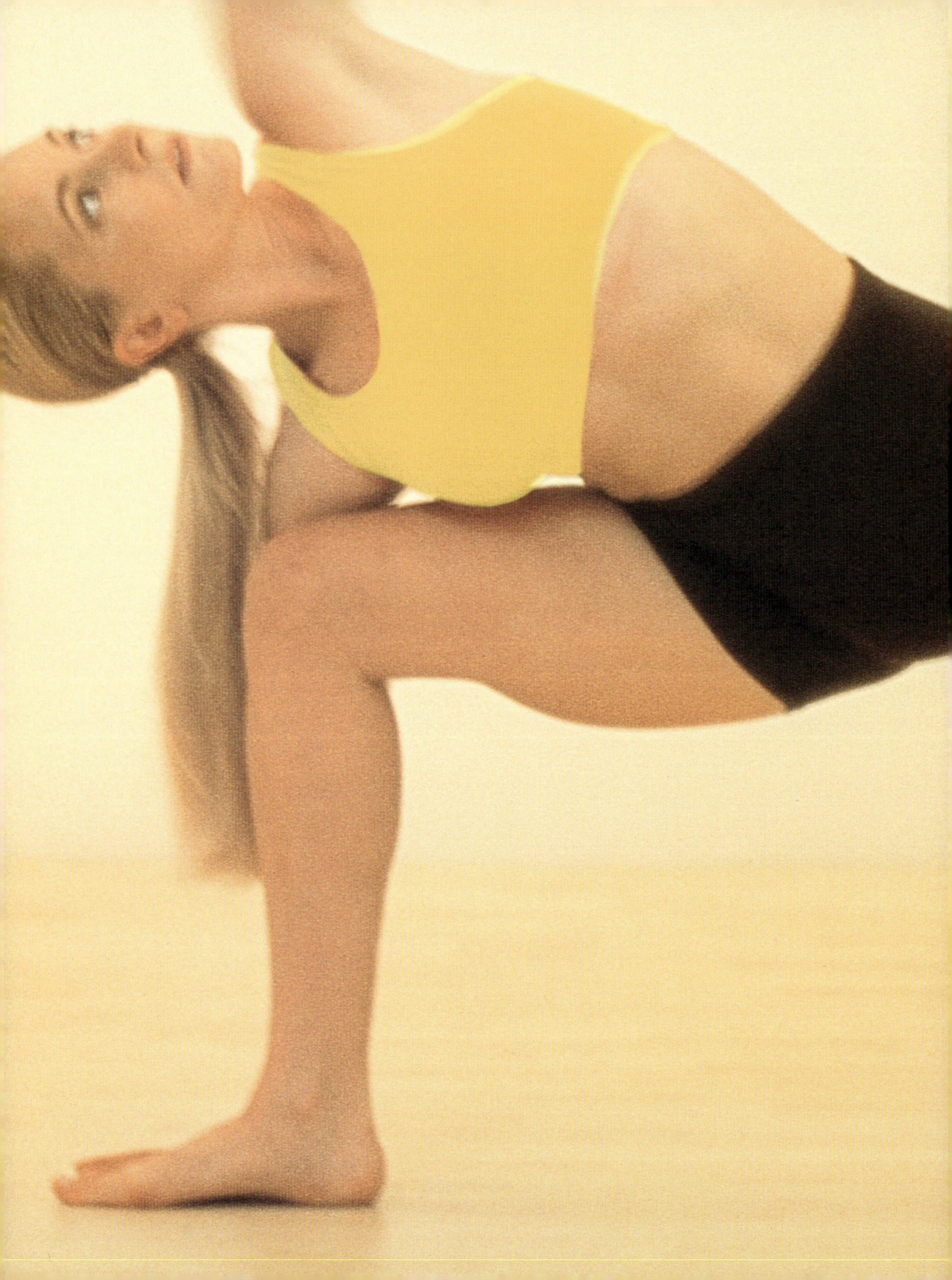

ASANAS IM STEHEN

Sie haben sich aufgewärmt und Ihren Atemrhythmus gefunden. Jetzt können Sie mit den *Asanas* im Stehen beginnen. Mit dieser Auswahl von Übungen schulen Sie die Balance und korrekte Ausrichtung des Körpers. Haben Sie Geduld: Mit fortschreitender Praxis werden Sie bald eine Verbesserung Ihrer körperlichen und geistigen Fähigkeiten feststellen.

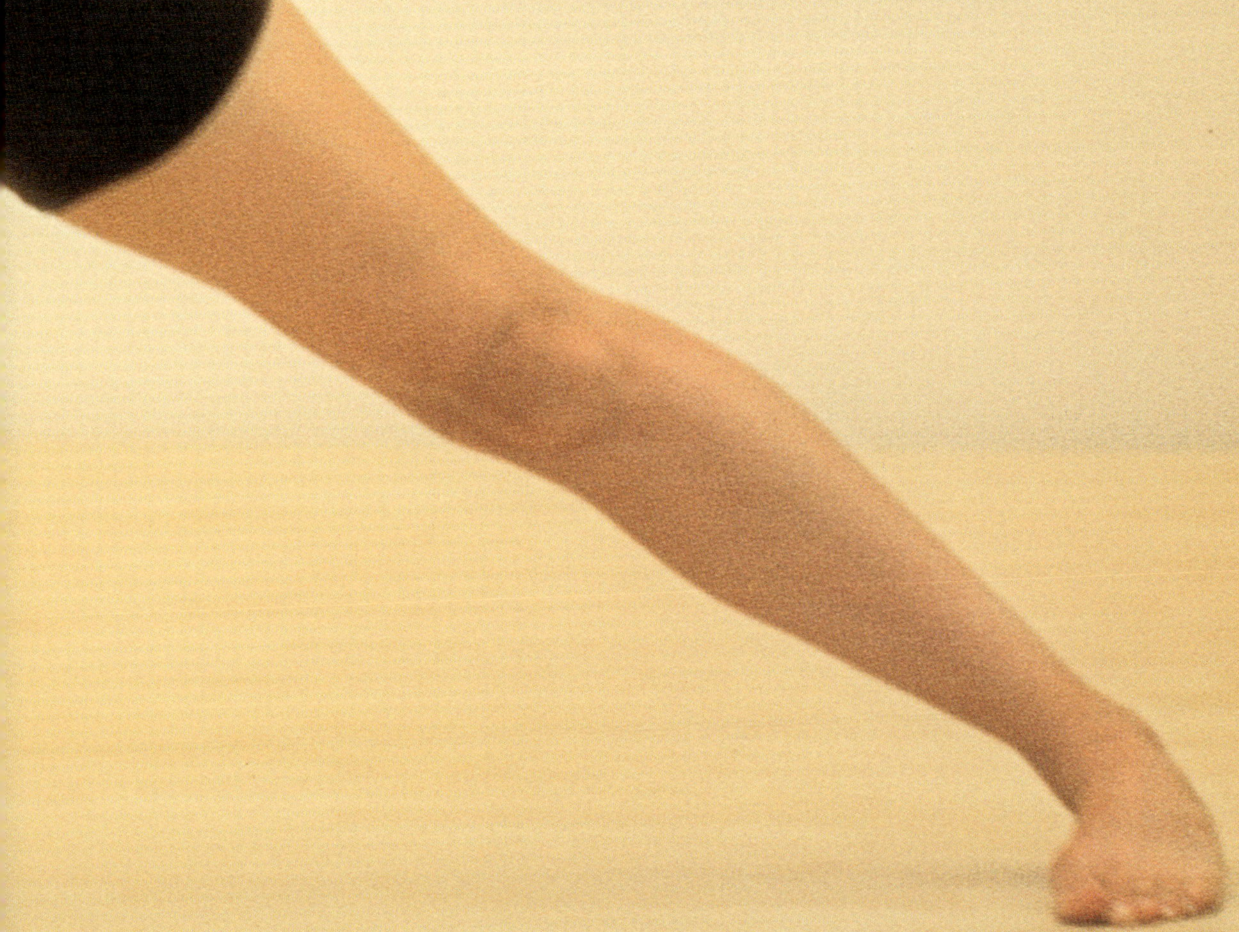

ÜBERGANGSBEWEGUNG

Sprung nach außen

Diesen Sprung können Sie nach dem Sonnengruß oder auch, wenn Sie möchten, zwischen den Übungen im Stehen auf S. 48–67 machen. Es ist eine erfrischende Bewegung, die vor allem Kondition und Koordination fördert. Wenn Sie Probleme mit dem Rücken oder den Knien haben oder während der Menstruation sollten Sie nicht springen. Machen Sie dann einfach einen Schritt nach außen.

1 Mit geschlossenen Füßen am Kopfende der Matte stehen. Handflächen vor der Brust aufeinander legen. Beim Ausatmen die Knie beugen und auf den Sprung vorbereiten. Das Gewicht vorn halten, den Blick geradeaus richten.

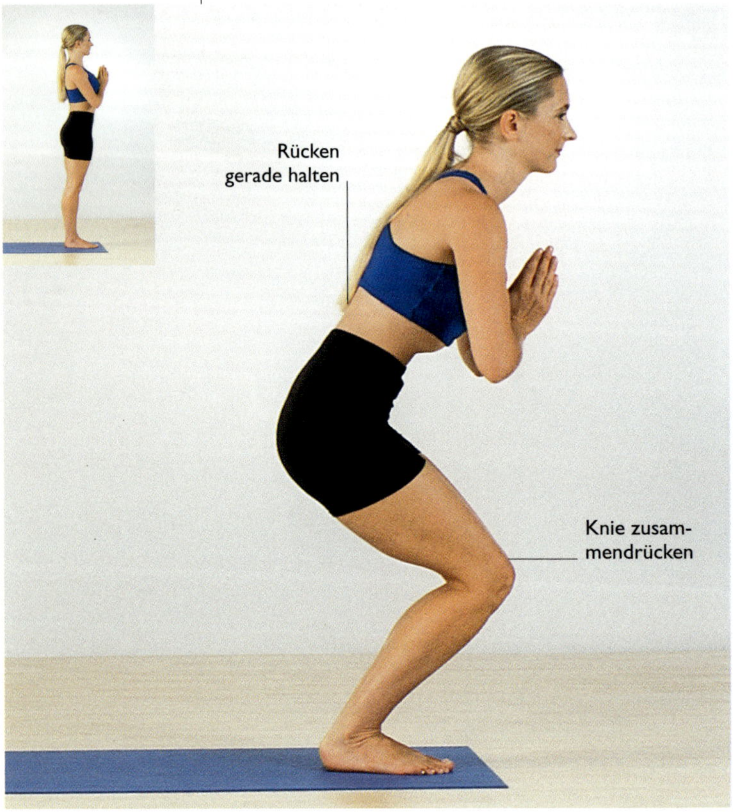

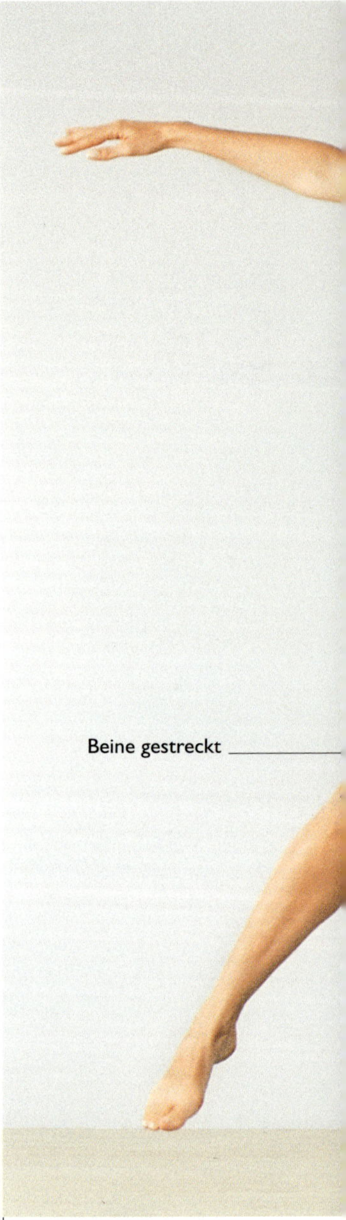

2 Beim Einatmen mit beiden Füßen gleichzeitig nach oben springen, die Arme weit nach außen heben. Dabei den ganzen Körper um 90 Grad nach rechts drehen.

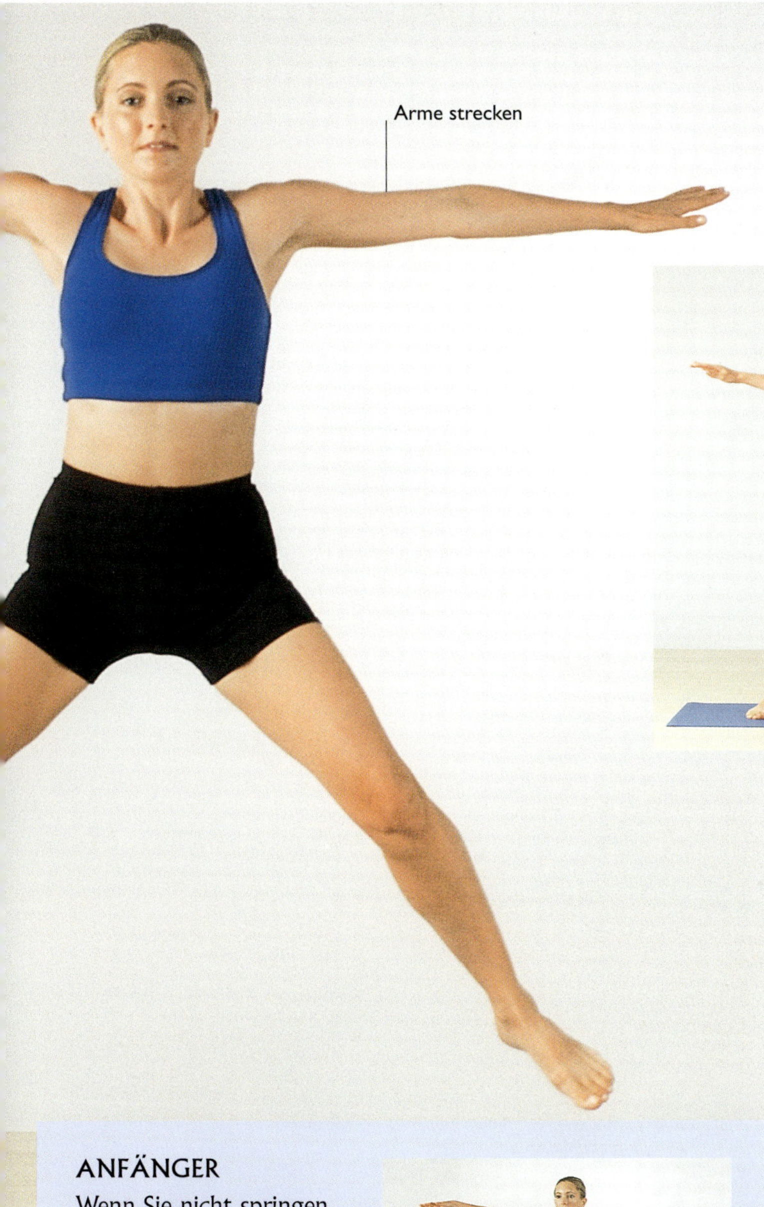

3 Am Ende der Einatmung mit gebeugten Knien gleichzeitig auf beiden Füßen landen. Sie stehen jetzt längs auf der Matte, die Füße etwa 1 m auseinander, Blick geradeaus.

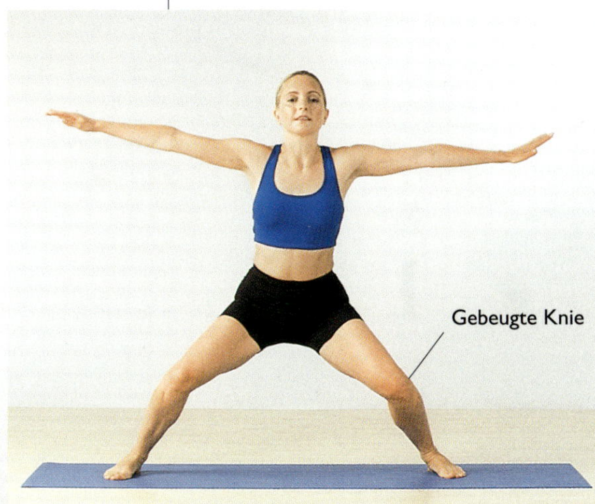

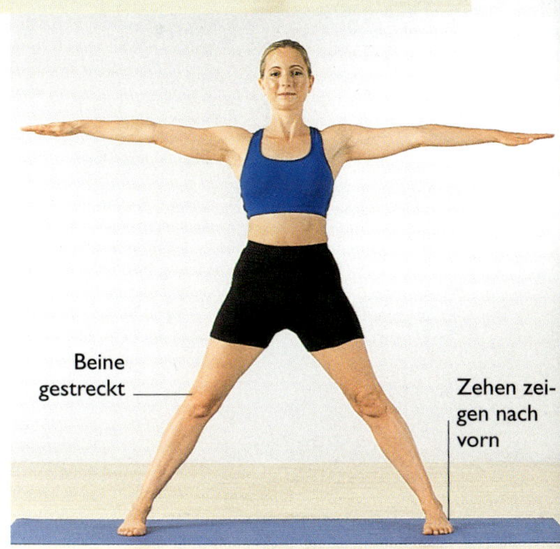

4 Beim Ausatmen beide Beine strecken und die Füße drehen, bis die Fußaußenkante parallel zur Mattenkante ist. Jetzt sind Sie bereit, eine neue Position einzunehmen.

ANFÄNGER

Wenn Sie nicht springen wollen: Einfach einen Schritt machen. Die Arme strecken und das rechte Bein nach rechts hinten bewegen. Den Fuß in 1 m Entfernung vom linken aufsetzen.

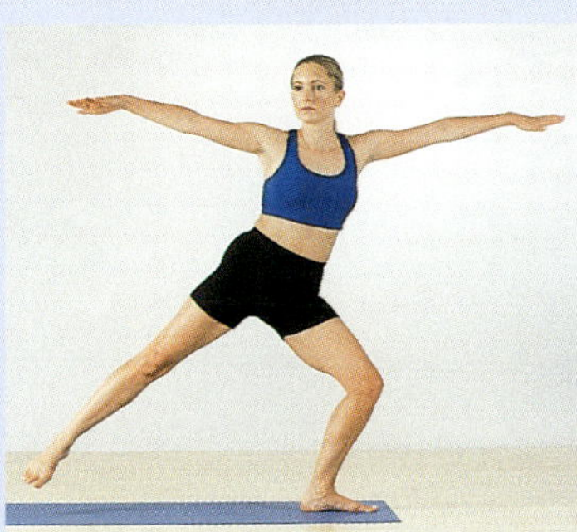

UTTHITA-TRIKONASANA

Gestrecktes Dreieck

Diese Haltung schafft Gleichgewicht, Gelassenheit und gezielte Konzentration. In den Übungsreihen leitet sie die Hüftstreckungen ein. Arbeiten Sie beim Üben mit den ***Bandhas***, um die Atmung zu vertiefen und die Balance zu verbessern. Halten Sie diese Position 5–8 Atemzüge lang und wiederholen Sie sie zur anderen Seite.

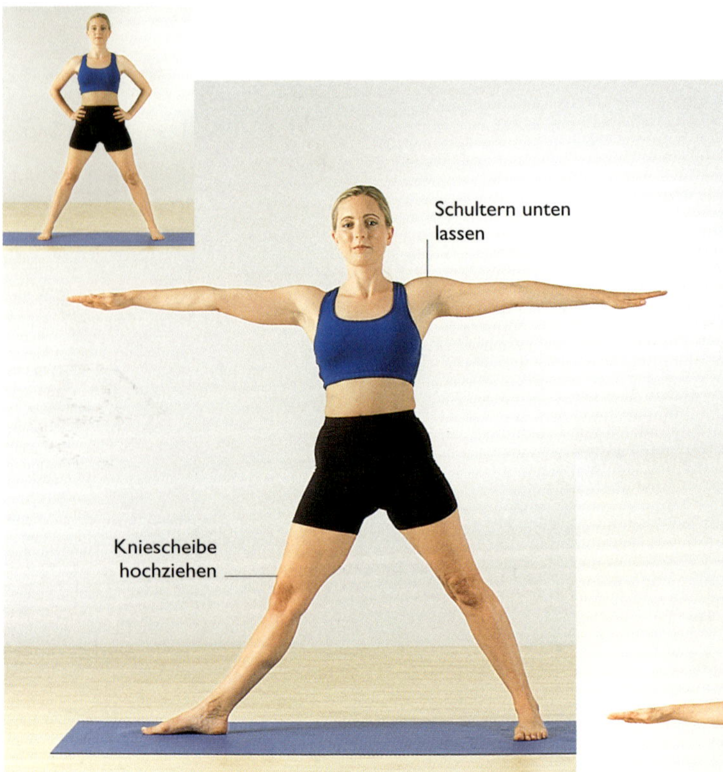
Schultern unten lassen
Kniescheibe hochziehen

1 Die Hände sind an den Hüften, die Füße etwa 1 m weit auseinander. Die Arme beim Einatmen zur Seite strecken, Handflächen nach unten. Den rechten Fuß um 90 Grad drehen, so dass die Fußspitze zum Ende der Matte zeigt. Das rechte Knie zeigt in die gleiche Richtung wie die Zehen. Der Körper bleibt nach vorn gerichtet.

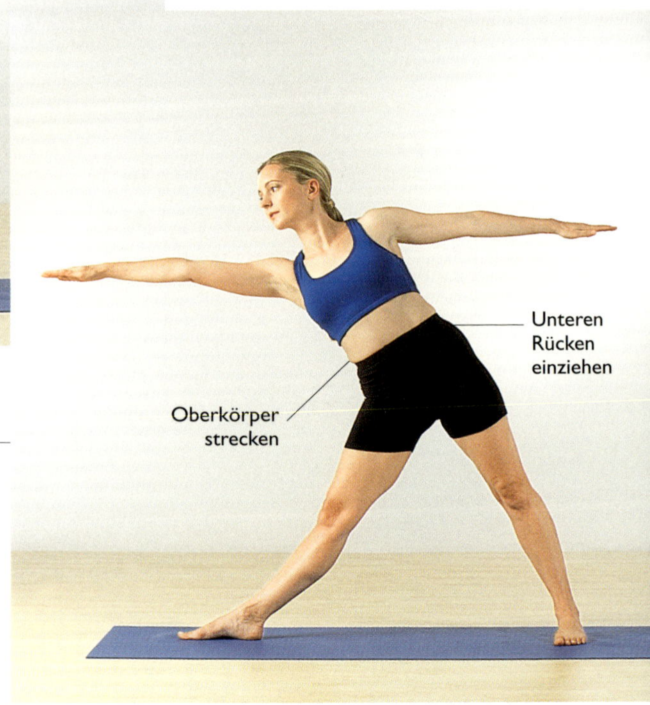
Unteren Rücken einziehen
Oberkörper strecken

2 Das Becken beim Ausatmen nach rechts kippen, dabei den Rücken gerade halten. Den linken Fuß etwas nach innen und den Kopf nach rechts drehen, Blick über den rechten Mittelfinger.

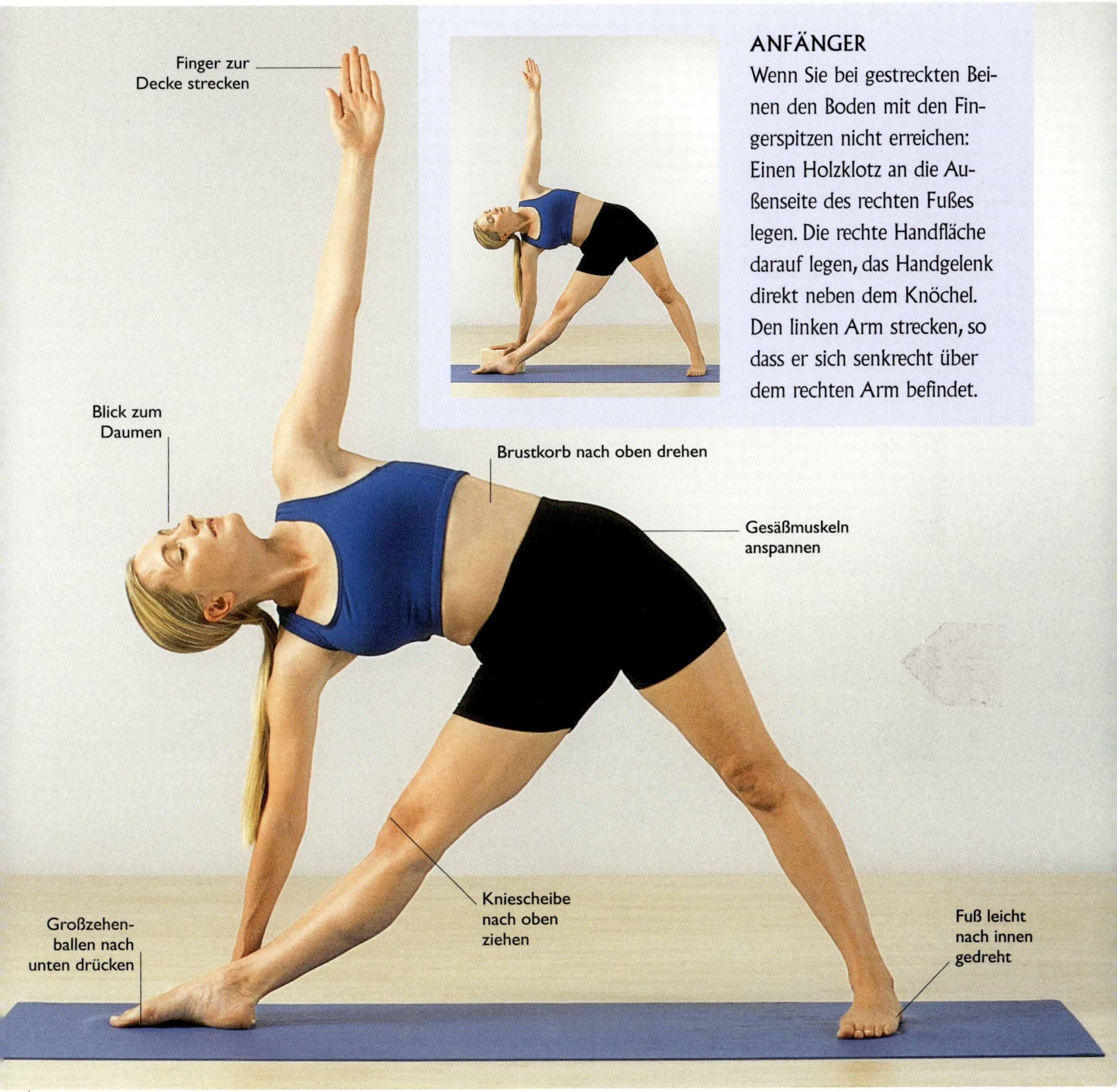
Finger zur Decke strecken
Blick zum Daumen
Brustkorb nach oben drehen
Gesäßmuskeln anspannen
Großzehenballen nach unten drücken
Kniescheibe nach oben ziehen
Fuß leicht nach innen gedreht

ANFÄNGER

Wenn Sie bei gestreckten Beinen den Boden mit den Fingerspitzen nicht erreichen: Einen Holzklotz an die Außenseite des rechten Fußes legen. Die rechte Handfläche darauf legen, das Handgelenk direkt neben dem Knöchel. Den linken Arm strecken, so dass er sich senkrecht über dem rechten Arm befindet.

3 Am Ende der Ausatmung den rechten Arm nach unten bringen, so dass die Fingerspitzen den Boden hinter dem rechten Fuß berühren. Den linken Arm nach oben strecken. Das Gewicht auf beiden Füßen gleichmäßig verteilen und die Zehen spreizen.

Diese Position 5–8 Atemzüge halten. Mit der nächsten Einatmung zu Schritt 1 zurückkehren und alles zur anderen Seite wiederholen. Dann ans Kopfende der Matte springen und auf den Sprung nach außen (S. 46–47) und die nächste Übung vorbereiten.

VIRABHADRASANA B

Der Krieger B

Diese Position gehört zu einer Sequenz von Kriegerpositionen (siehe auch S. 58–59 und 74–75). Sie sind nach Virabhadra benannt, einem legendären hinduistischen Krieger. Variante B hilft, Kraft und Ausdauer zu entwickeln, lindert Verspannungen in Nacken und Schultern und verbessert die Beweglichkeit in Knie- und Hüftgelenken. Halten Sie diese Position 5–8 Atemzüge lang und wiederholen Sie sie zur anderen Seite.

1 Weit gegrätscht stehen, mit den Händen an den Hüften. Beim Einatmen den rechten Fuß um 90 Grad nach außen drehen. Die Arme zur Seite strecken, Handflächen nach unten. Den Kopf drehen und auf den Mittelfinger der rechten Hand blicken.

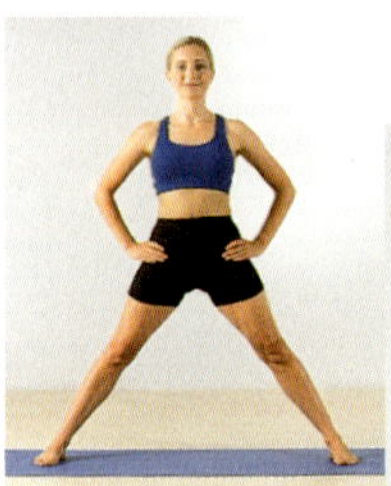

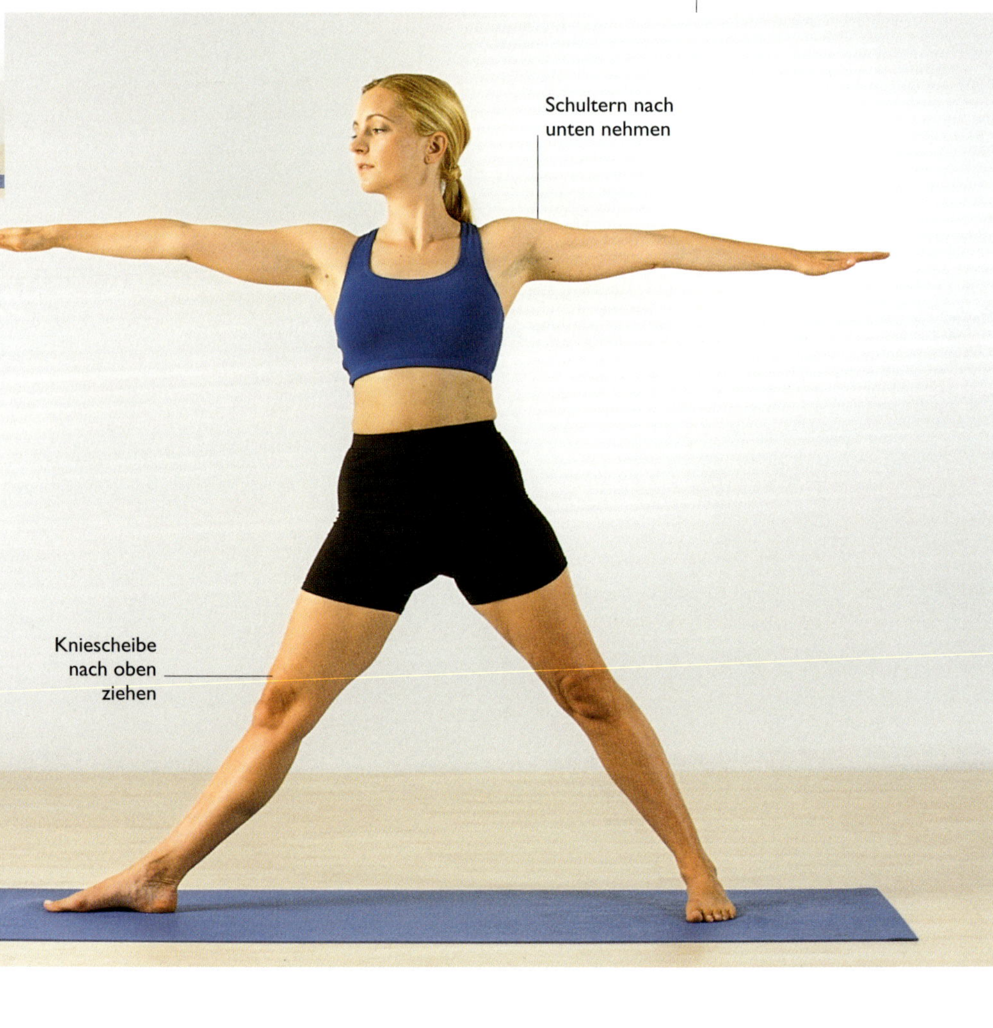

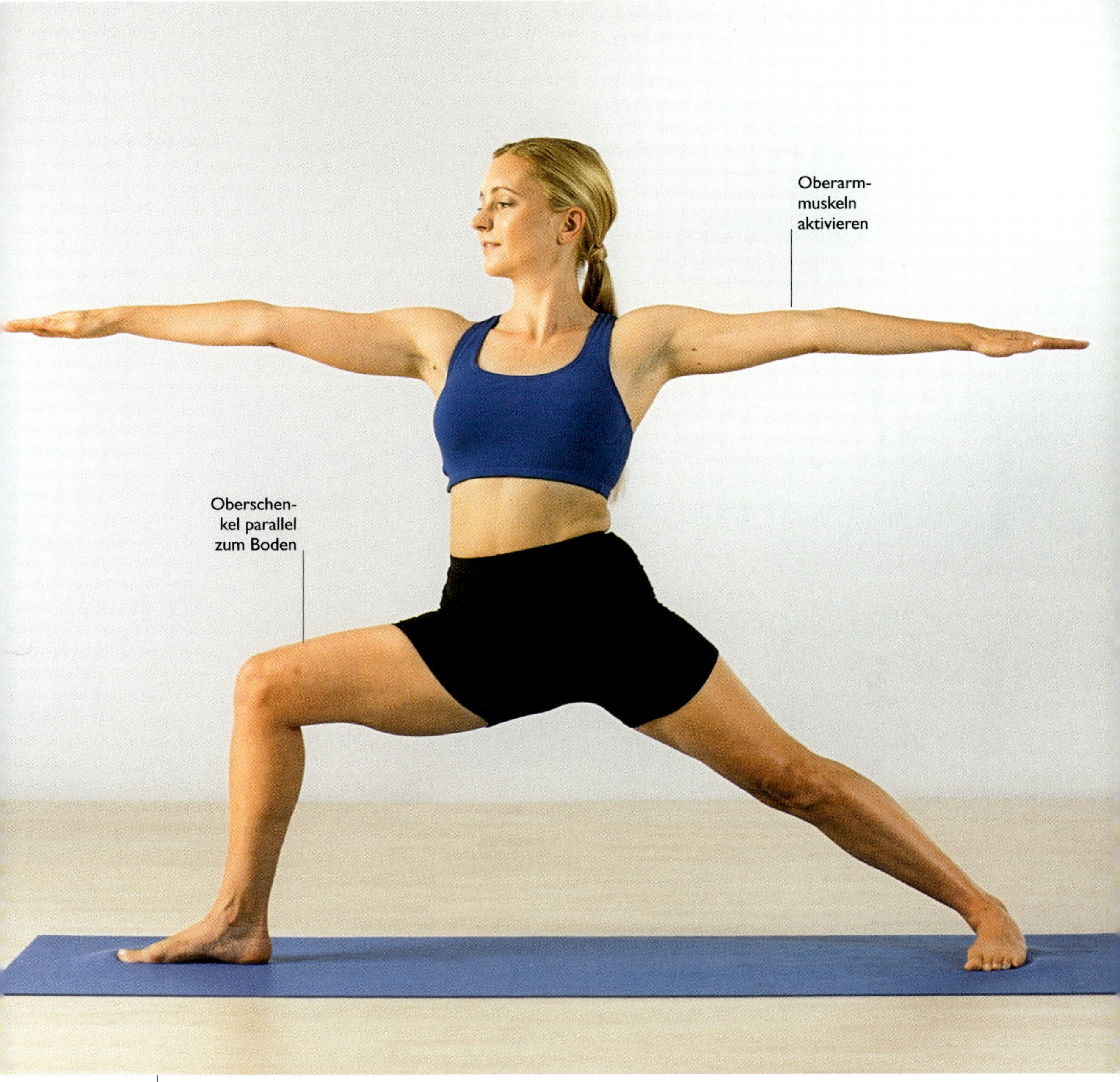

2 Beim Ausatmen das rechte Knie beugen, bis es senkrecht über dem Knöchel steht. Den Oberkörper absenken, dabei den Beckenboden anheben, um ***Mula–Bandha*** zu aktivieren. Die Außenkante des linken Fußes nach unten drücken, nicht ins Hohlkreuz fallen. Diese Position 5–8 Atemzüge lang halten. Mit der nächsten Einatmung zu Schritt 1 zurückkehren und die Übung zur anderen Seite wiederholen. Ans Kopfende der Matte springen und auf den Sprung nach außen (S. 46–47) und die nächste Übung vorbereiten.

UTTHITA-PARSHVAKONASANA

Gestreckter Seitenwinkel

So können Sie sehr gut *Mula-* und *Uddiyana-Bandha* üben: Spannen Sie gegen Ende der Ausatmung den Beckenboden an und ziehen Sie den Nabel Richtung Wirbelsäule. *Utthita-Parshvakonasana* lockert Nacken und Schultern und formt die Taille. Halten Sie diese Position 5–8 Atemzüge lang und wiederholen Sie sie zur anderen Seite.

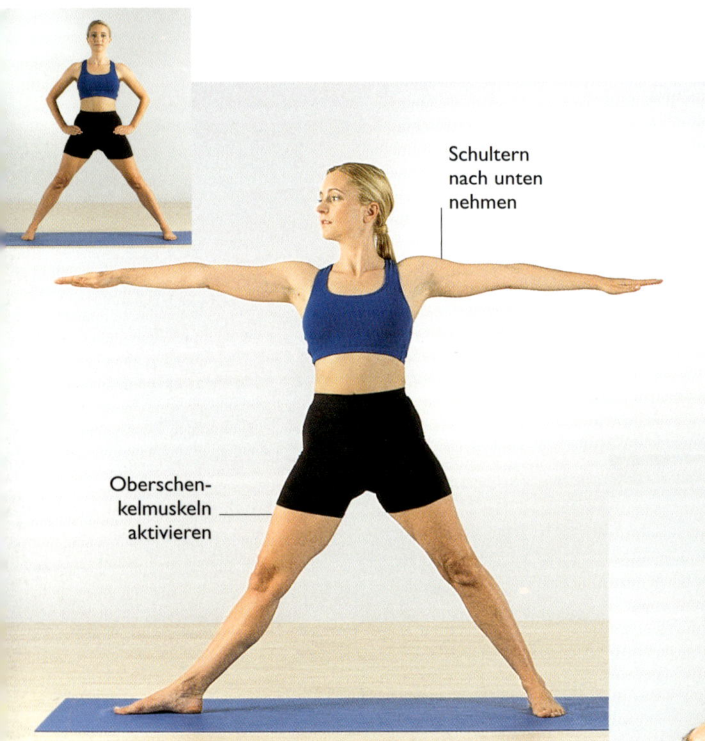

Schultern nach unten nehmen

Oberschenkelmuskeln aktivieren

1 Mit weit geöffneten Beinen stehen, die Zehen zeigen nach vorn, die Hände sind an den Hüften. Den rechten Fuß beim Einatmen um 90 Grad nach außen drehen, den linken etwas nach innen. Die Arme seitlich ausstrecken, Handflächen nach unten, Blick zum rechten Mittelfinger.

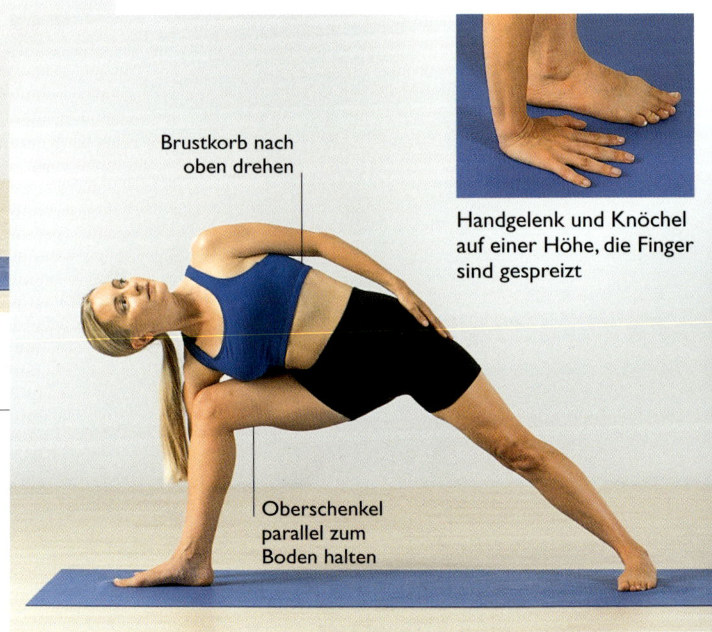

Handgelenk und Knöchel auf einer Höhe, die Finger sind gespreizt

Brustkorb nach oben drehen

Oberschenkel parallel zum Boden halten

2 Beim Ausatmen das rechte Knie beugen, bis das Bein einen 90-Grad-Winkel bildet, das Knie steht senkrecht über dem Knöchel. Die rechte Handfläche hinter dem rechten Fuß auf den Boden legen. Die linke Hand ruht auf der Hüfte, Blick zur Decke.

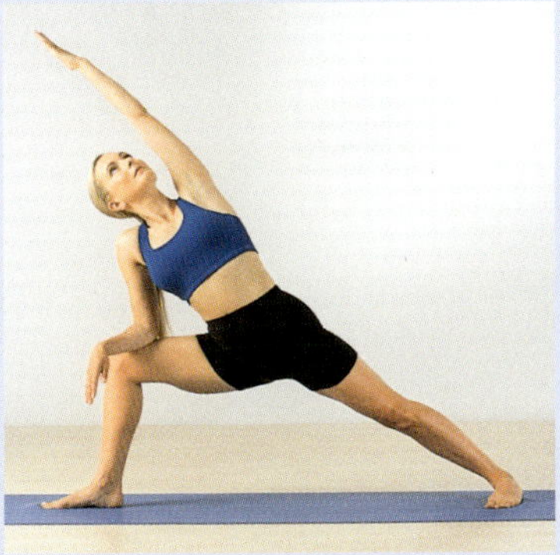

ANFÄNGER

Wenn es Ihnen nicht gelingt, die Außenseite des rechten Fußes mit der rechten Hand zu erreichen und gleichzeitig den 90-Grad-Winkel zu halten: Den rechten Arm beugen und den Unterarm auf den rechten Oberschenkel legen. Die rechte Hand ist entspannt.

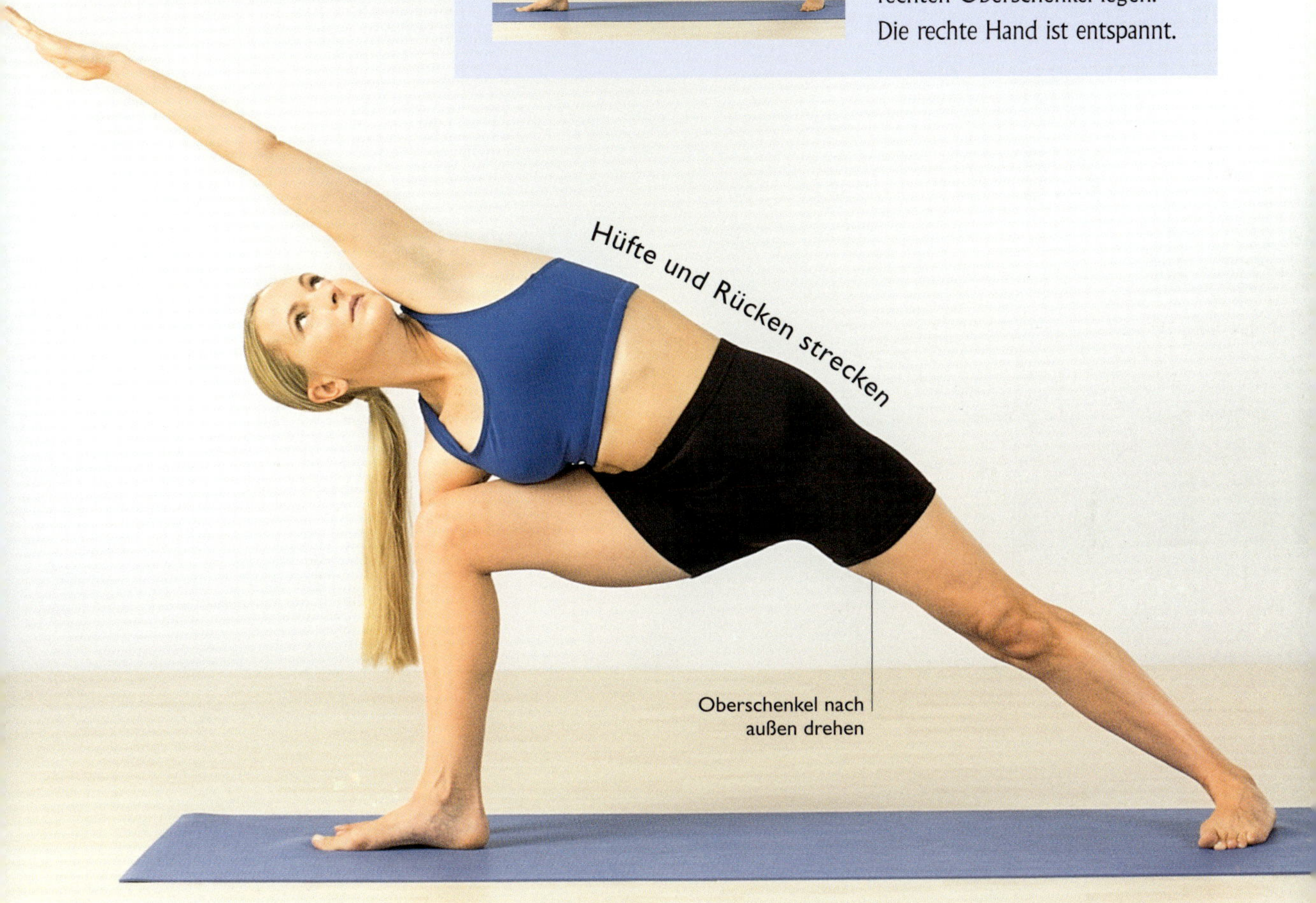

3 Weiter ausatmen und den linken Arm über das linke Ohr strecken. Die linke Seite bildet eine gestreckte Linie vom linken Fuß bis zu den Fingerspitzen. Die Gesäßmuskeln leicht anspannen, um das Steißbein einzuziehen. Den Kopf zur Achselhöhle drehen und in die linke Handfläche blicken. Diese Position 5–8 Atemzüge halten. Mit der nächsten Einatmung zu Schritt 1 zurückkehren und zur anderen Seite wiederholen. Ans Kopfende der Matte springen und auf den Sprung nach außen (S. 46–47) und das nächste *Asana* vorbereiten.

ARDHA-CHANDRASANA

Halbmond

Der Körper bildet in dieser Position einen Halbmond. Im Sanskrit bedeutet *ardha* »halb« und *chandra* »Mond«. Mit diesem *Asana* verbessern Sie Ihr Gleichgewicht und Ihre Konzentrationsfähigkeit und stärken die Rückenmuskulatur. Wenn es schwierig für Sie ist, das Gleichgewicht zu halten, lehnen Sie sich mit dem Rücken gegen eine Wand. Halten Sie diese Position 5–8 Atemzüge lang und wiederholen Sie sie zur anderen Seite.

1 Mit weit geöffneten Beinen stehen, Zehen nach vorn, Hände an den Hüften. Beim Einatmen den rechten Fuß um 90 Grad nach außen drehen. Die Arme strecken, Handflächen nach unten, Blick zum rechten Mittelfinger.

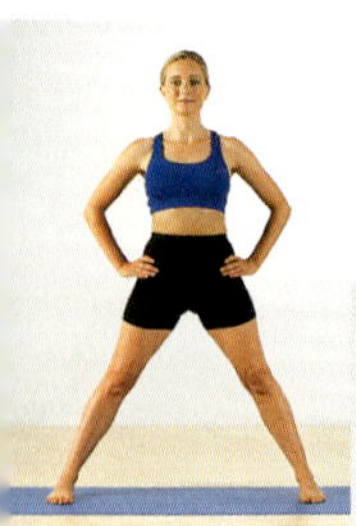

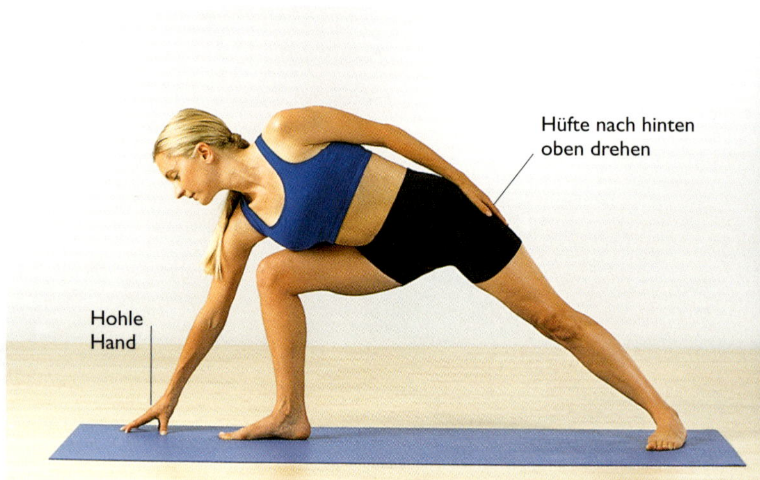
Hüfte nach hinten oben drehen
Hohle Hand

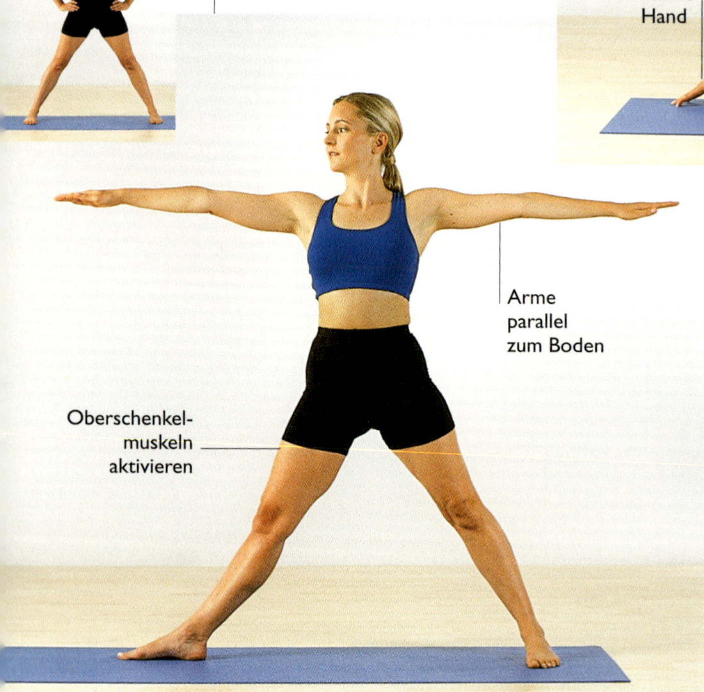
Arme parallel zum Boden
Oberschenkelmuskeln aktivieren

2 Beim Ausatmen das rechte Knie beugen, so dass die Fingerspitzen der rechten Hand seitlich vor dem rechten Fuß den Boden berühren. Mehr Gewicht auf den rechten Fuß verlagern, linke Hand auf der Hüfte, Blick zur rechten Hand.

3 Weiter ausatmen und das gesamte Gewicht auf den rechten Fuß verlagern. Das linke Bein parallel zum Boden, den linken Arm senkrecht zur Decke heben. Den Rücken und den Nacken lang machen. Nach 5–8 Atemzügen die Übung zur anderen Seite wiederholen. Für die nächste Position nach außen springen (S. 46–47).

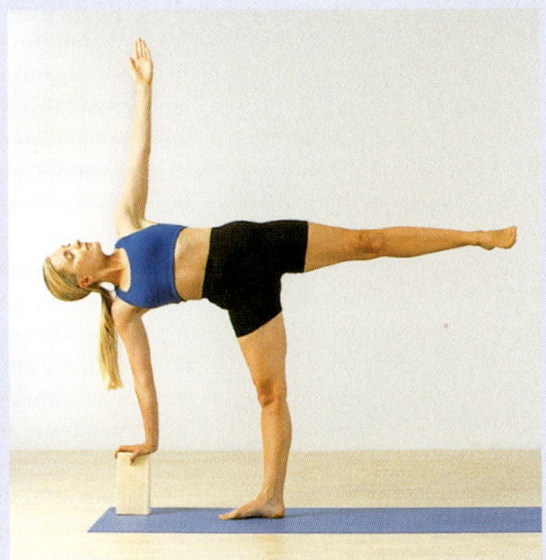

ANFÄNGER

Wenn Sie den Boden mit der rechten Hand bei gestrecktem rechtem Bein nicht erreichen können: Die Hand auf einen Holzklotz legen. Das rechte Handgelenk ist senkrecht unter der Schulter, der linke Arm bildet die Fortsetzung des rechten. Der Blick geht zum linken Daumen.

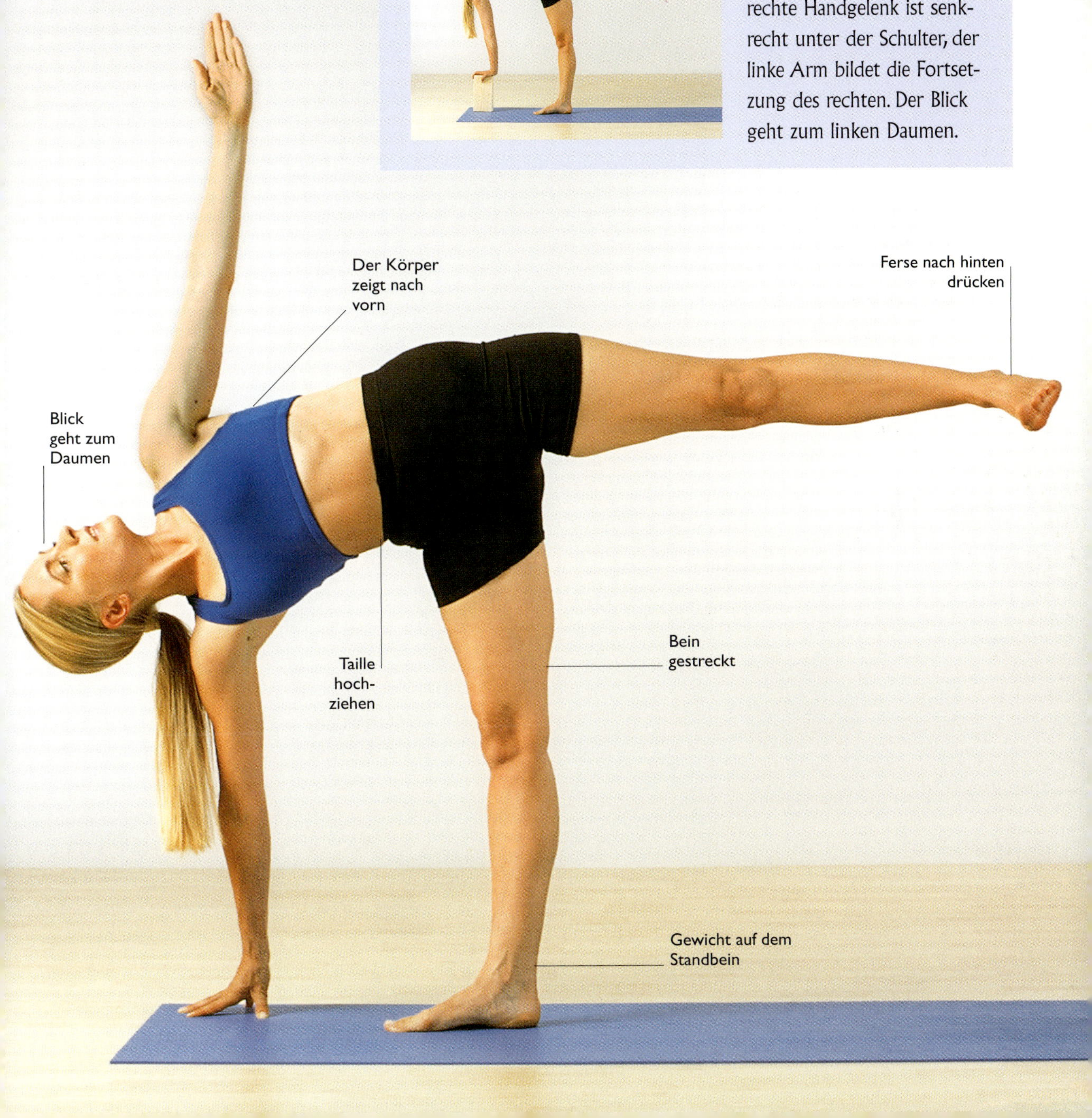
Der Körper zeigt nach vorn
Ferse nach hinten drücken
Blick geht zum Daumen
Bein gestreckt
Taille hochziehen
Gewicht auf dem Standbein

PARSHVOTTANASANA

Intensive Seitendehnung

Im Sanskrit bedeutet parshva »Seite« und *uttana* »intensive Streckung«. Der Druck der Hände auf den Rücken hilft, diesen gerade zu halten. Die Position lockert Verspannungen in den Schultern und weitet den Brustkorb. So können Sie sich weit über das vordere Bein beugen und dessen rückwärtige Muskeln und Sehnen dehnen. Halten Sie diese Position 5–8 Atemzüge lang und wiederholen Sie sie zur anderen Seite.

1 Mit weit geöffneten Beinen stehen, Zehen nach vorn, Hände an den Hüften. Beim Einatmen den rechten Fuß und das Becken um 90 Grad nach rechts drehen. Der linke Fuß dreht sich so weit wie nötig mit.

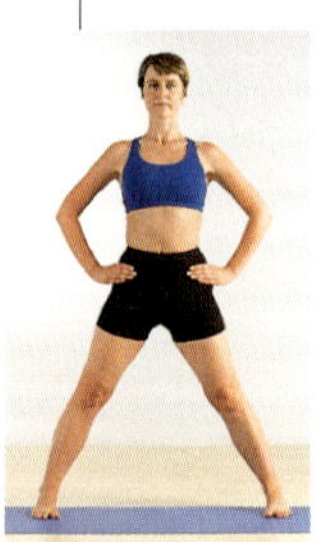

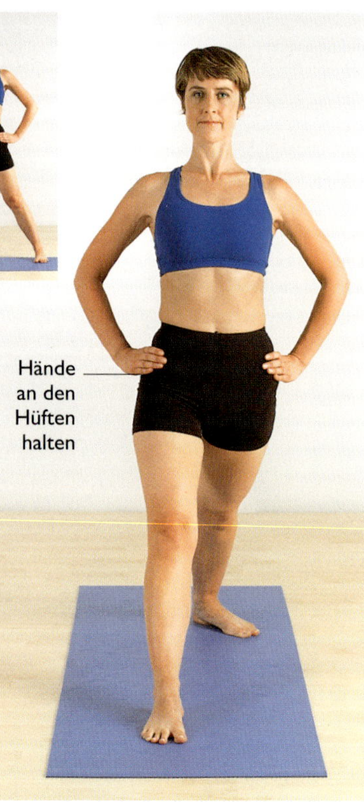
Hände an den Hüften halten

2 Beim Ausatmen die Hände hinter dem Rücken in die Gebetshaltung bringen, der kleine Finger liegt an der Wirbelsäule. Die Schultern unten halten.

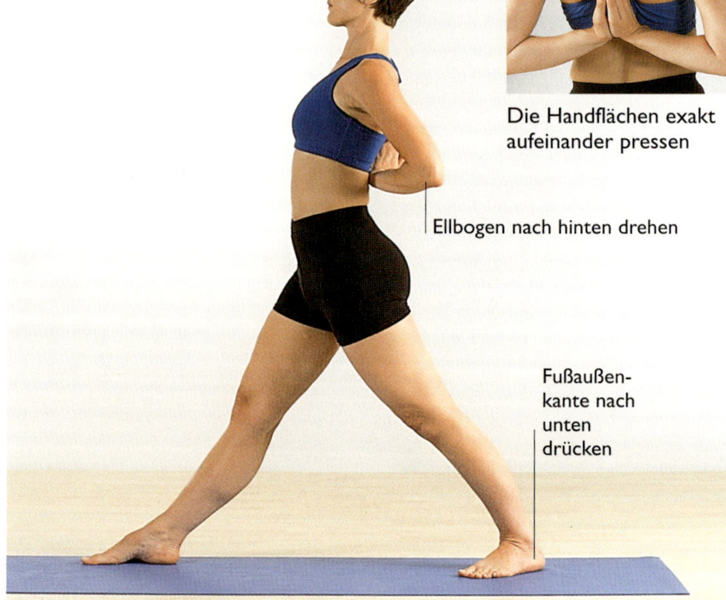
Ellbogen nach hinten drehen
Fußaußenkante nach unten drücken

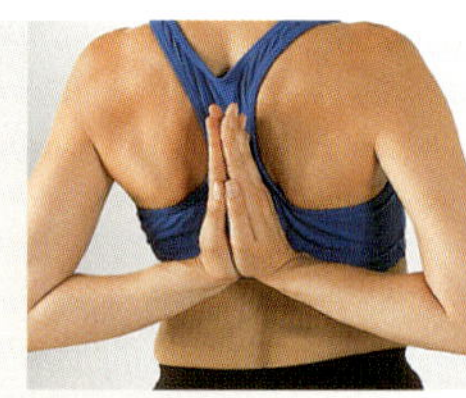

Die Handflächen exakt aufeinander pressen

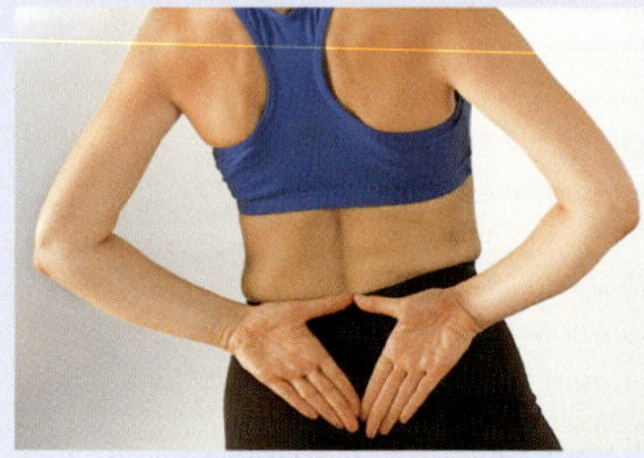

ANFÄNGER

Wenn Sie die Handflächen hinter dem Rücken nicht zusammenbringen: Legen Sie die Handrücken auf den unteren Rücken.

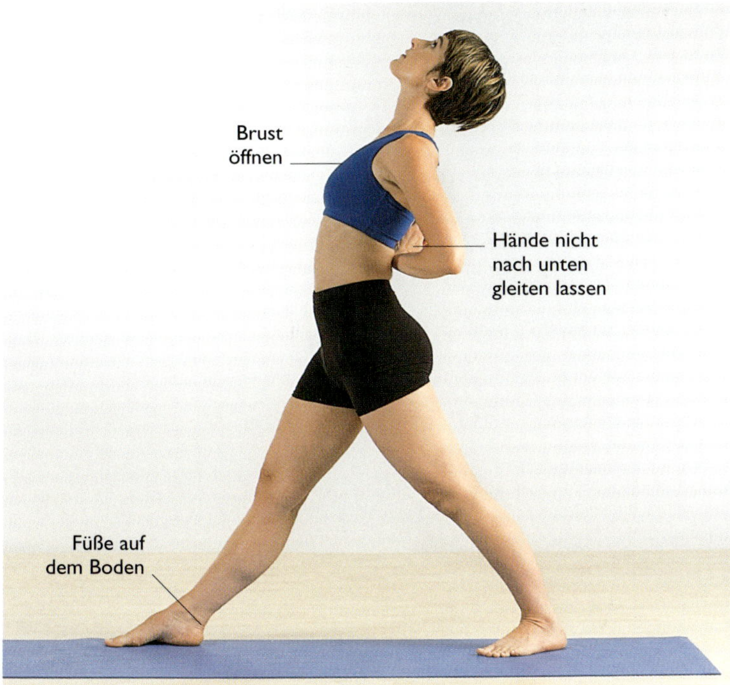
Brust
öffnen
Hände nicht
nach unten
gleiten lassen
Füße auf
dem Boden

3 Beim Einatmen das Brustbein anheben, strecken und leicht nach hinten beugen, Blick zur Decke. Nicht zu weit nach hinten beugen!

4 Beim Ausatmen über das rechte Bein beugen, Blick auf die große Zehe. Nach 5–8 Atemzügen mit der nächsten Einatmung zu Schritt 1 zurückkehren und nach links wiederholen. Dann ans Kopfende der Matte und nach außen (S. 46–47) springen.

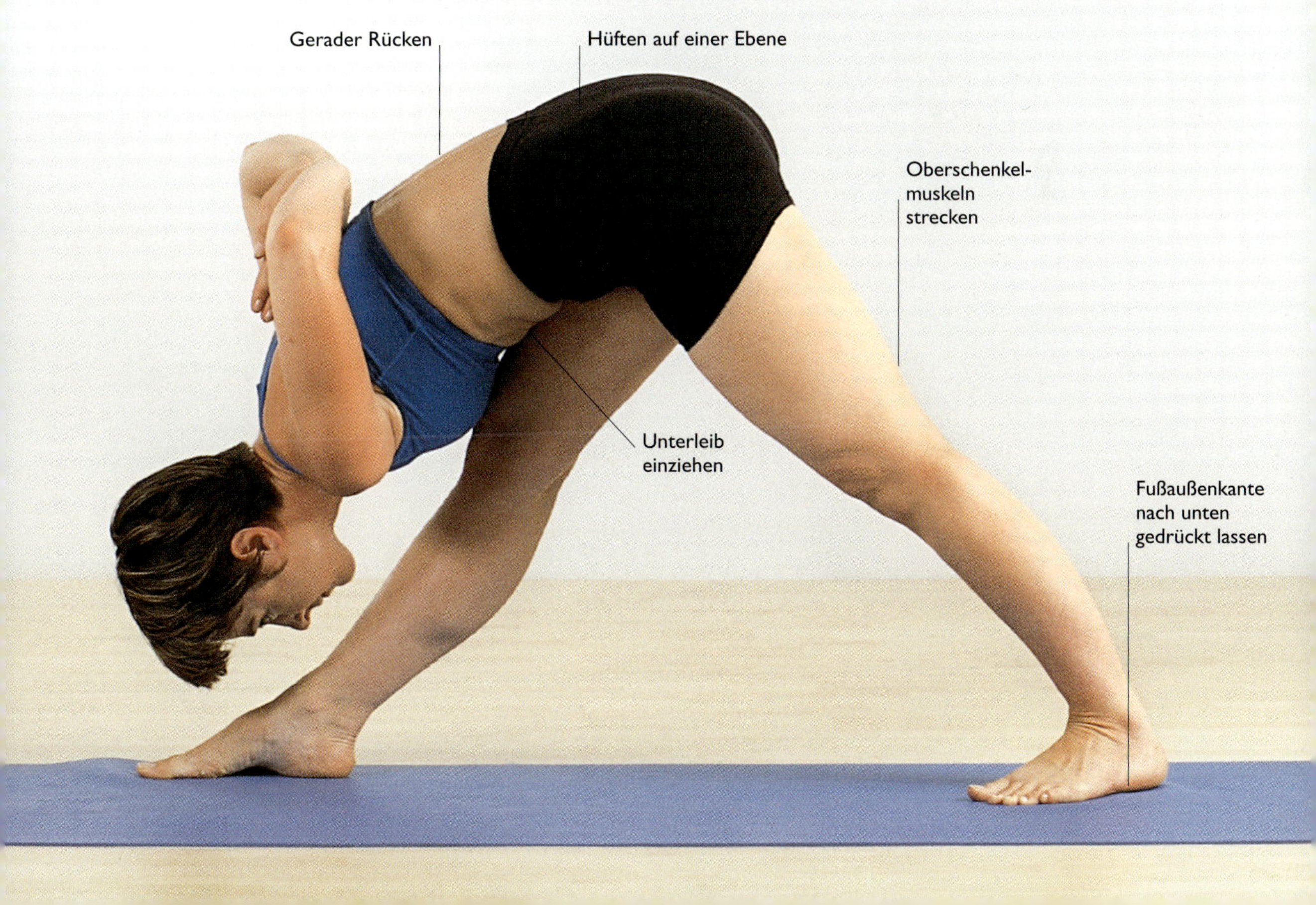
Gerader Rücken
Hüften auf einer Ebene
Oberschenkel-
muskeln
strecken
Unterleib
einziehen
Fußaußenkante
nach unten
gedrückt lassen

VIRABHADRASANA A

Der Krieger A

In dieser Kriegerposition werden die Arme wie ein Schwert nach oben gehalten. Die Hände befinden sich in der Gebetshaltung. Diese Position hilft, Nackenverspannungen zu lösen und Fettpölsterchen an den Hüften abzubauen. Bleiben Sie 5–8 Atemzüge in dieser Position und wiederholen Sie sie dann zur anderen Seite.

1 Mit sehr weit geöffneten Beinen stehen, Zehen nach vorn, Hände an den Hüften. Beim Einatmen den ganzen Körper um 90 Grad nach rechts drehen. Den linken Fuß so weit nach innen drehen, bis die Hüften auf einer Linie sind.

2 Weiter einatmen und die Arme über die Seiten nach oben strecken. Die Handflächen berühren sich in der Gebetsposition über Ihrem Kopf. Der Blick geht nach vorn.

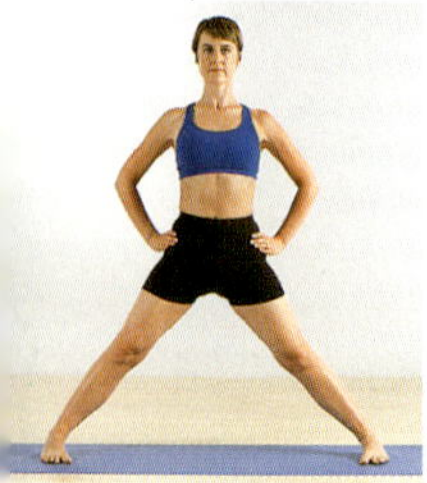

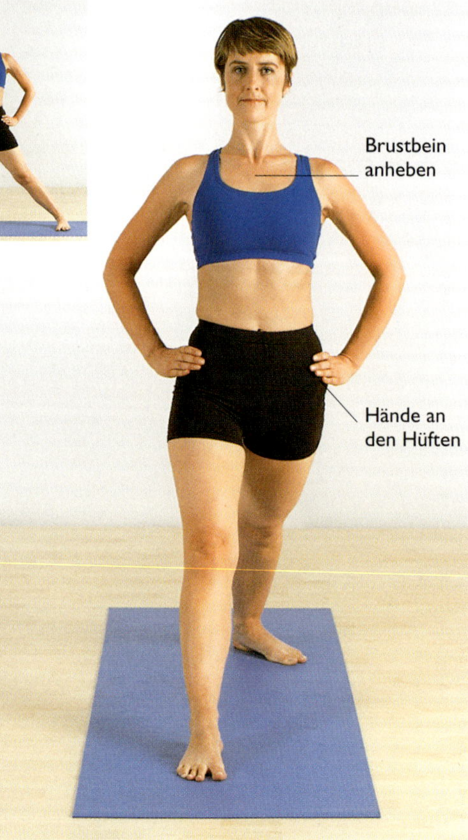

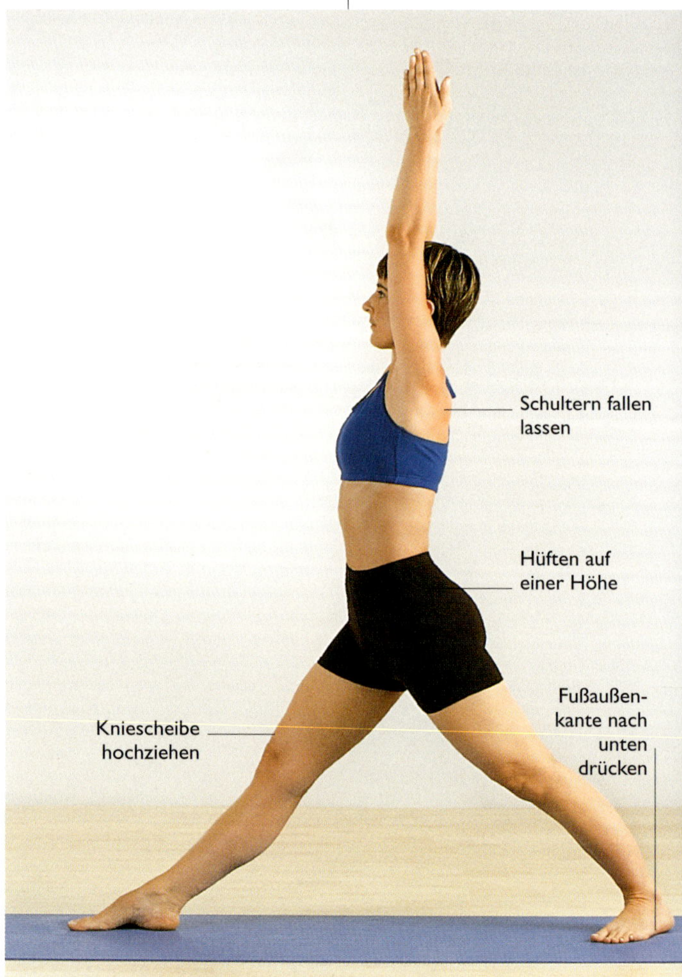

3 Beim Ausatmen das rechte Bein im 90-Grad-Winkel beugen, das Knie steht senkrecht über dem Knöchel. Die Rückseite des Körpers nach unten ziehen und gleichzeitig den Beckenboden anheben, um ***Mula-Bandha*** zu aktivieren. Die Außenseite der linken Ferse und den Ansatz der rechten großen Zehe nach unten drücken, Blick Richtung Daumen. Nach 5–8 Atemzügen Schritt 1–3 nach links wiederholen. Ans Kopfende der Matte springen und vor der nächsten Übung den Sprung nach außen (S. 46–47) machen.

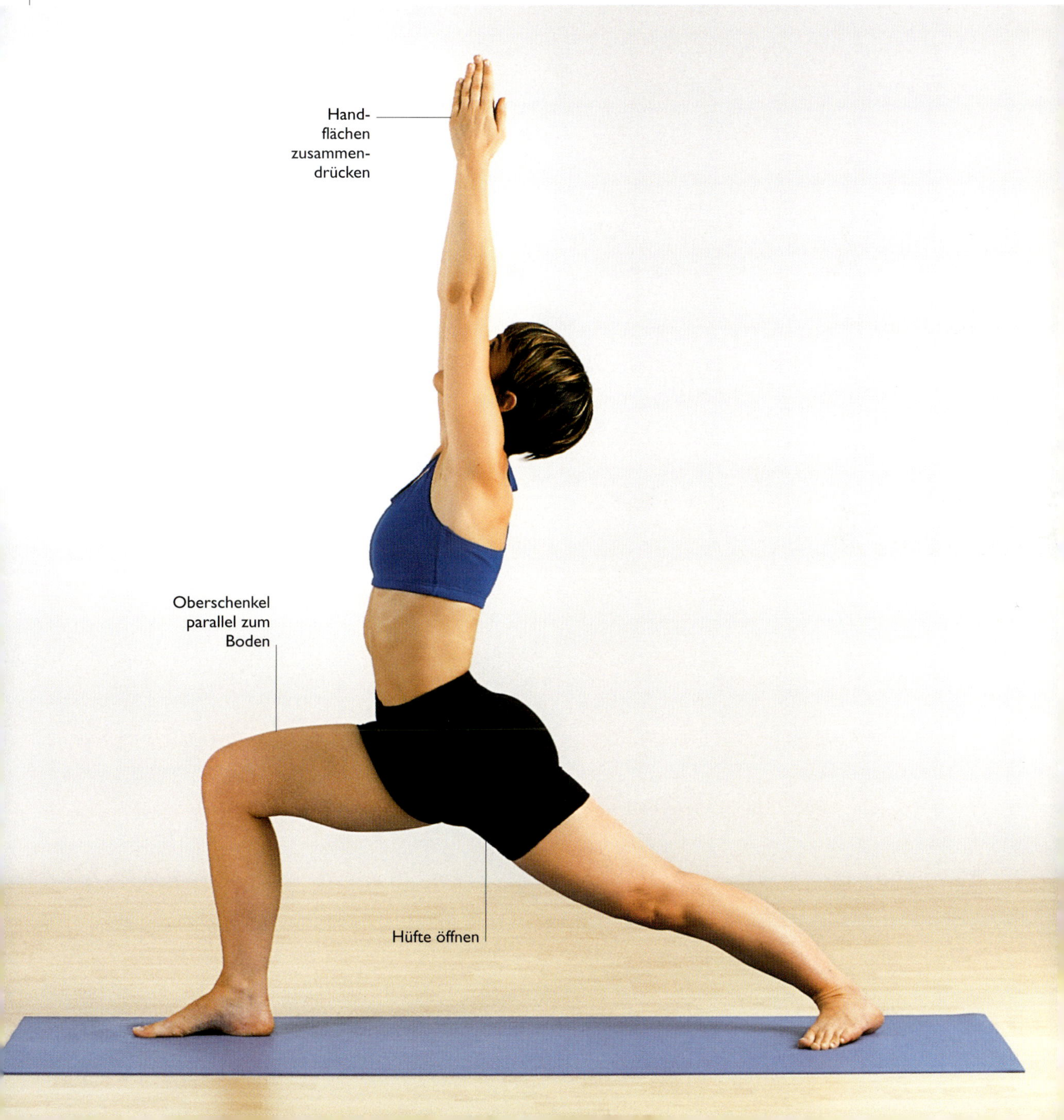

PARIVRTTA-PARSHVAKONASANA

Umgedrehter gestreckter Seitenwinkel

Dies ist die umgekehrte Haltung zum Gestreckten Seitenwinkel (S. 52–53). In dieser Position ist die Wirbelsäule in sich gedreht. Das unterstützt die Verdauung und verjüngt die inneren Organe. Halten Sie diese Position 5–8 Atemzüge lang und wiederholen Sie sie zur anderen Seite.

1 Mit weit geöffneten Beinen stehen, Zehen nach vorn, Hände an den Hüften. Beim Einatmen den ganzen Körper um 90 Grad nach rechts drehen. Den linken Fuß nach innen rotieren lassen, bis linke und rechte Hüfte auf einer Höhe sind. Blick geradeaus.

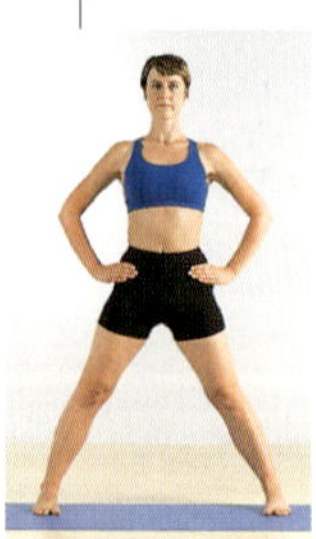

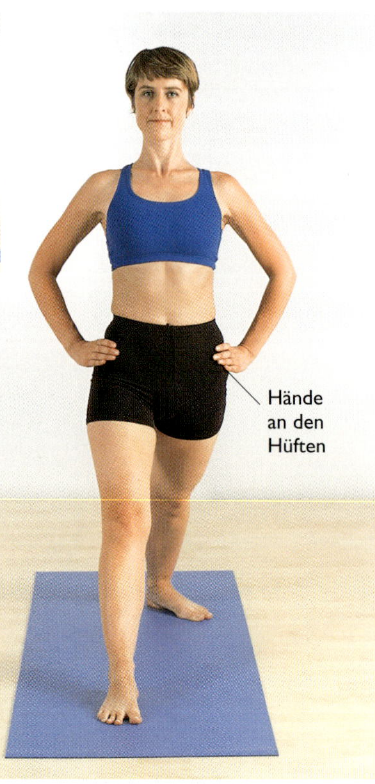

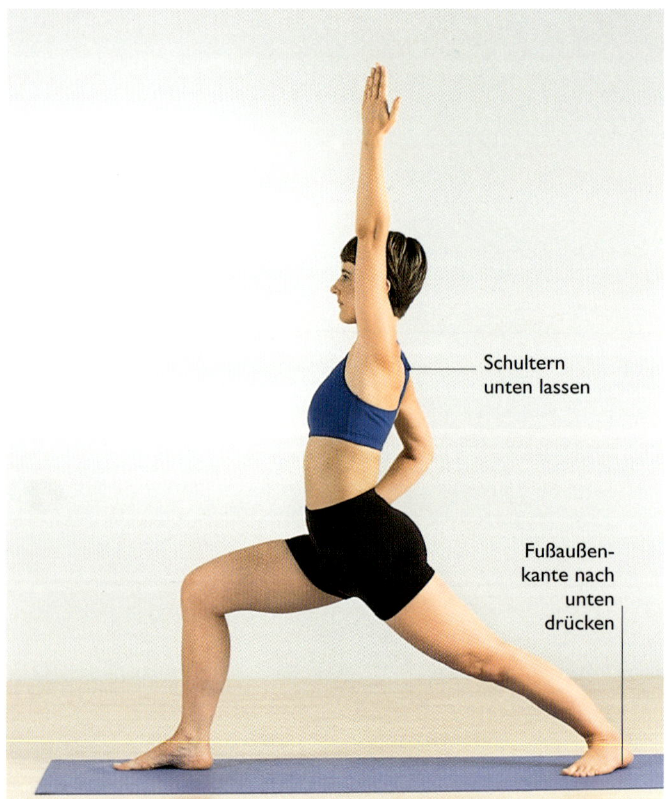

2 Weiter einatmen und das rechte Bein im 90-Grad-Winkel beugen, das rechte Knie senkrecht über dem rechten Knöchel, der Oberschenkel parallel zum Boden. Den linken Arm nach oben nehmen und den Rücken strecken als Vorbereitung zur Rechtsdrehung.

3 Beim Ausatmen den Oberkörper nach rechts drehen, die Rückseite des linken Armes berührt die Außenseite des rechten Knies. Die linke Fußaußenkante in den Boden drücken.

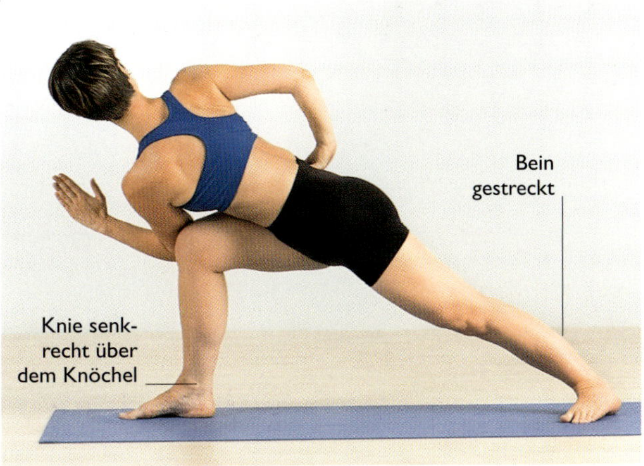
Bein
gestreckt
Knie senkrecht über
dem Knöchel

4 Am Ende der Ausatmung die linke Handfläche außen neben den rechten Fuß legen. Den rechten Arm über das rechte Ohr hinausstrecken, Blick schräg nach oben. Nach 5–8 Atemzügen mit der nächsten Einatmung zu Schritt 1 zurückkehren und alles nach links wiederholen. Ans Kopfende der Matte und nach außen (S. 46–47) springen.

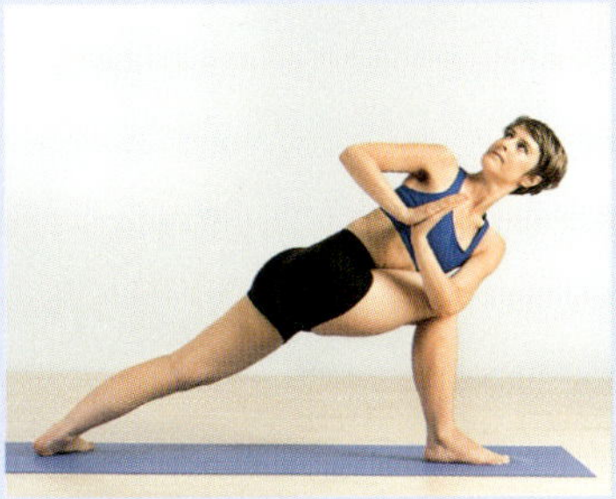

ANFÄNGER
Wenn Sie mit der Hand den Boden nicht erreichen: Den linken Arm an den rechten Oberschenkel und die Handflächen aufeinander legen. Der rechte Ellbogen zeigt nach oben.

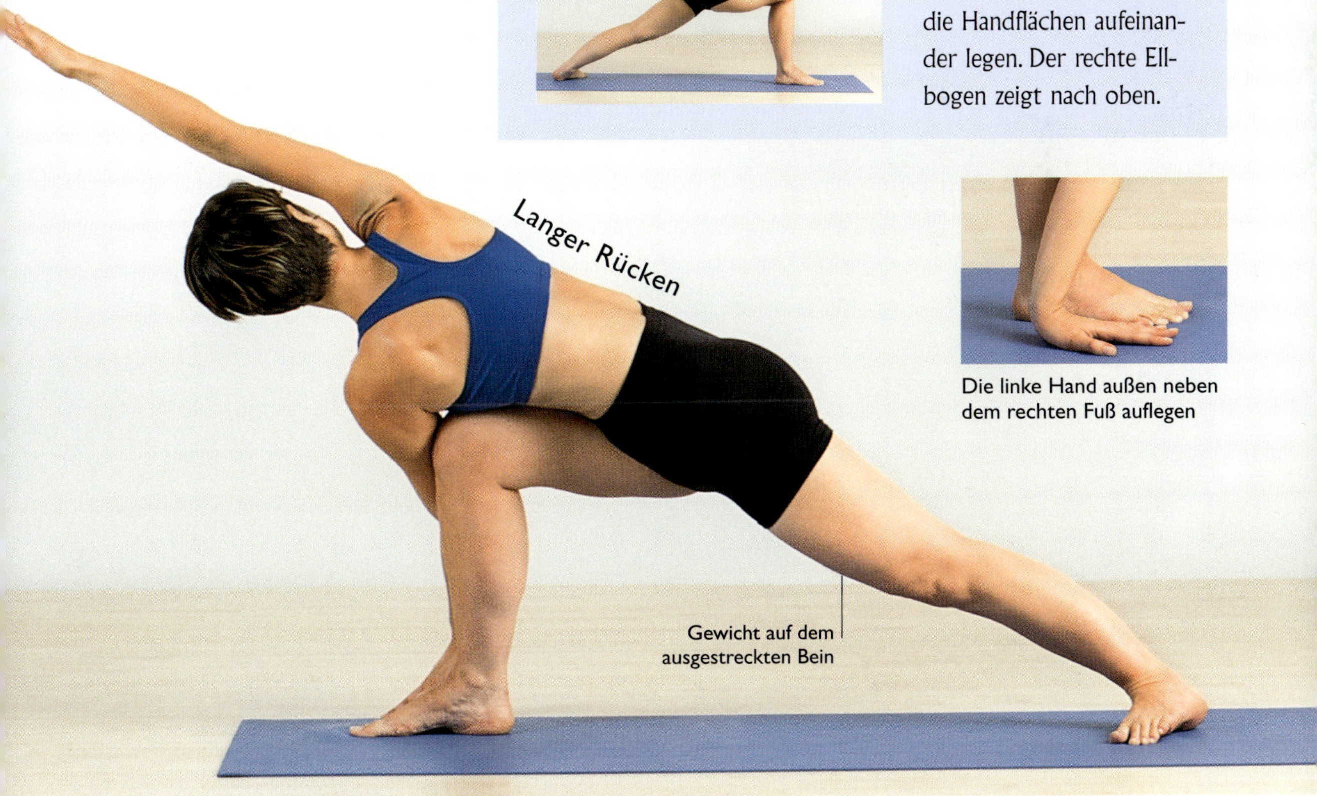
Langer Rücken
Gewicht auf dem
ausgestreckten Bein

Die linke Hand außen neben dem rechten Fuß auflegen

PARIVRTTA-TRIKONASANA

Umgedrehtes Dreieck

Dieses *Asana* ist die umgekehrte Haltung zur Gestreckten Dreieckshaltung (S. 48–49). Diese Übung beansprucht die Oberschenkel- und Wadenmuskeln und kann Verspannungen im Rücken lindern, da sie, wie alle gedrehten Haltungen, die Bauchorgane belebt und die Hüftmuskulatur dehnt. Denken Sie daran, ***Mula-Bandha*** zu aktivieren, um im Gleichgewicht zu bleiben. Verharren Sie 5–8 Atemzüge in der Endhaltung und wiederholen Sie die Übung zur linken Seite.

1 Mit weit geöffneten Beinen stehen, Zehen nach vorn, Hände an den Hüften. Beim Einatmen den ganzen Körper um 90 Grad nach rechts und den linken Fuß etwas nach innen drehen.

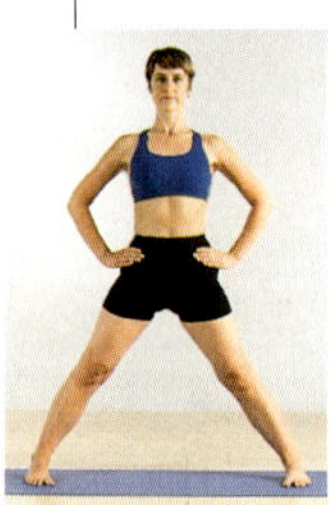

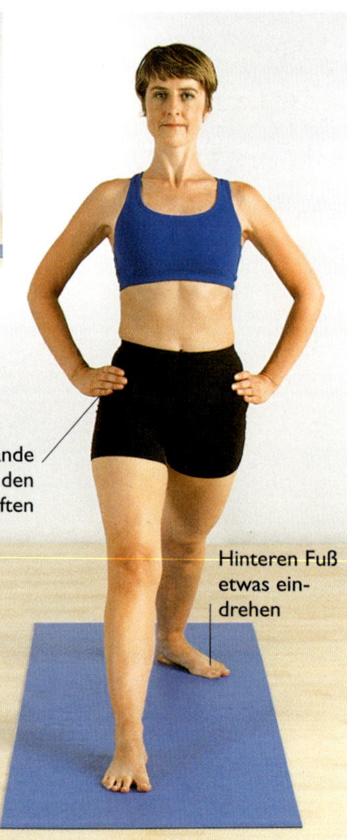
Hände an den Hüften
Hinteren Fuß etwas eindrehen

2 Weiter einatmen, den linken Arm nach oben strecken, der Rücken ist lang. Die rechte Hüfte geht zurück, die linke nach vorn.

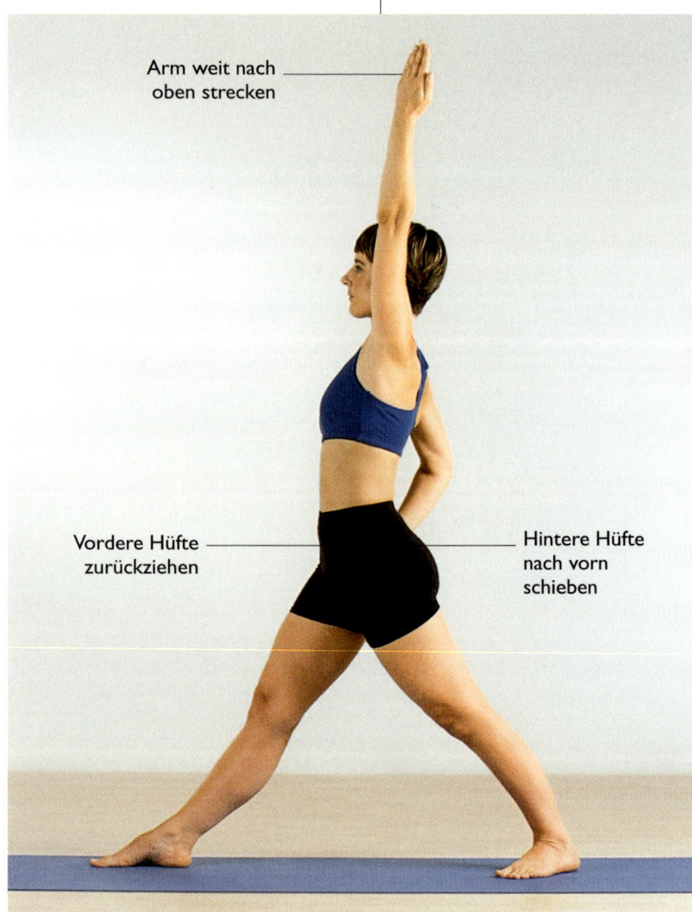
Arm weit nach oben strecken
Vordere Hüfte zurückziehen
Hintere Hüfte nach vorn schieben

3 Beim Ausatmen den Oberkörper nach links neigen und die linke Handfläche außen neben den rechten Fuß legen. Die Schulterblätter nach unten ziehen.

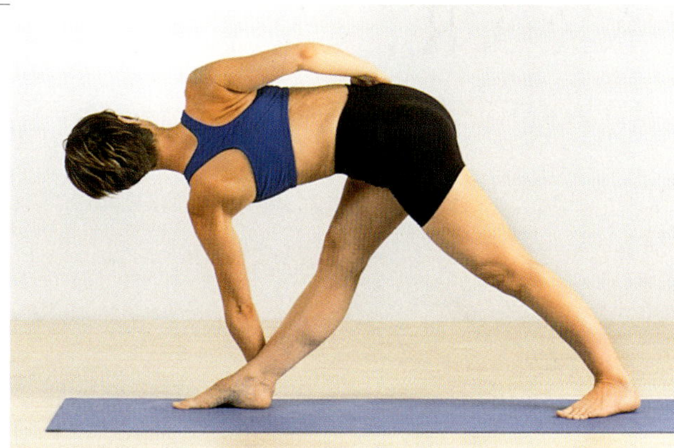

4 Am Ende der Ausatmung die rechte Hand nach oben strecken. Den Oberkörper von der Hüfte aus drehen. Mit der Einatmung zu Schritt 1 zurückkehren und alles nach links wiederholen. Dann ans Kopfende der Matte und nach außen (S. 46–47) springen.

ANFÄNGER

Wenn Sie mit der linken Hand bei gestreckten Beinen nicht zum Boden kommen: Die Handfläche auf einen Holzklotz neben der Außenkante des rechten Fußes legen. Das Handgelenk liegt auf einer Höhe neben dem Knöchel.

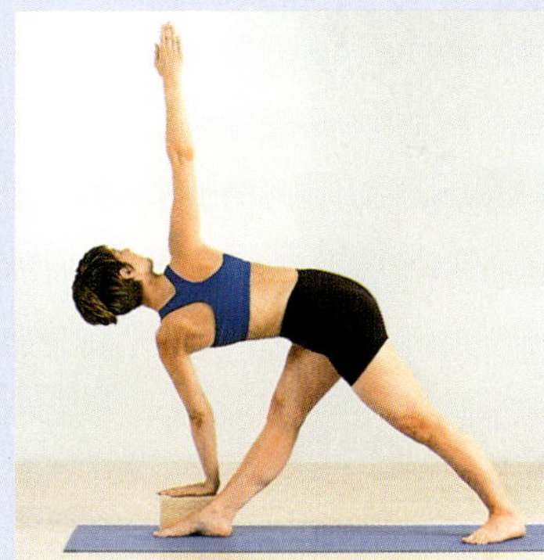

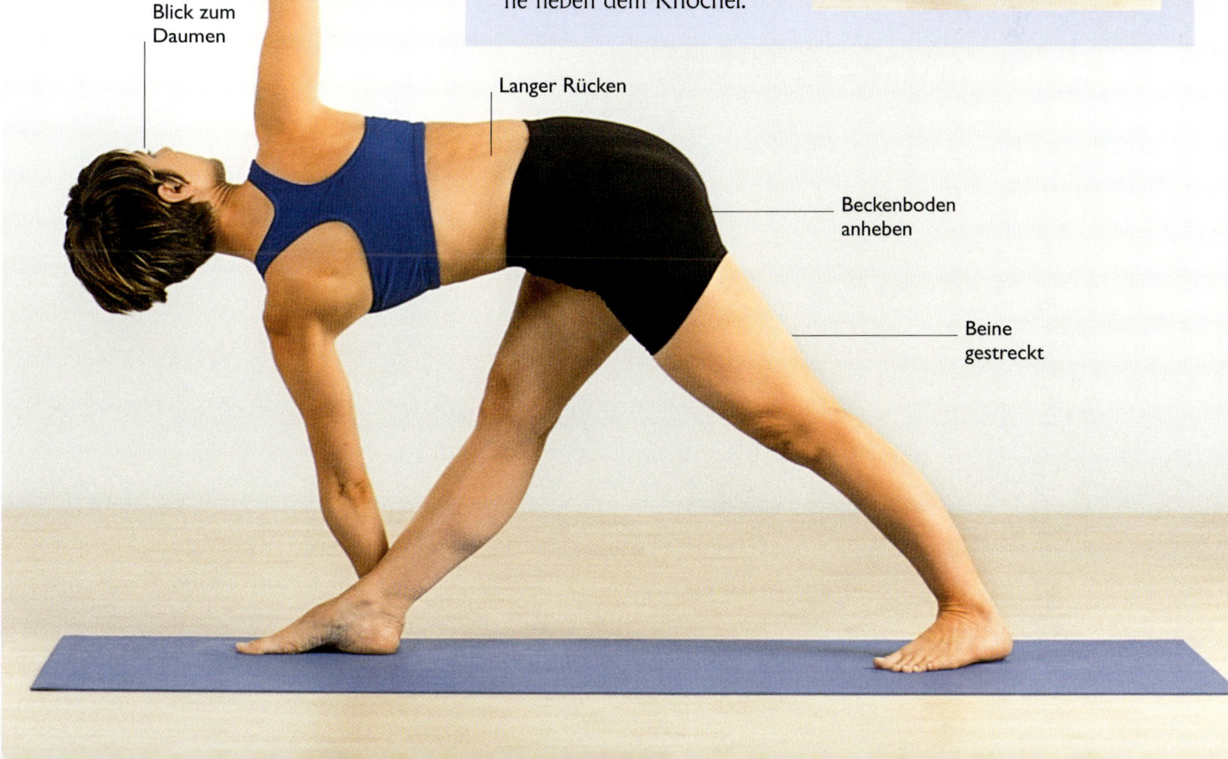

PRASARITA-PADOTTANASANA A

Vorwärtsbeuge in der Grätsche

Diese Übung ist geeignet für diejenigen, die keinen Kopfstand machen können. Es macht nichts, wenn Sie anfangs mit dem Scheitel den Boden nicht erreichen. Die Haltung dehnt die Beine, entwickelt die Innen- und Rückseite der Oberschenkelmuskulatur und verbessert die Verdauung. Halten Sie die Endposition 5–8 Atemzüge lang.

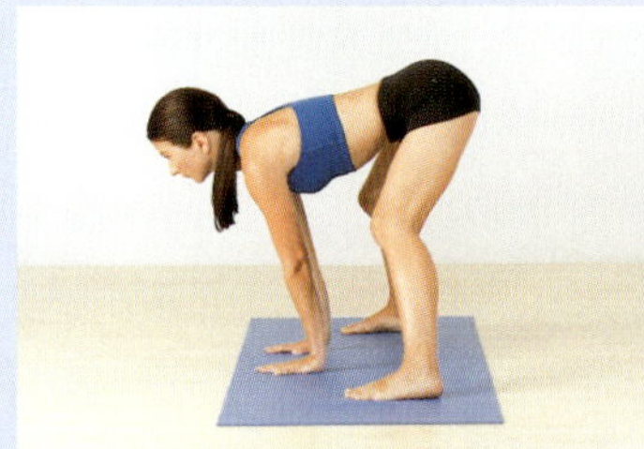

ANFÄNGER
Wenn Sie Ihre Hände bei gestreckten Beinen nicht flach auf den Boden legen können: Die Knie so weit wie nötig beugen. Blick geradeaus.

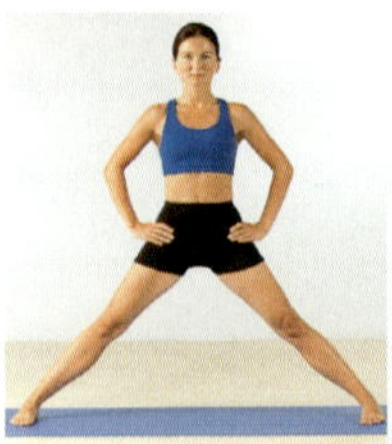

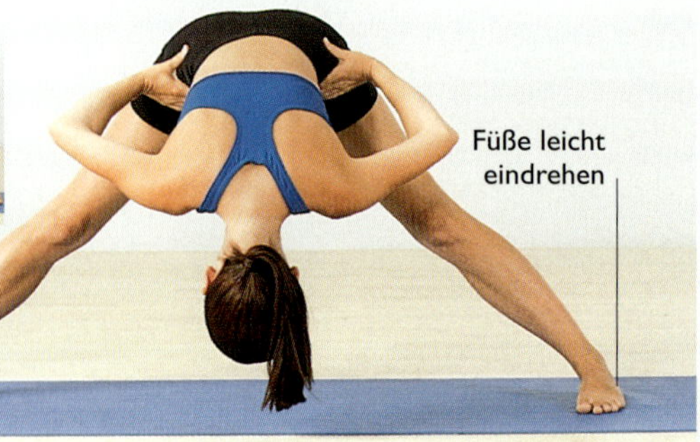

1 Mit weit geöffneten Beinen stehen, Zehen nach vorn, die Hände liegen auf den Hüften. Beim Ausatmen nach vorn beugen. Die Schultern breit halten und Richtung Hüfte ziehen. Durch die Beine blicken.

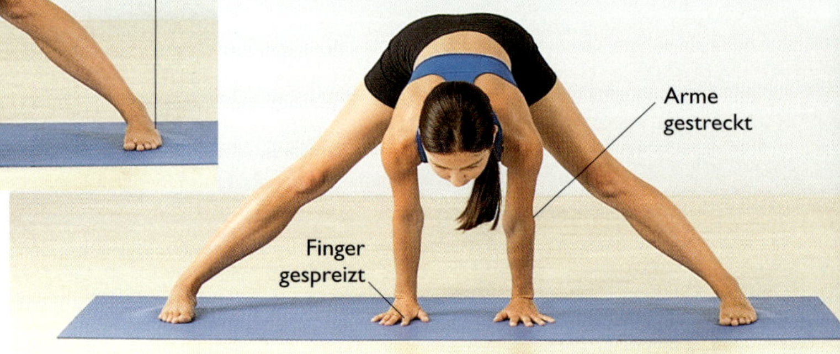

2 Beim Einatmen die Hände schulterbreit zwischen die Füße legen. Den Oberkörper anheben. Nacken und Rücken lang machen. Blick schräg nach vorn.

Die Sequenz auf einen Blick

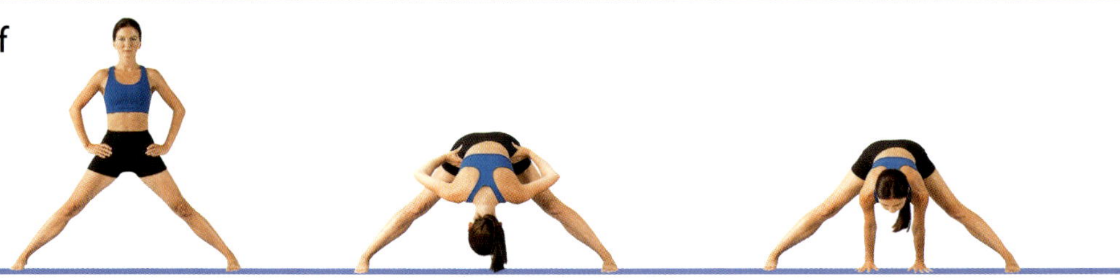

3 Beim Ausatmen die Ellbogen beugen und den Scheitel auf den Boden zwischen die Hände senken. Die Wirbelsäule strecken und den Kopf sinken lassen, so weit, wie es ohne Gewalt geht. Die Schultern vom Boden wegheben. Der Blick geht nach hinten. Diese Position 5–8 Atemzüge lang halten.

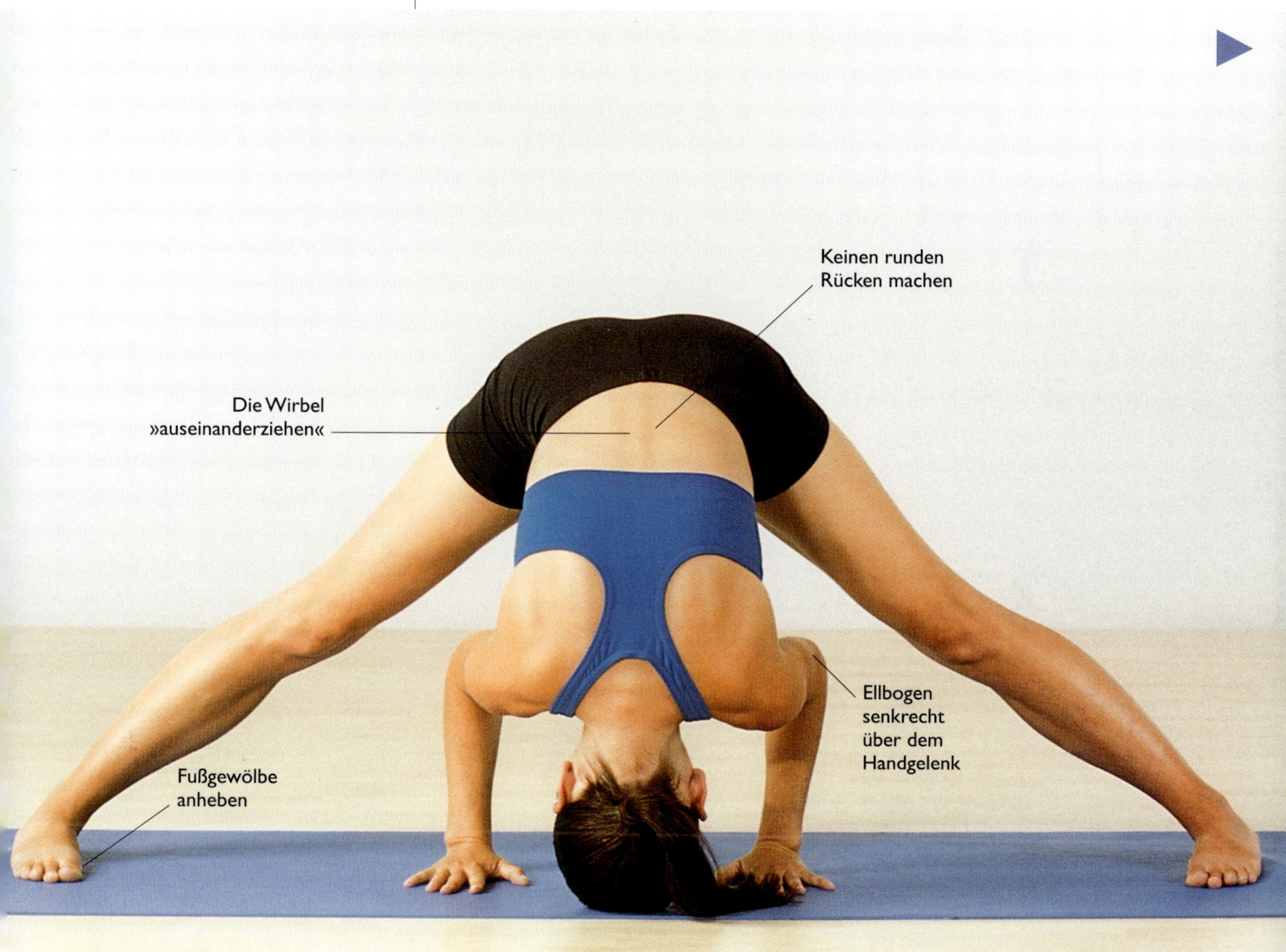
Keinen runden Rücken machen
Die Wirbel »auseinanderziehen«
Ellbogen senkrecht über dem Handgelenk
Fußgewölbe anheben

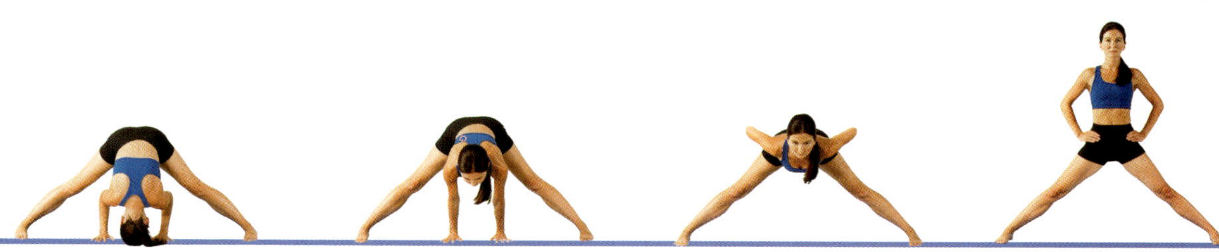

..........Ausatmen....................Einatmen.................. Ausatmen.................Einatmen.......

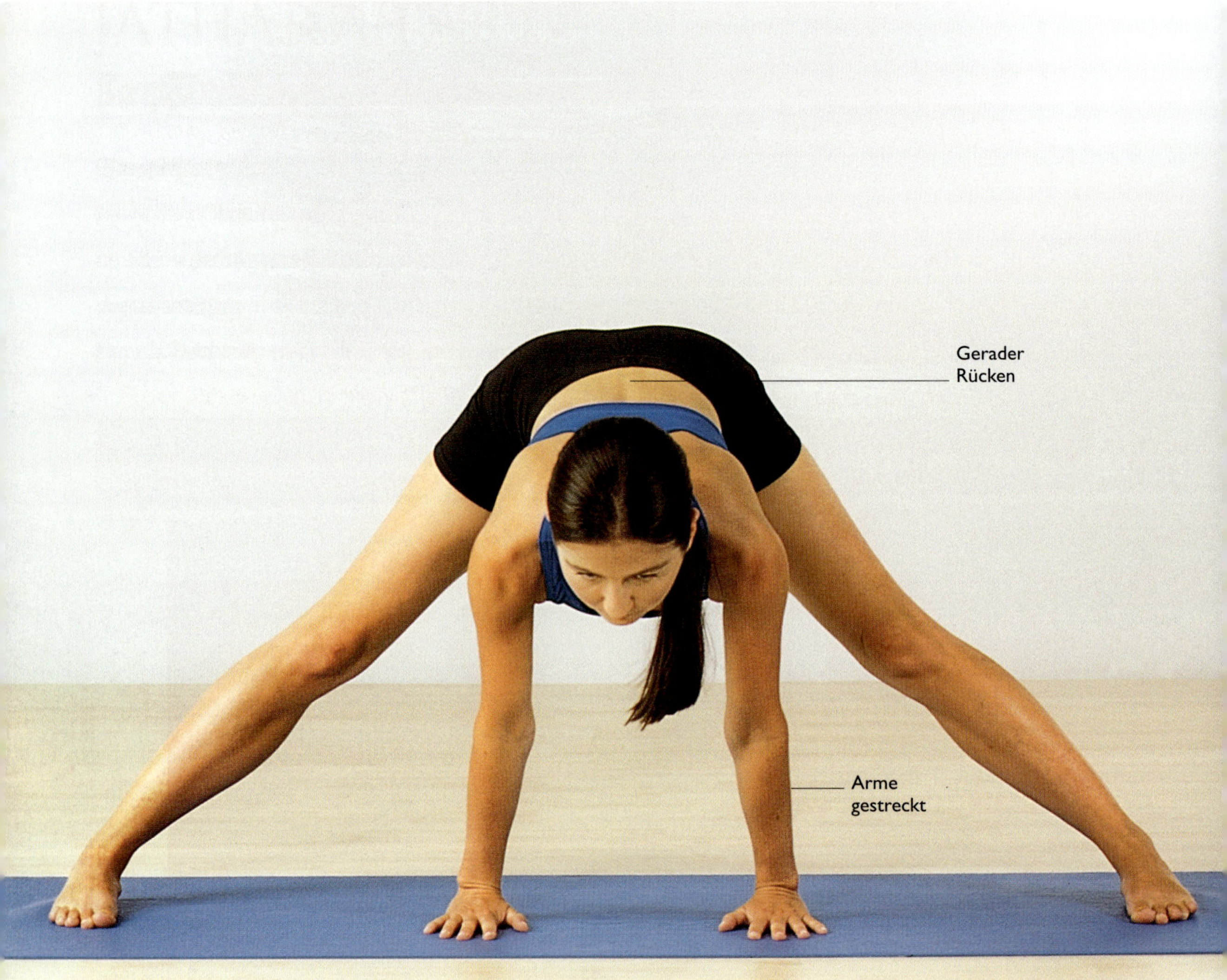

4 Beim Einatmen die Arme strecken, die Handflächen bleiben auf dem Boden. Den Oberkörper anheben und den Rücken lang machen. Vorsicht: Hohlkreuz vermeiden! Blick schräg nach oben.

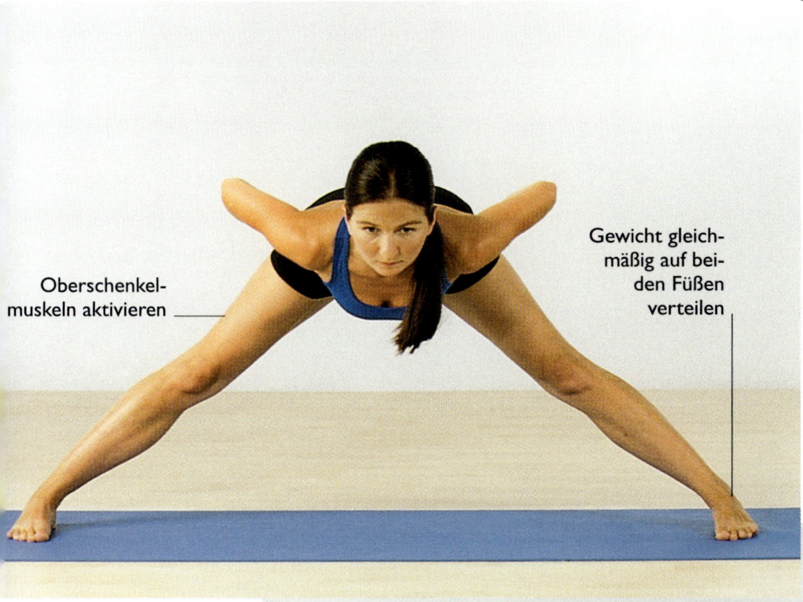
Oberschenkel-
muskeln aktivieren
Gewicht gleich-
mäßig auf bei-
den Füßen
verteilen

5 Beim Ausatmen die Hände mit den Daumen nach hinten an die Hüften legen. Den Rücken lang und gerade halten und das Brustbein etwas anheben. Blick geradeaus.

6 Beim Einatmen aufrichten, Hände weiterhin an den Hüften. Dann ans Kopfende der Matte und nach außen (S. 46–47) springen, bereit für die nächste Position.

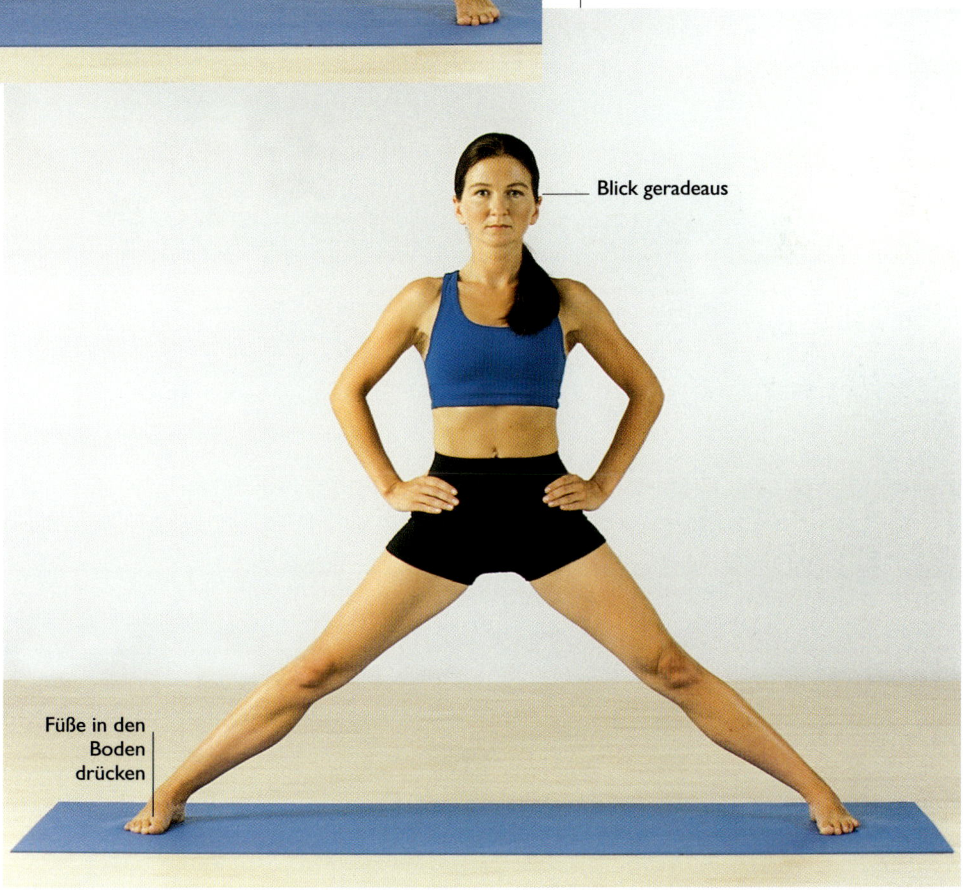
Blick geradeaus
Füße in den
Boden
drücken

PADANGUSTHASANA & PADAHASTASANA

Vorwärtsbeugen im Stehen

Diese Vorwärtsbeugen im Stehen verbessern die Funktion und die Kontrolle der Beckenbodenmuskulatur, die Sie auch bei ***Mula-Bandha*** einsetzen. Wenn Sie Probleme im unteren Rückenbereich haben, führen Sie die Übung mit gebeugten Knien durch. Halten Sie beide Endpositionen je 5–8 Atemzüge lang.

1 Hüftbreit stehen, Hände an den Hüften. Beim Ausatmen vorbeugen, dabei den Rücken gerade halten.

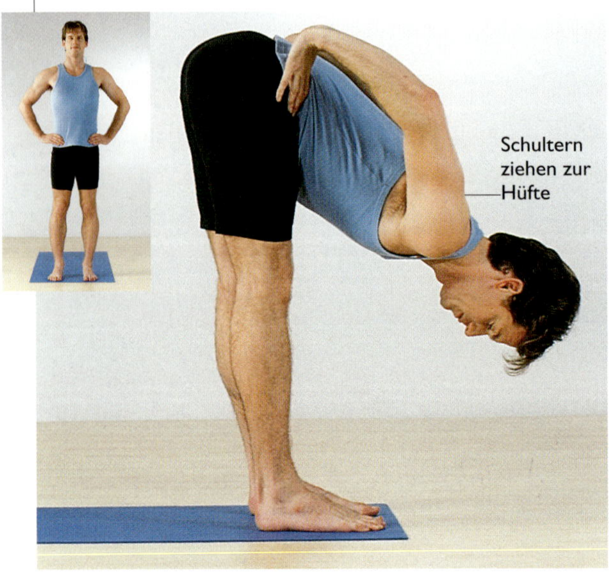

2 Immer noch ausatmend die großen Zehen fassen. Den Kopf zu Boden sinken lassen. Durch die Beine nach hinten blicken und ***Mula-Bandha*** aktivieren. ***Padangusthasana*** 5–8 Atemzüge lang halten.

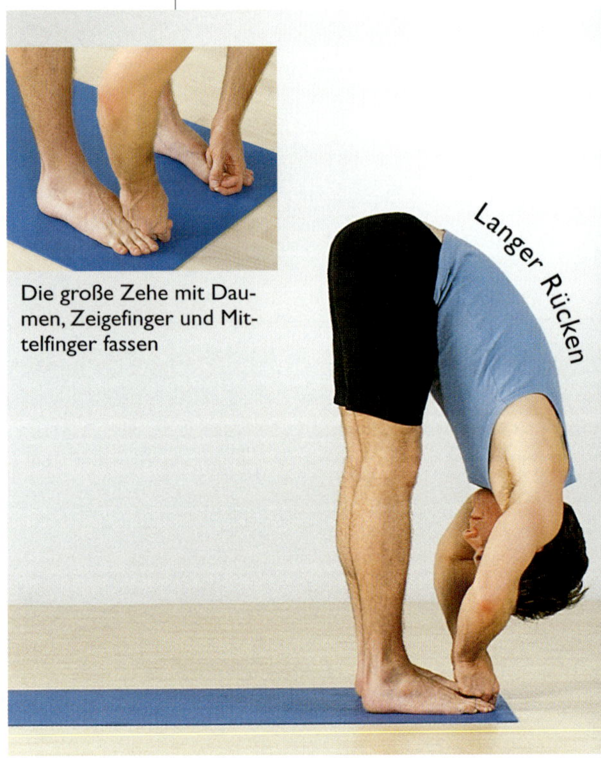

Die große Zehe mit Daumen, Zeigefinger und Mittelfinger fassen

Die Sequenz auf einen Blick

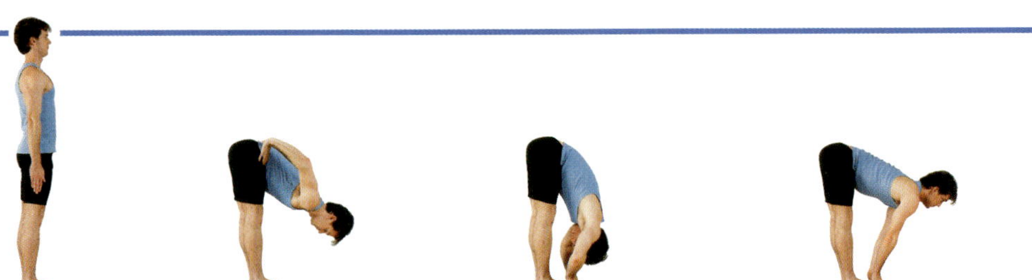

Einatmen......Ausatmung beginnen....Ausatmung beenden...Einatmung beginnen

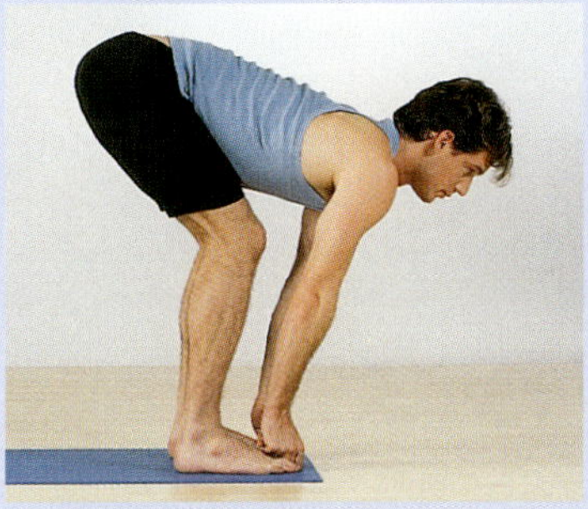

ANFÄNGER

Wenn Sie Ihre Zehen mit ausgestreckten Beinen nicht erreichen: Die Knie beugen, bis Sie sie mit ausgestreckten Armen fassen können. Die Handgelenke gerade halten, das Gewicht verteilt sich auf beide Füße.

3 Beim Einatmen den Oberkörper heben, die Zehen festhalten und die Arme strecken. Blick schräg nach vorn.

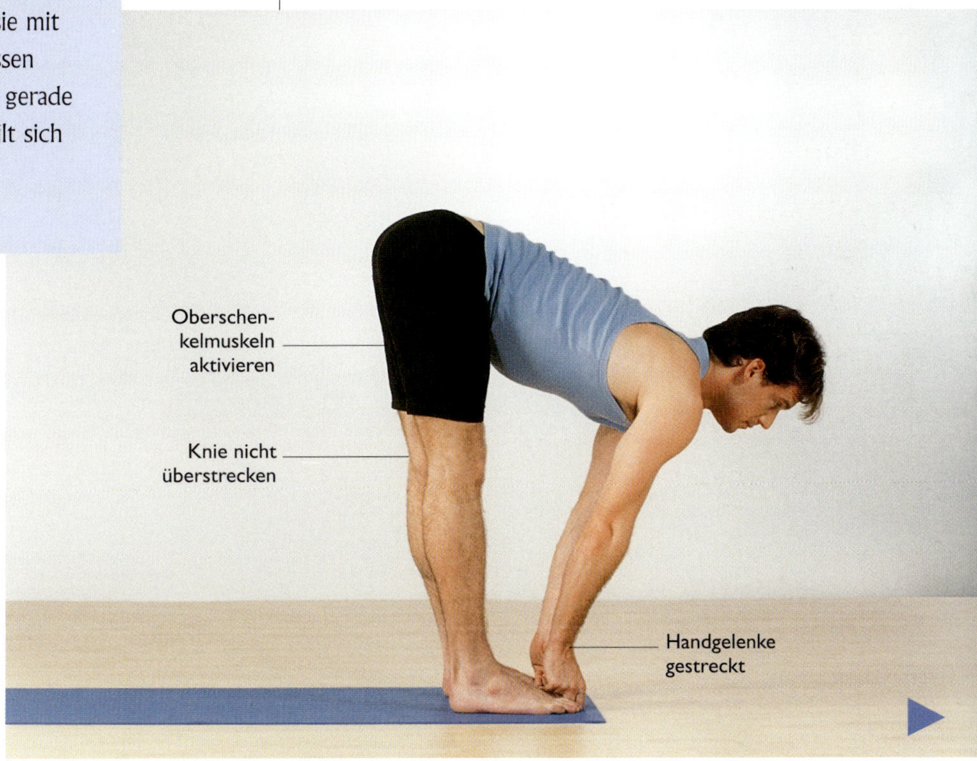

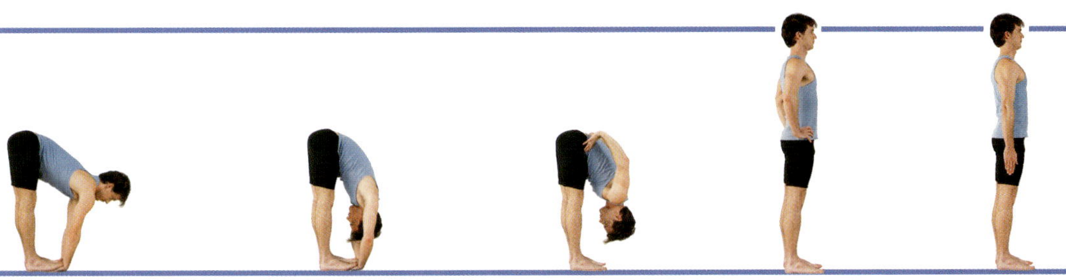

Einatmung beenden……Ausatmung beginnen….Ausatmung beenden..Einatmen………Ausatmen

4 Weiter einatmen, mit dem Oberkörper in dieser Position bleiben und die Zehen spreizen. Die Hände, Handflächen nach oben, unter die Füße schieben, bis der gesamte Handrücken auf dem Boden liegt. Der Blick geht schräg nach vorn.

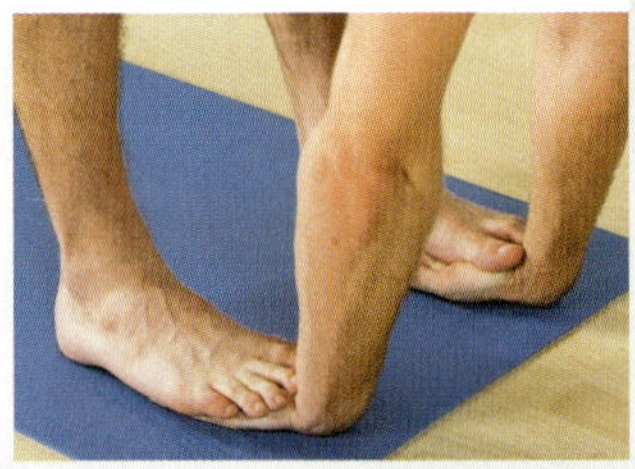

Die Hände so weit unter den vorderen Fußbereich schieben, bis die Zehenspitzen das Handgelenk berühren

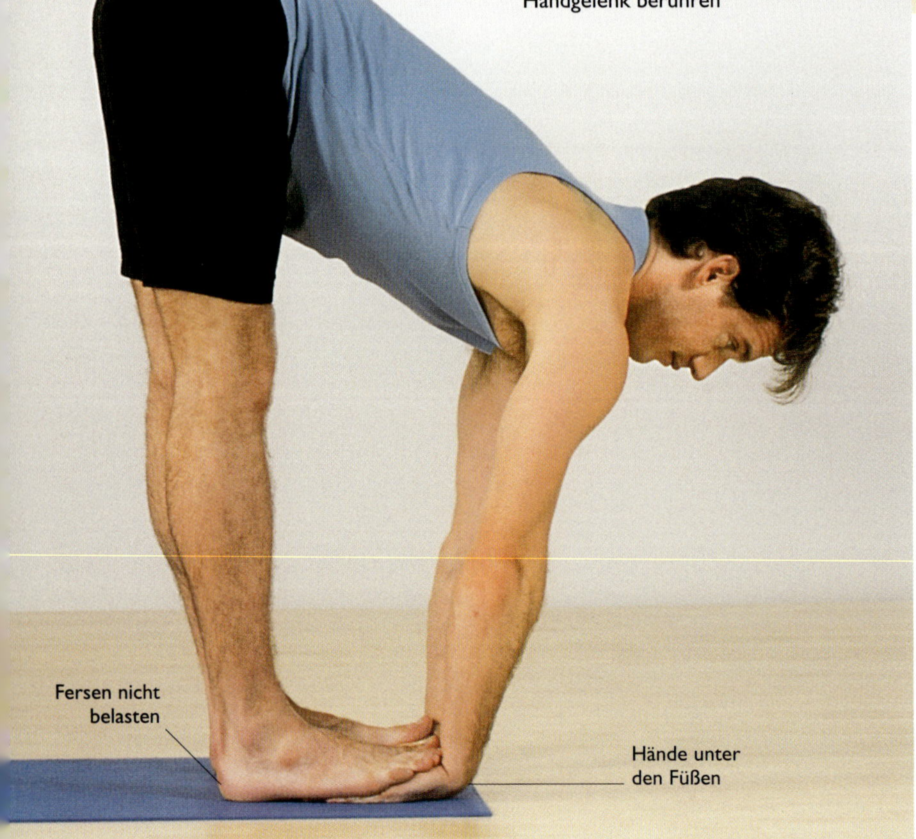

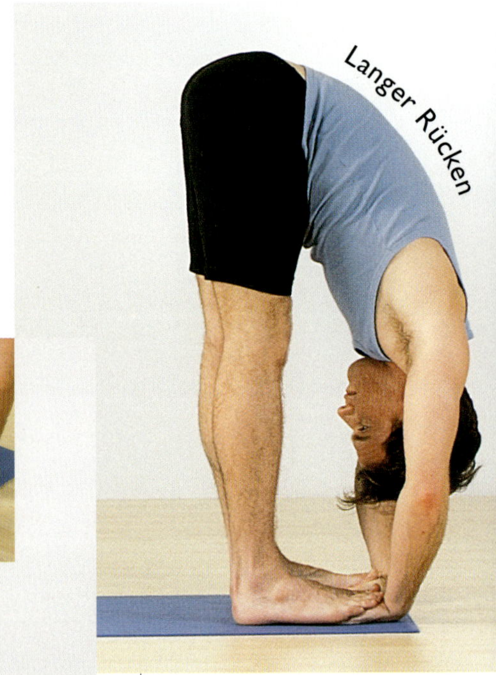

5 Beim Ausatmen nach unten beugen, der Scheitel sinkt Richtung Boden. Leicht die Arme beugen, die Ellbogen zeigen nach außen. Die Schultern zur Hüfte ziehen, der Blick geht zum Nabel. *Mula-Bandha* einsetzen. *Padahastasana* 5–8 Atemzüge lang halten.

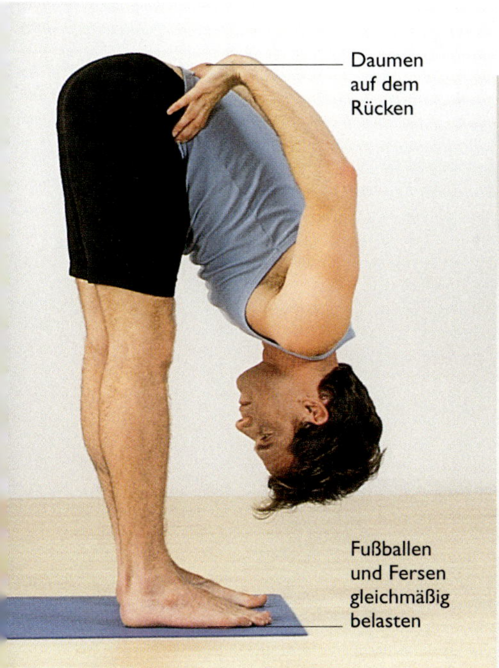
Daumen auf dem Rücken
Fußballen und Fersen gleichmäßig belasten

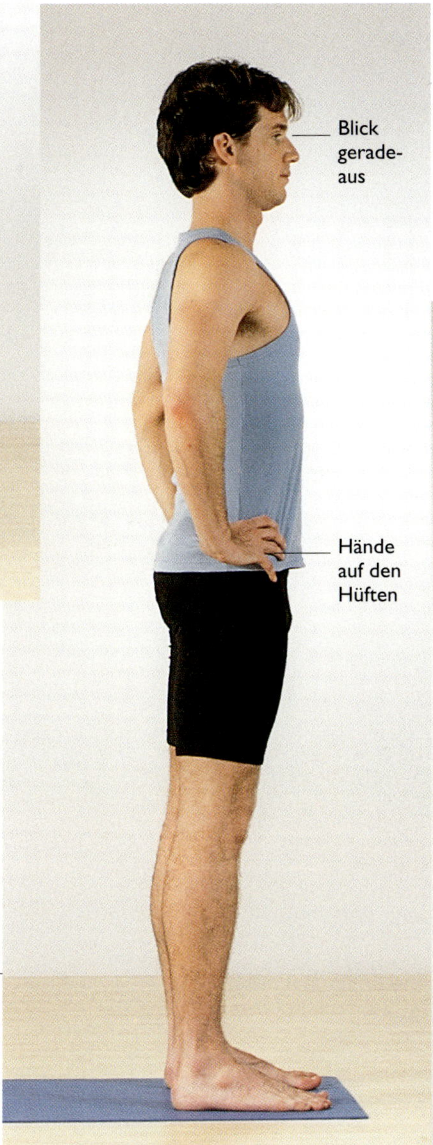
Blick geradeaus
Hände auf den Hüften

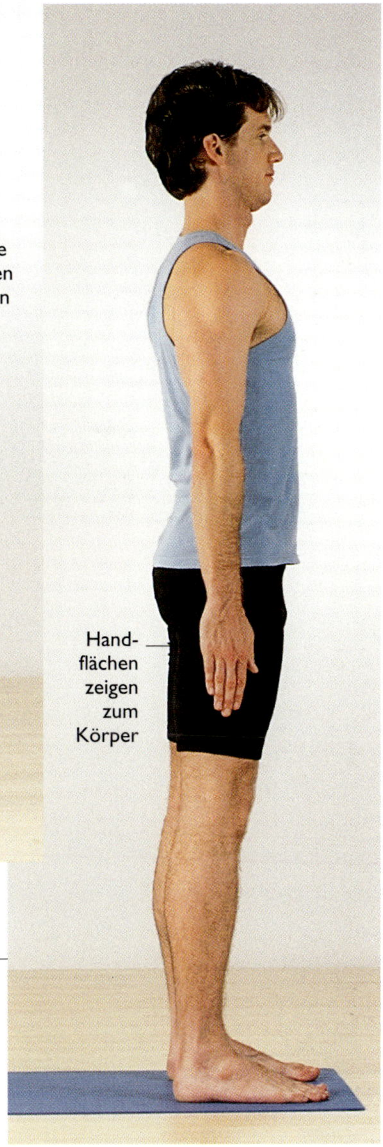
Handflächen zeigen zum Körper

6 Beim Ausatmen die Hände an die Hüften nehmen. Das Gewicht auf den Fußballen halten und die Fersen nach unten drücken.

7 Beim Einatmen aufrichten, Hände auf den Hüften. Die Beine gestreckt halten und gerade nach vorn blicken.

8 Beim Ausatmen die Arme seitlich nach unten strecken. Aufrecht stehen, mit Blick nach vorn. Die folgende Übung beginnt in dieser Position.

VRKSASANA

Der Baum

Im Sanskrit bedeutet *vrksa* »Baum«. In dieser Position befindet man sich wie ein Baum zwischen Himmel und Erde im Gleichgewicht. Die Übung kräftigt die Beinmuskeln und fördert das Gleichgewicht. Heben Sie den Beckenboden, um die Balance zu verbessern. Halten Sie diese Position 5–8 Atemzüge lang auf dem linken Bein und wiederholen Sie sie rechts. Wenn Sie die Position mit dem Krieger C (S. 74–75) verbinden, dann führen Sie beide Übungen erst zur einen, dann zur anderen Seite aus.

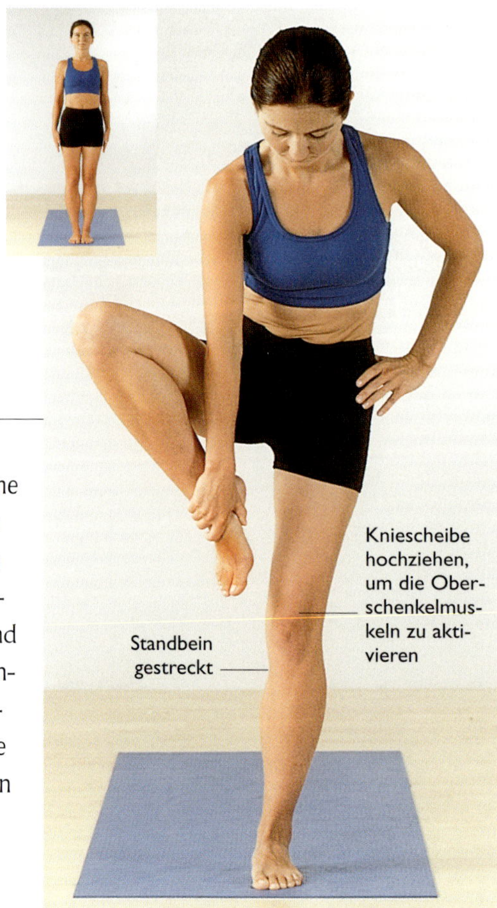
Kniescheibe hochziehen, um die Oberschenkelmuskeln zu aktivieren
Standbein gestreckt

1 Die Füße sind geschlossen, die Arme seitlich angelegt. Beim Einatmen den rechten Knöchel mit der rechten Hand ergreifen und den Fuß auf der Innenseite des linken Oberschenkels absetzen, die Ferse möglichst nah an der Leiste.

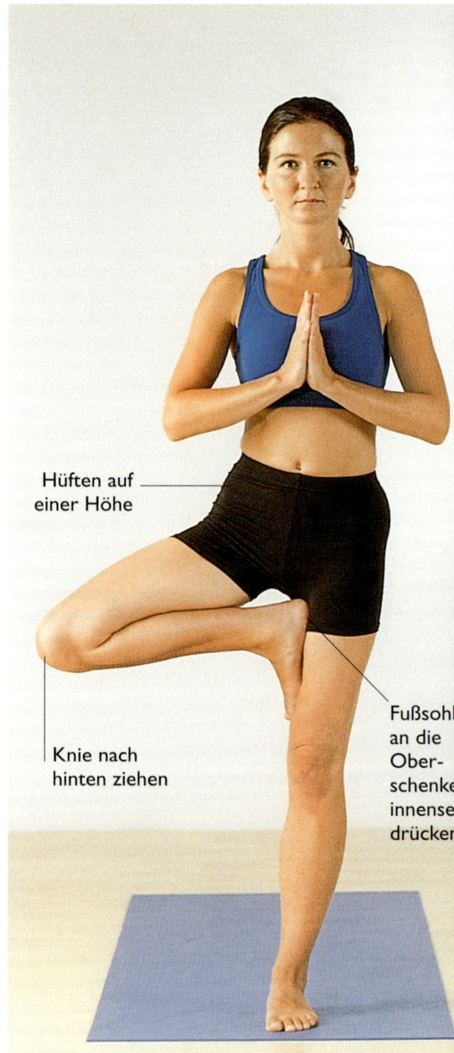
Hüften auf einer Höhe
Knie nach hinten ziehen
Fußsohl
an die
Ober-
schenke
innensei
drücken

2 Beim Ausatmen die Hände wie zum Gebet zusammenlegen. Das Brustbein anheben und ganz gerade stehen. Die Schultern nicht hochziehen. Stetig geradeaus blicken – das hilft, die Balance zu halten.

3 Beim Einatmen die Arme emporstrecken und die Handflächen dabei zusammen lassen. Um den Rücken lang zu machen, mit den Fingerspitzen die Decke zu erreichen versuchen. Die linke Ferse in den Boden drücken, Blick Richtung Daumen. Den rechten Fuß fest an die Innenseite des Oberschenkels drücken, um ein Abrutschen zu verhindern. Diese Position 5–8 Atemzüge lang halten. Wenn Sie mit Krieger C fortfahren, in dieser Position bleiben. Ansonsten mit der nächsten Ausatmung zu Schritt 1 zurückkehren und nach links wiederholen. Dann wie zu Beginn mit geschlossenen Füßen stehen, Arme zur Seite, bereit für die nächste Position.

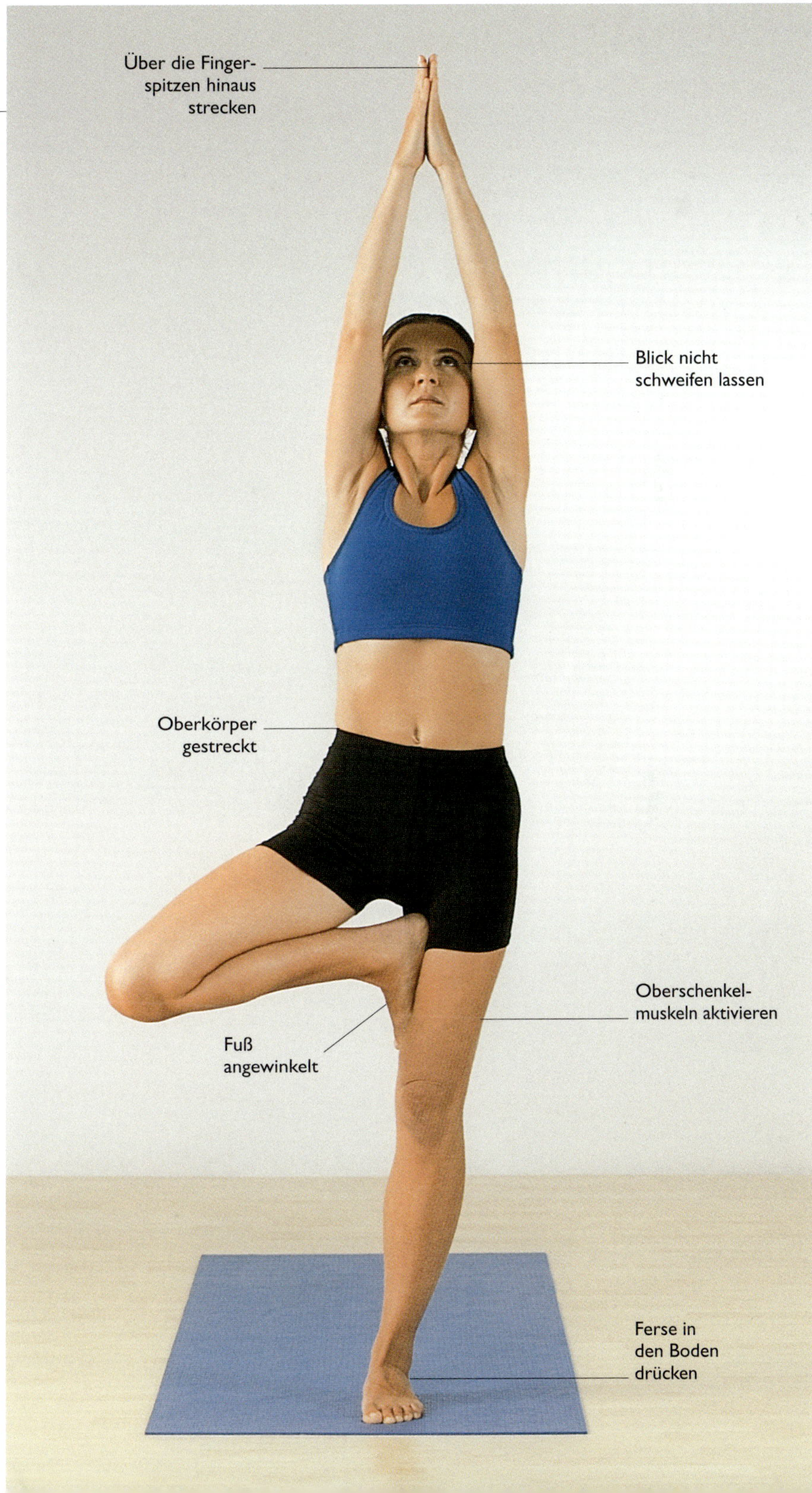
Über die Fingerspitzen hinaus strecken
Blick nicht schweifen lassen
Oberkörper gestreckt
Oberschenkelmuskeln aktivieren
Fuß angewinkelt
Ferse in den Boden drücken

VIRABHADRASANA C

Der Krieger C

Wie der Baum stärkt Krieger C die Beinmuskulatur und verbessert Gleichgewicht und Haltung. Aktivieren Sie in der Endposition ***Uddiyana-Bandha*** (den Nabel Richtung Wirbelsäule ziehen), um das Gleichgewicht besser zu halten. Bleiben Sie 5–8 Atemzüge lang in der Endposition. Kehren Sie dann zu Schritt 1 von ***Vrksasana*** (S. 72–73) zurück und wiederholen Sie alles nach links.

1 Mit dem Baum (S. 73) beginnen. Beim Ausatmen das rechte Bein nach hinten und den Oberkörper nach vorn strecken. Das linke Bein gestreckt halten und die Arme nach vorn ausstrecken, Handflächen zusammen. Schräg nach unten blicken, das hilft, die Balance zu halten.

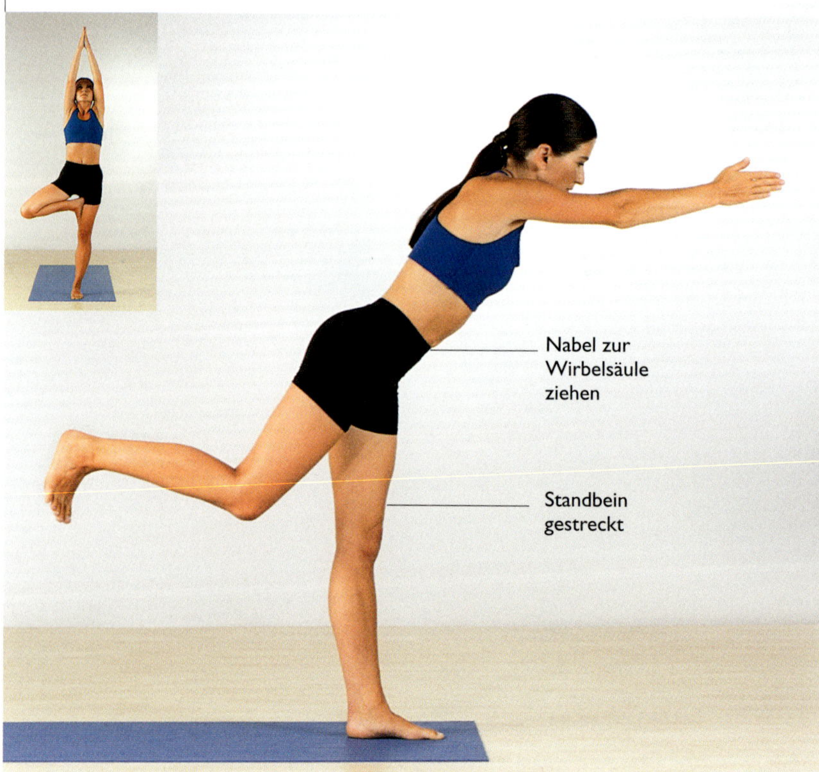

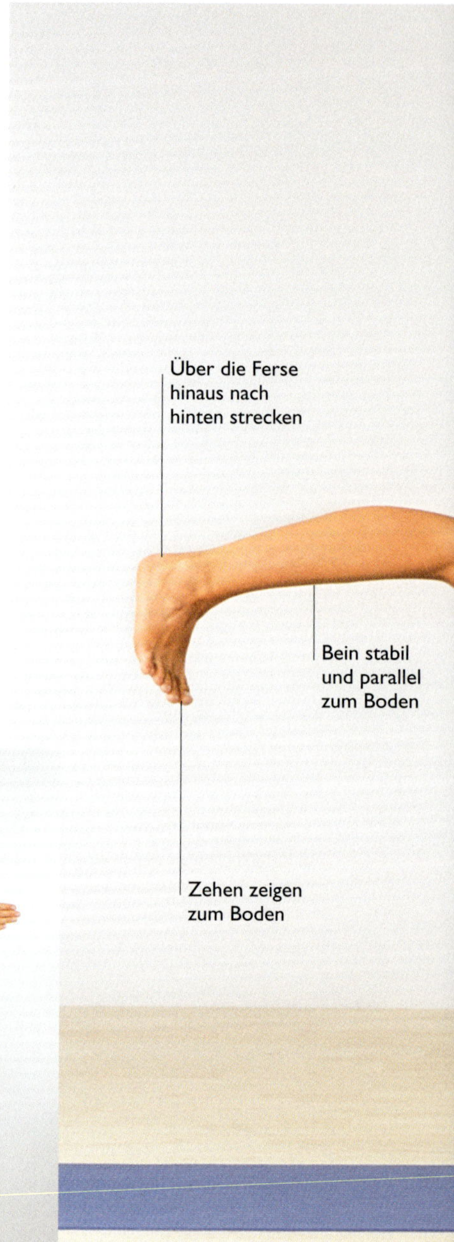

2 Am Ende der Ausatmung ist der Körper parallel zum Boden gestreckt, Zehen und rechte Kniescheibe zeigen nach unten. Blick nach unten. Diese Position 5–8 Atemzüge lang halten.

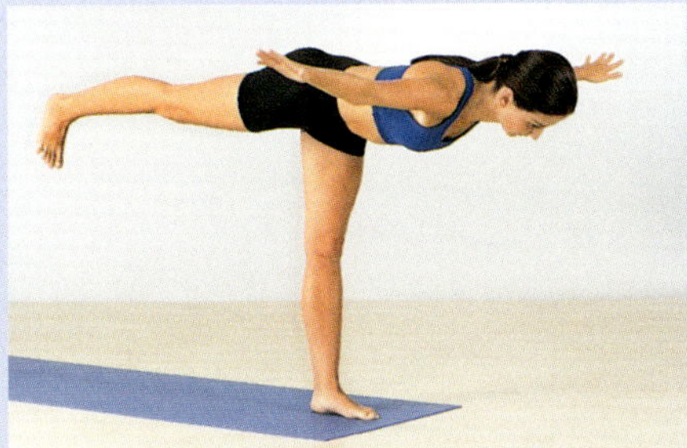

ANFÄNGER

Wenn es Ihnen schwer fällt, das Gleichgewicht zu halten: Die Arme gerade zu den Seiten ausstrecken, Handflächen zeigen nach unten. Arme und Rücken sind auf einer Ebene und parallel zum Boden.

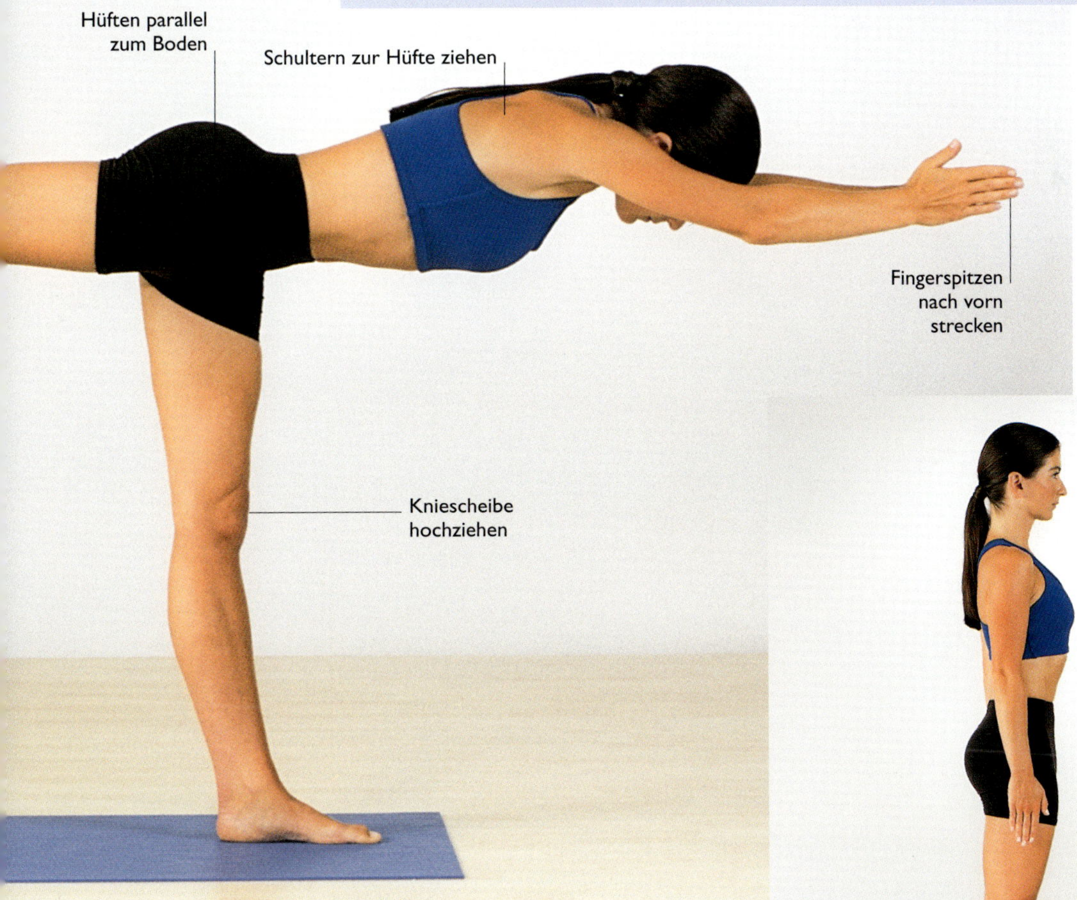
Hüften parallel zum Boden
Schultern zur Hüfte ziehen
Fingerspitzen nach vorn strecken
Kniescheibe hochziehen

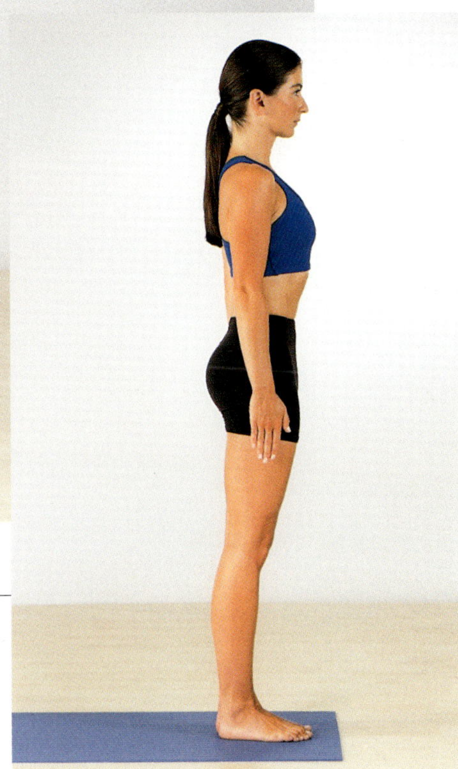

3 Beim Einatmen das rechte Bein absenken und die Füße nebeneinander stellen. Aufrecht stehen, Arme an den Seiten, Blick geradeaus. Zu Schritt 1 des Baums (S. 72) zurückkehren und die Übung zur anderen Seite wiederholen.

UTTHITA-HASTA-PADANGUSTHASANA

Ausgestreckte Hand-Zehe-Position

Um diese Position richtig auszuführen, müssen Sie während der gesamten Übung sowohl ***Mula–*** als auch ***Uddiyana–Bandha*** aktivieren. Diese Übung stärkt Nieren, Damm sowie Bauch- und Beinmuskulatur. Halten Sie die beiden Endpositionen 5–8 Atemzüge lang und wiederholen Sie dann alles links.

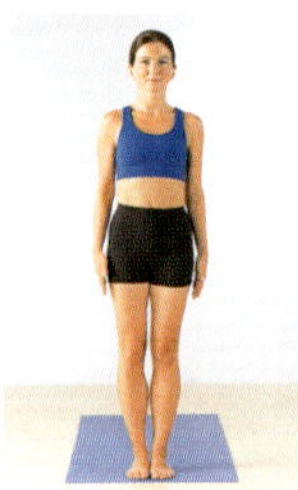

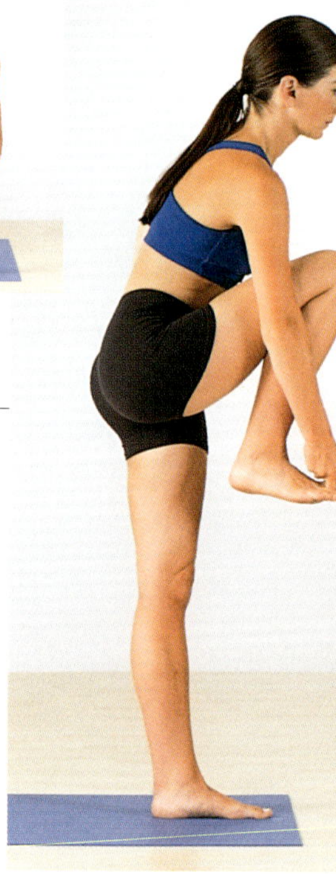

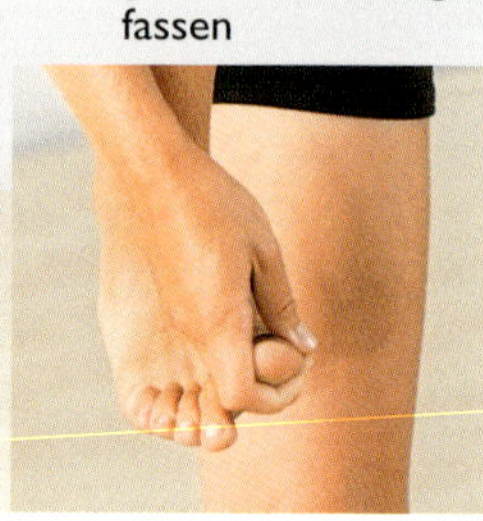

1 Aufrecht stehen, Füße geschlossen, Arme seitlich angelegt. Beim Ausatmen das rechte Knie anheben und mit der rechten Hand über die Außenseite des Beines die große Zehe mit Daumen, Zeigefinger und Mittelfinger ergreifen.

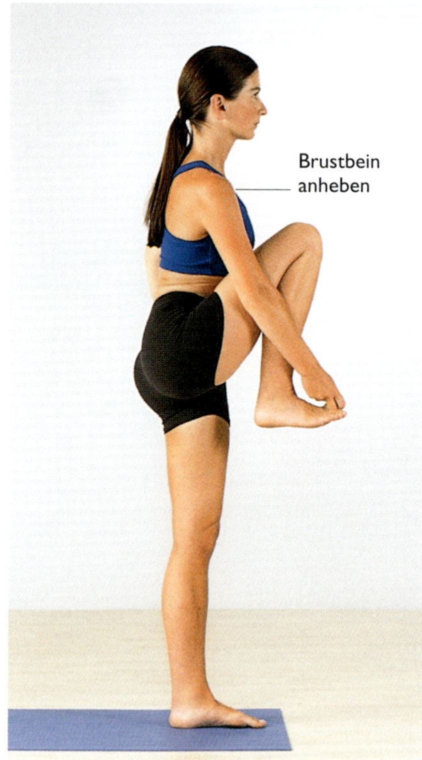

2 Beim Einatmen aufrecht stehen und das Knie zur Brust ziehen. Das linke Bein ist ganz gestreckt und stabil. Blick geradeaus.

Die Sequenz auf einen Blick

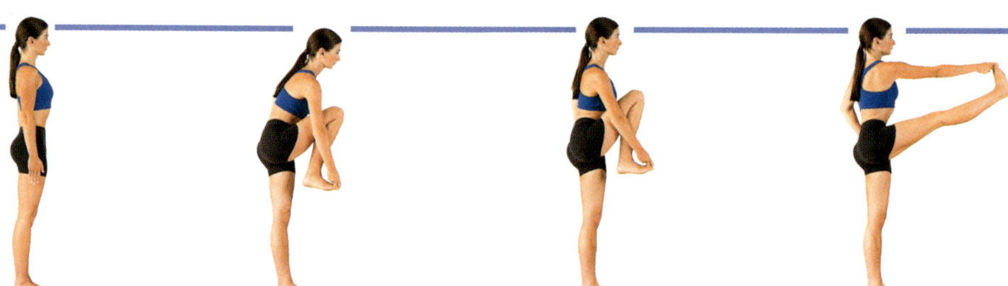

Einatmen............Ausatmen............Einatmen............Ausatmen, Einatmen.....

3 Beim Ausatmen das rechte Bein so gerade wie möglich ausstrecken. Über die rechte Ferse und den Fußballen nach vorn strecken, dabei aufgerichtet bleiben. Eventuell einen Gurt benutzen. Diese Position 5–8 Atemzüge lang halten.

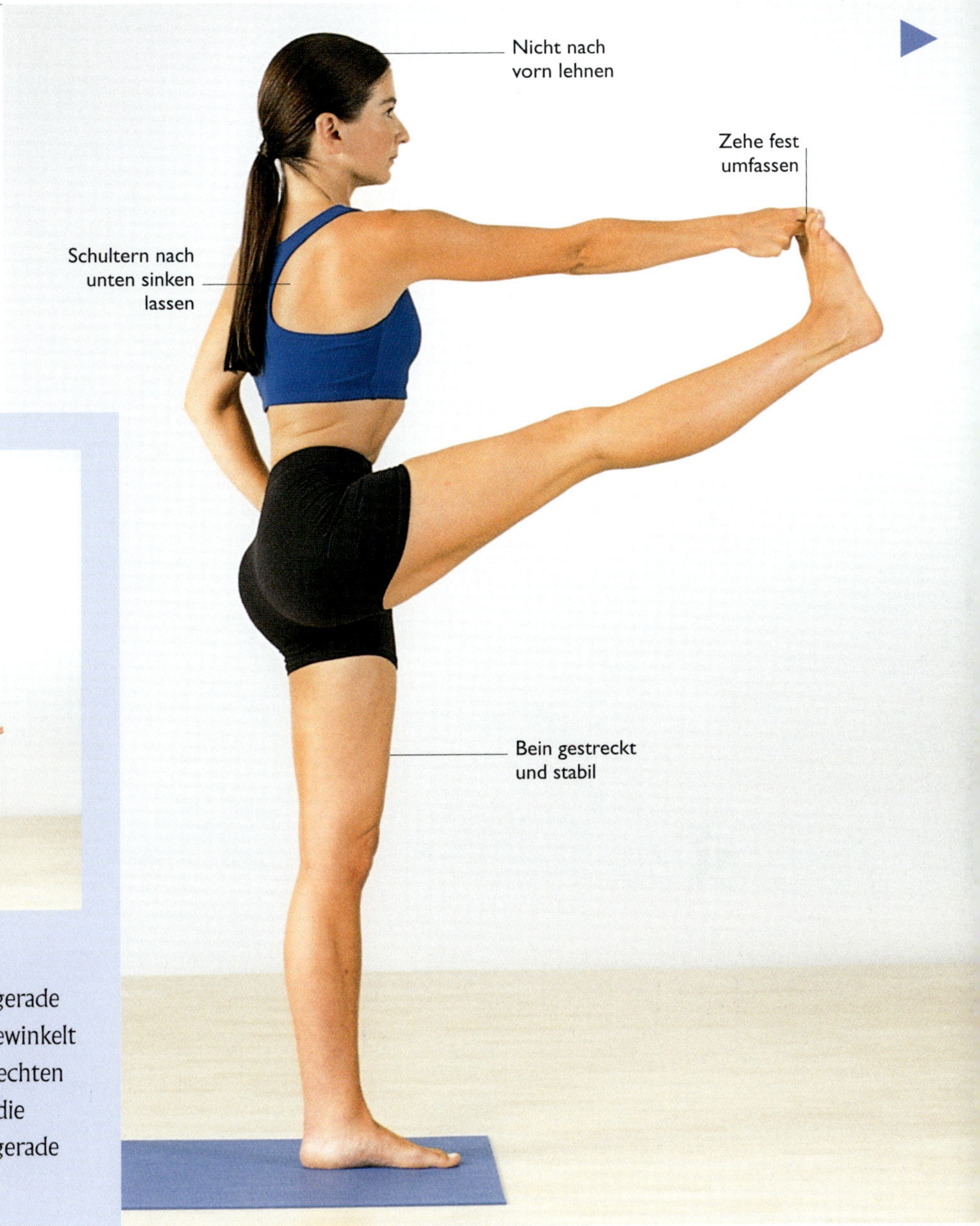

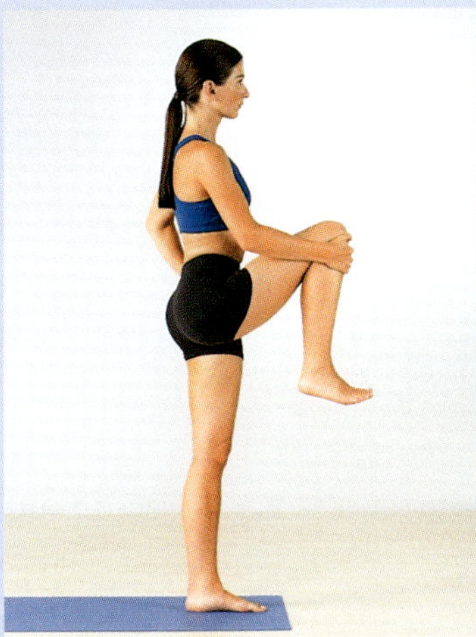

ANFÄNGER

Wenn Sie das Bein nicht gerade ausstrecken können: Angewinkelt lassen, das Knie mit der rechten Hand halten und nah an die Brust ziehen. Dabei ganz gerade stehen.

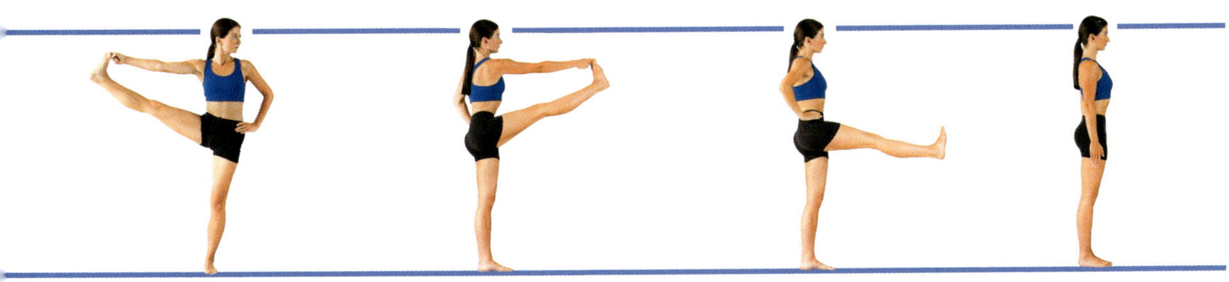

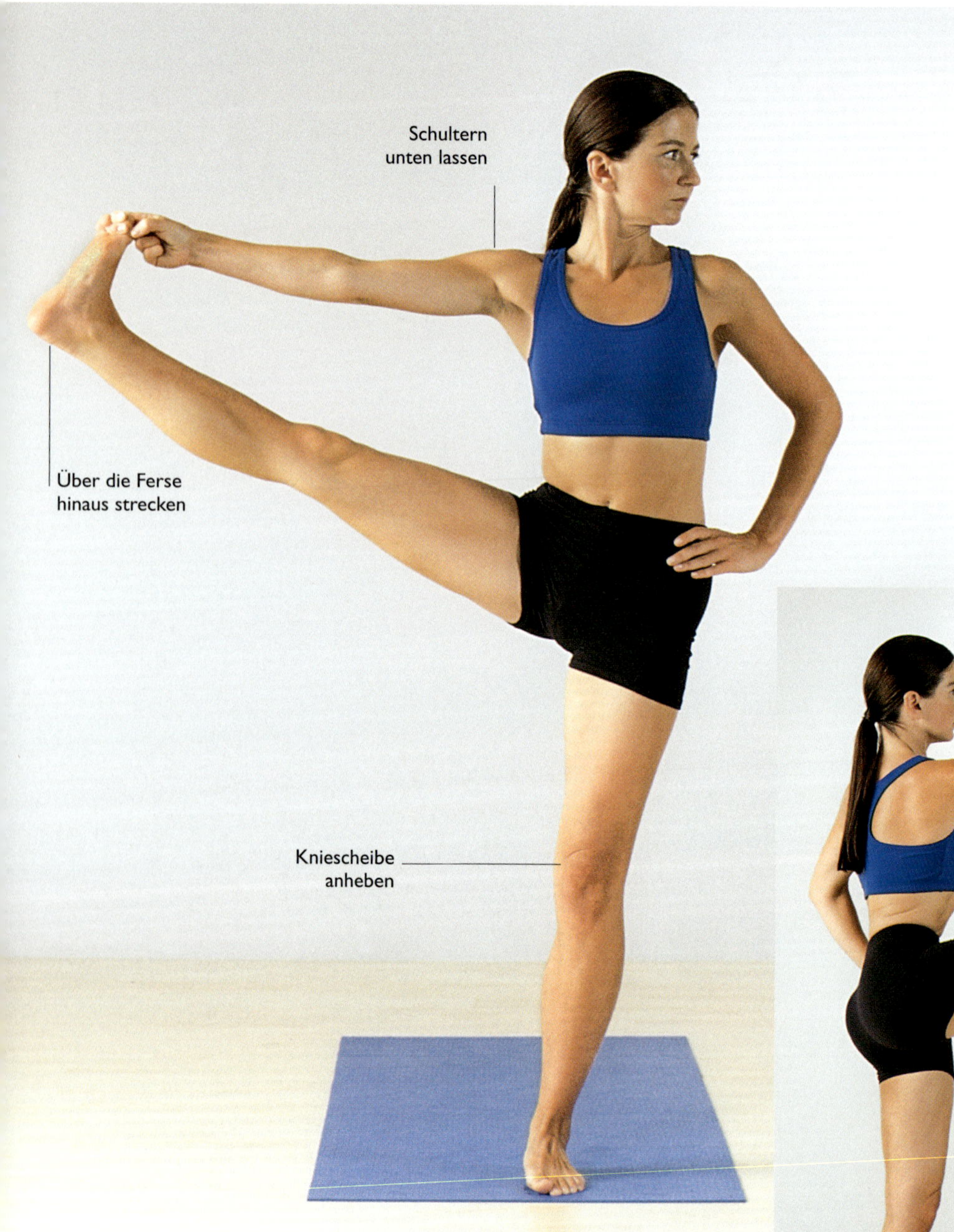
Schultern
unten lassen
Über die Ferse
hinaus strecken
Kniescheibe
anheben

4 Beim Ausatmen das Bein zur Seite führen. Beide Beine und der Rücken sind so gestreckt wie möglich. Die Taille strecken, Blick über die linke Schulter. Diese Position 5–8 Atemzüge lang halten. Wenn Sie die Balance schwer halten können: mit der linken Hand oder dem gestreckten Fuß an der Wand abstützen.

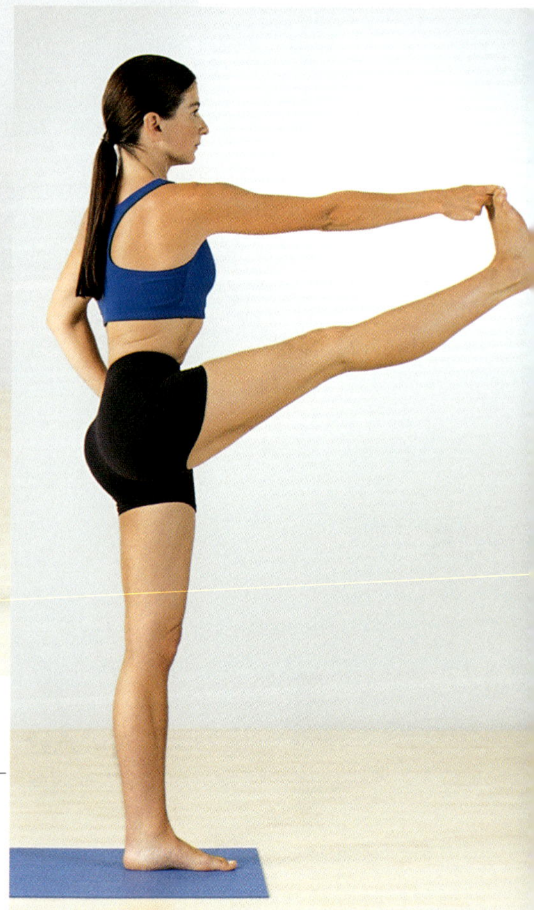

5 Das rechte Bein beim Einatmen so hoch wie möglich zur Mitte zurückführen, Blick geradeaus.

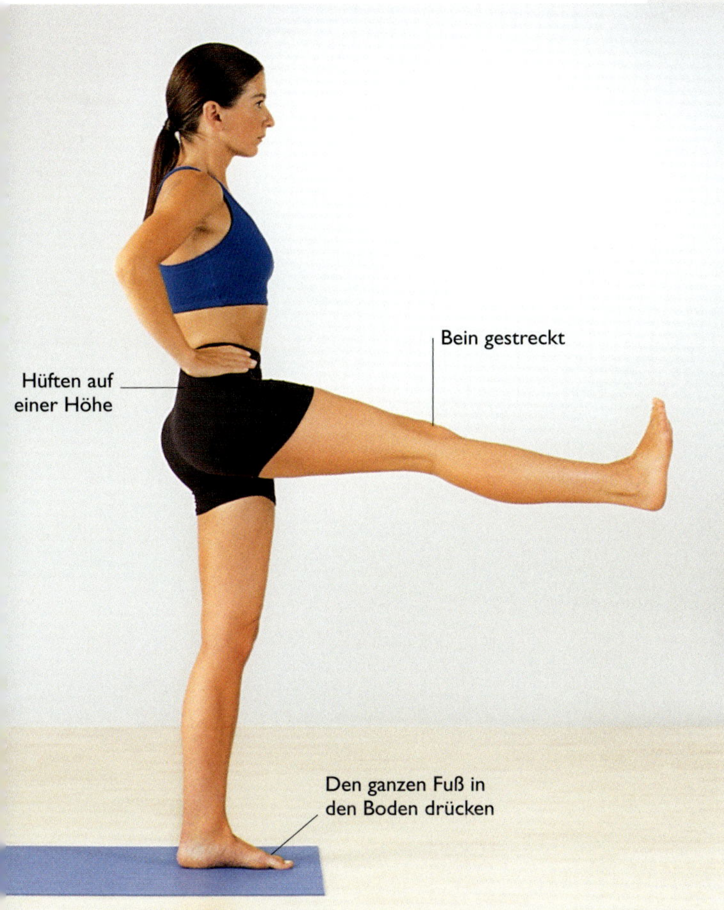
Bein gestreckt
Hüften auf einer Höhe
Den ganzen Fuß in den Boden drücken

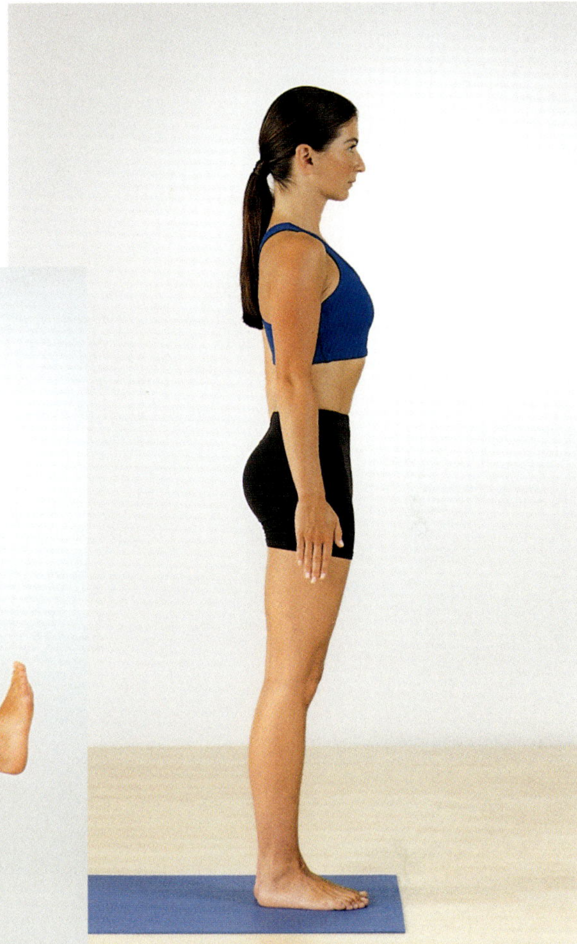

6 Beim Ausatmen den Fuß loslassen und die Hände an die Hüften legen. Das stabile Bein schweben lassen. Das Gesicht entspannen, Blick geradeaus. Eine volle Einatmung lang in dieser Position bleiben.

7 Beim Ausatmen das rechte Bein senken, die Füße stehen geschlossen nebeneinander. Die Arme nach unten nehmen und die Berg-Haltung einnehmen, Blick geradeaus. Beim Einatmen zu Schritt 1 zurückkehren und alles nach links wiederholen.

RÜCKWÄRTSBEUGEN

Wir beginnen jetzt mit den Rückwärtsbeugen, die dynamischer als die *Asanas* im Stehen sind. Sie wirken äußerst belebend, sind aber auch anspruchsvoll. Übertreiben Sie es nicht, es darf nicht unangenehm werden. Lenken Sie stattdessen die Aufmerksamkeit auf Ihre körperlichen Grenzen. Mit fortschreitender Übung werden Sie in jeder Position immer weiter gelangen.

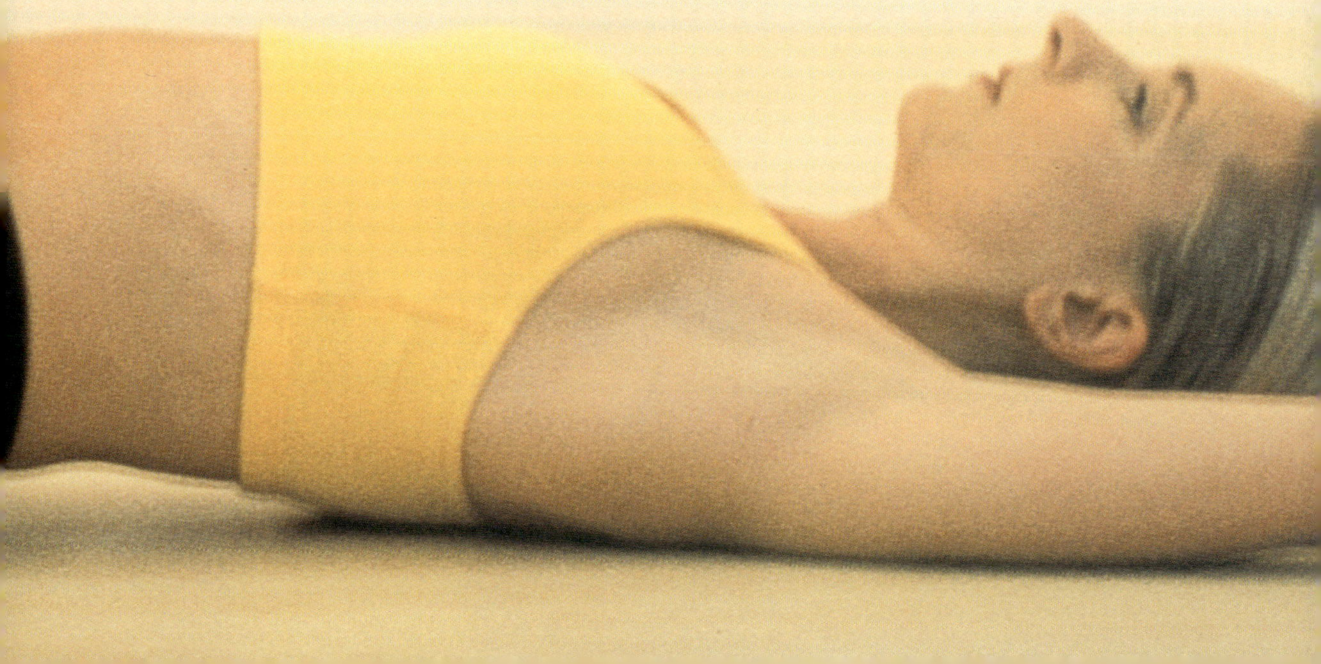

ÜBERGANGSBEWEGUNG

Vom Stehen zur Bauchlage

Das Wesentliche am Power Yoga sind die Übergangsbewegungen aus dem Sonnengruß, die von einer Position zur nächsten führen. Die hier gezeigte Sequenz führt von der letzten Standposition zur Bauchlage, der Ausgangsposition für die erste Rückwärtsbeuge. Achten Sie genau auf den Atemrhythmus.

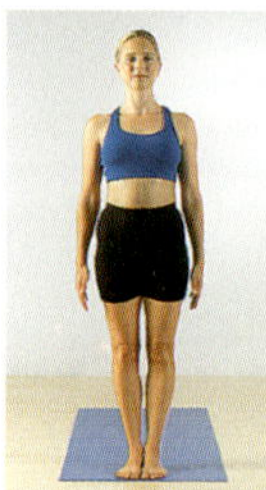

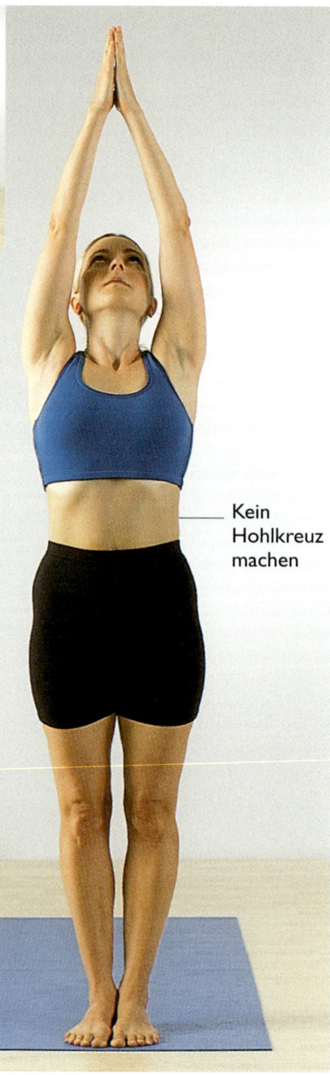

1 Aufrecht stehen, Füße geschlossen, Arme seitlich angelegt. Einatmen und die Arme über die Seiten nach oben strecken, Handflächen über dem Kopf. Über die Fingerspitzen hinausstrecken und die Fersen in die Matte drücken, Blick zum Daumen.

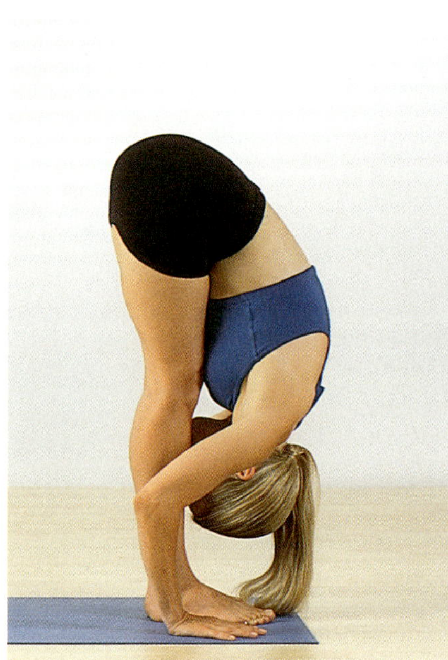

2 Beim Ausatmen nach vorn beugen, das Schambein zurückziehen und das Sitzbein anheben. Die Handflächen parallel außen neben den Füßen auflegen und die Beine gestreckt halten. Den Nacken lang machen und auf die Vorderseite der Beine blicken.

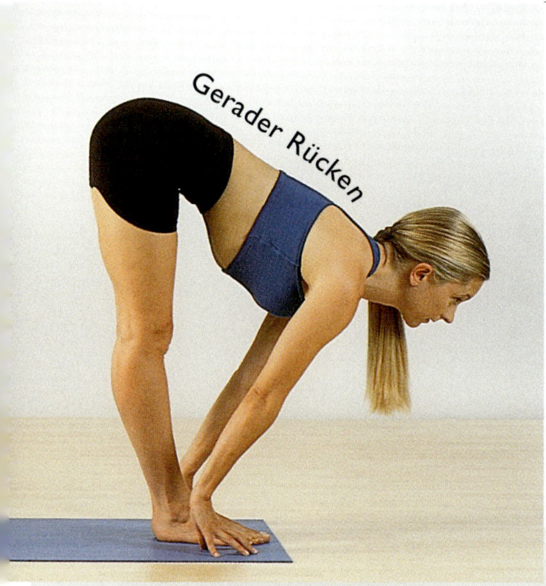
Gerader Rücken

3 Den Oberkörper beim Einatmen halb aufrichten und den Brustkorb öffnen. Die Arme strecken, Fingerspitzen auf dem Boden. Die Kniescheiben nach oben ziehen, Blick geradeaus.

4 Mit Beginn der Ausatmung die Knie beugen (wie zur Hocke), die Handflächen auf den Boden legen, Arme bleiben gestreckt. Immer noch ausatmend erst rechts, dann links einen Schritt zurückgehen, die Füße hüftbreit auseinander.

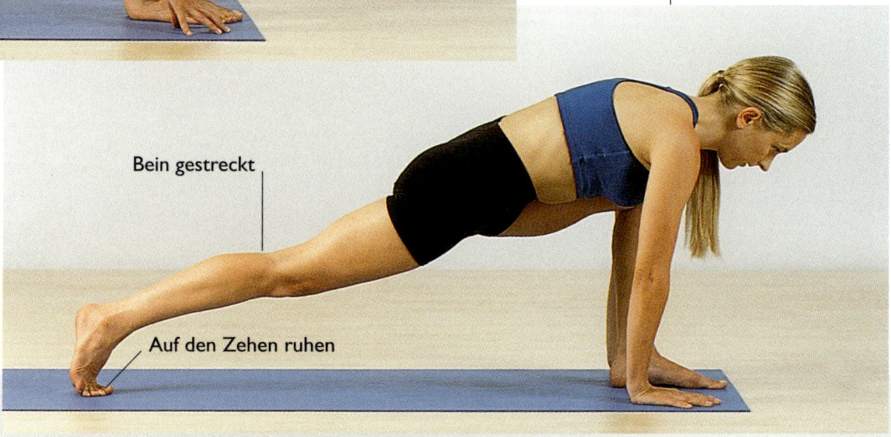
Bein gestreckt
Auf den Zehen ruhen

5 Beim Einatmen die Arme gestreckt halten, Blick nach unten. Den Nabel zur Wirbelsäule ziehen. Vorder- und Rückseite des Körpers akrivieren, bereit für die nächste Position.

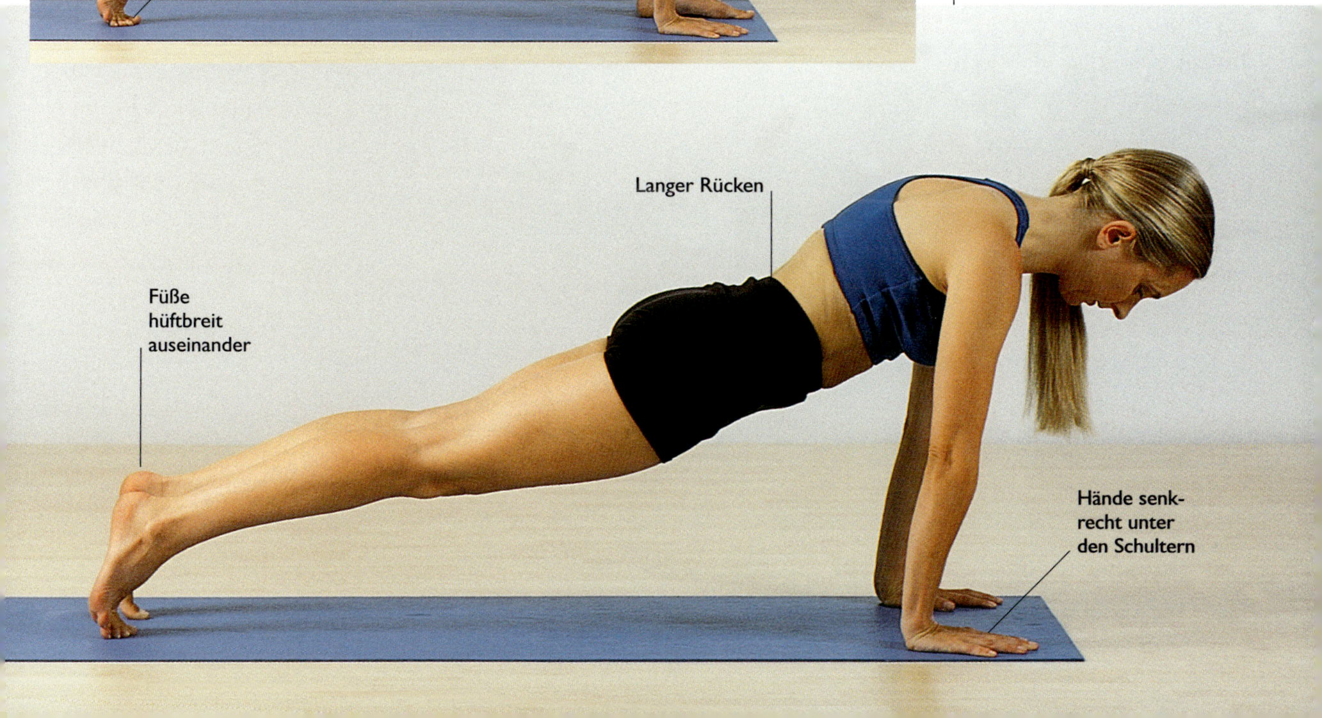
Langer Rücken
Füße hüftbreit auseinander
Hände senkrecht unter den Schultern

SALABHASANA

Die Heuschrecke

Im Sanskrit bedeutet *salabha* »Heuschrecke«. Diese Position ähnelt einer ruhenden Heuschrecke. Es gibt bei dieser Übung zwei Schlüsselpositionen, die die Beweglichkeit der Wirbelsäule und die Verdauung fördern. Halten Sie die erste Endposition 3–5 Atemzüge lang, ruhen Sie Arme und Beine aus und halten Sie dann die zweite Endposition wieder 3–5 Atemzüge lang. Überanstrengen Sie dabei nicht den Rücken!

1 In der letzten Position von S. 83 beginnen. Beim Ausatmen den Körper stabilisieren und gleichmäßig absenken, bis er auf dem Boden ruht. Die Ellbogen sind dicht am Körper, Blick nach unten.

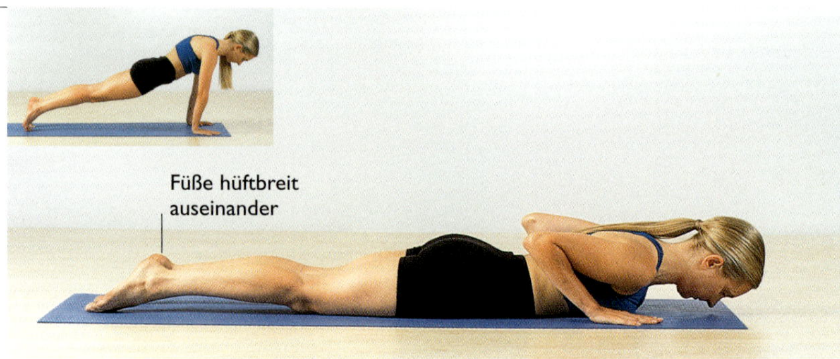

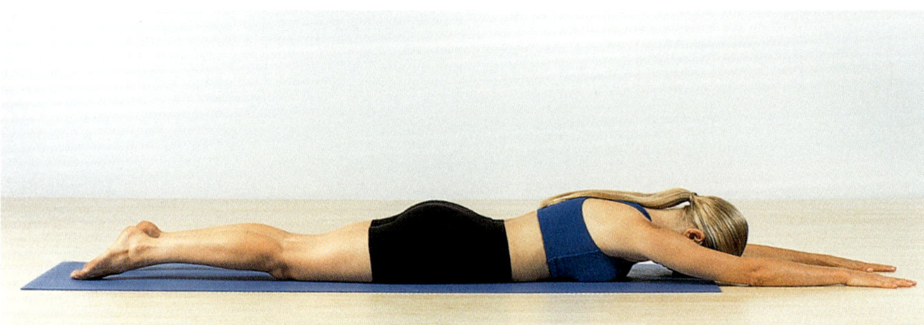

2 Während Sie weiter ausatmen, die Arme nach vorn über den Kopf strecken und Handflächen und Stirn auf den Boden legen.

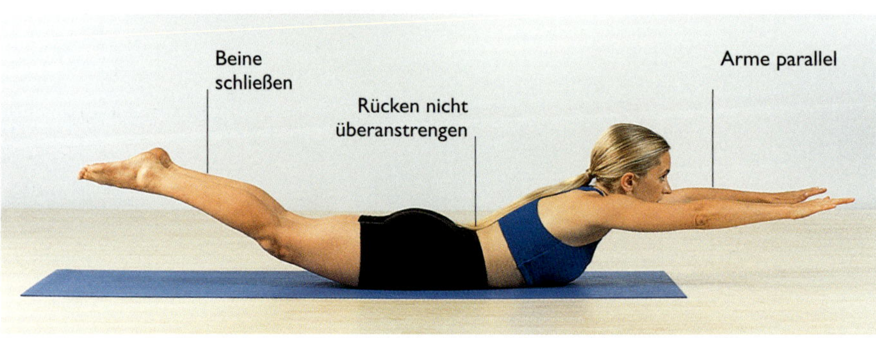

3 Beim Einatmen Arme und Beine so weit wie möglich anheben. Schambein und Bauch bleiben auf dem Boden. Blick geradeaus. Diese Position 3–5 Atemzüge lang halten.

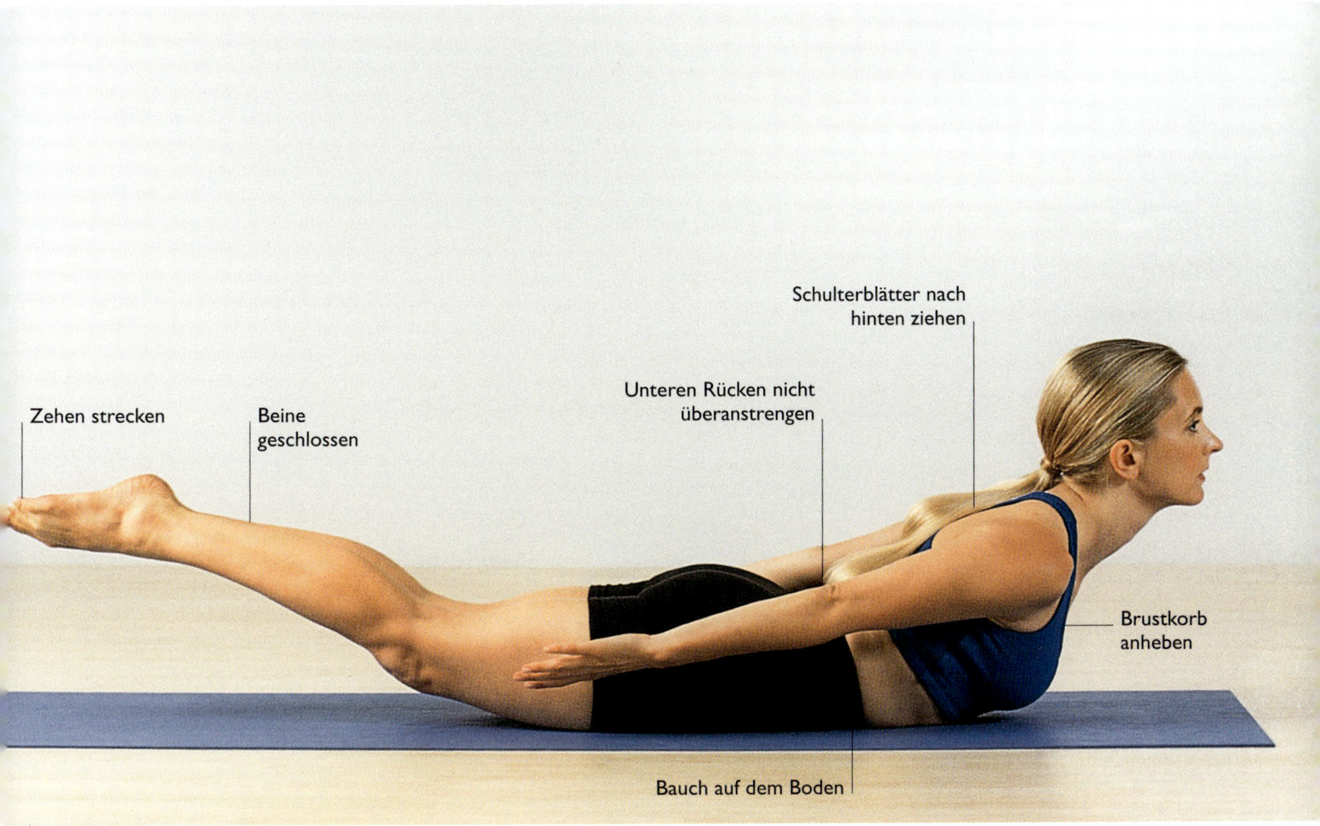
Schulterblätter nach hinten ziehen
Unteren Rücken nicht überanstrengen
Zehen strecken
Beine geschlossen
Brustkorb anheben
Bauch auf dem Boden

4 Beim Ausatmen Arme und Beine zum Boden senken. Die Arme an die Seiten nehmen, Handflächen nach oben. Beim Einatmen in die zweite Schlüsselposition gehen: Wiederum Arme und Beine anheben, so weit Sie können, ohne den unteren Rücken zu überanstrengen. Die Schultern unten lassen und den Brustkorb weiten. Diese Position 3–5 Atemzüge lang halten, Blick geradeaus.

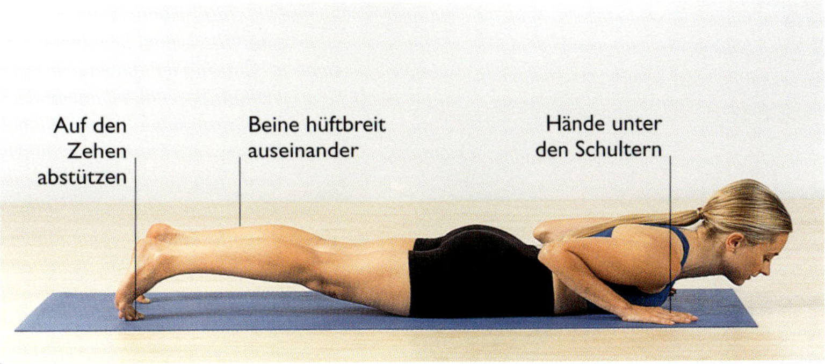
Auf den Zehen abstützen
Beine hüftbreit auseinander
Hände unter den Schultern

5 Beim Ausatmen die Beine senken und auf den Zehenspitzen abstützen. Die Hände neben der Brust auf dem Boden ablegen, die Ellbogen sind dicht am Körper. Leicht den Kopf anheben. Nun sind Sie bereit für die nächste Position.

ÜBERGANGSBEWEGUNG

Von der Heuschrecke zum Bogen

Von der Heuschrecke aus können Sie etliche Übergangspositionen einnehmen, die den fließenden Rhythmus der dynamischen Abfolge fortsetzen. Diese Positionen dehnen die Vorderseite des Körpers und entspannen den unteren Rücken, falls sich hier während der vorangegangenen Rückwärtsbeugen Spannungen aufgebaut haben sollten. Achten Sie darauf, dass Sie dem beschriebenen Atemmuster folgen.

1 Bauchlage, Hände unter den Schultern, Füße hüftbreit. Beim Einatmen auf die Fußrücken in ***Urdhva-Mukha-Shvanasana*** (S. 24) rollen. Die Brust anheben, Beine fest und weg vom Boden, Blick nach oben.

2 Beim Ausatmen die Hüften nach hinten oben ziehen. Über die Zehen in ***Adho-Mukha-Shvanasana*** (S. 25) rollen. Fersen und Handballen in den Boden drücken, um die Arme zu strecken, Blick nach hinten.

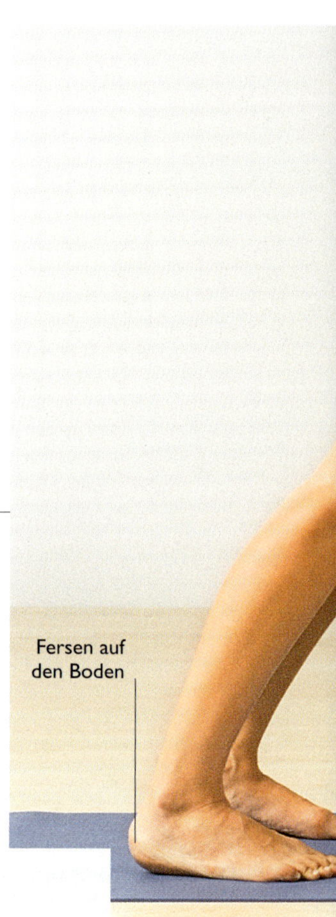
Fersen auf
den Boden

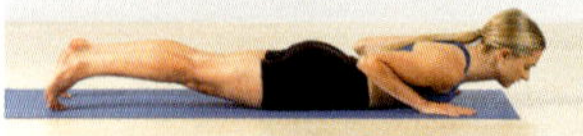

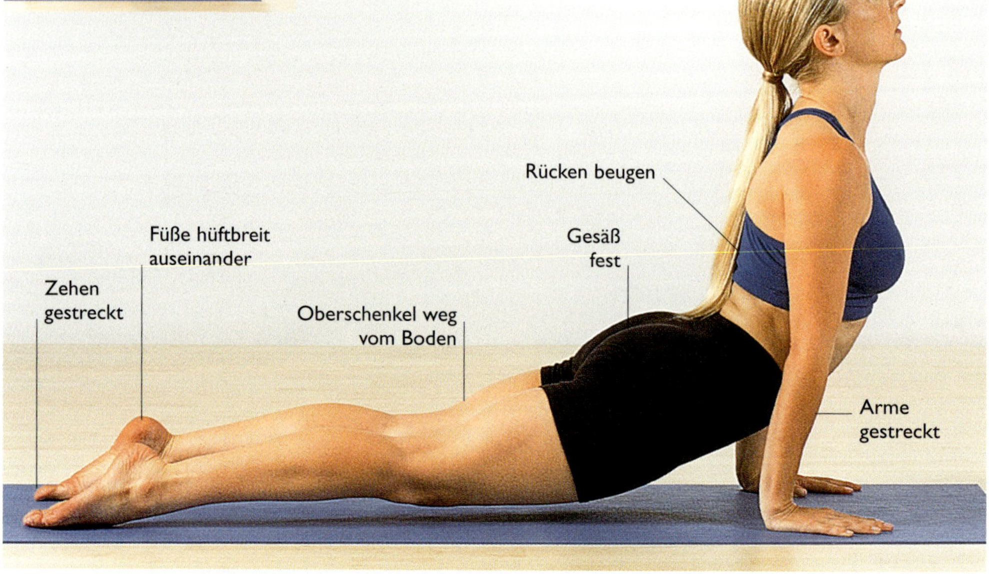
Rücken beugen
Füße hüftbreit
auseinander
Gesäß
fest
Zehen
gestreckt
Oberschenkel weg
vom Boden
Arme
gestreckt

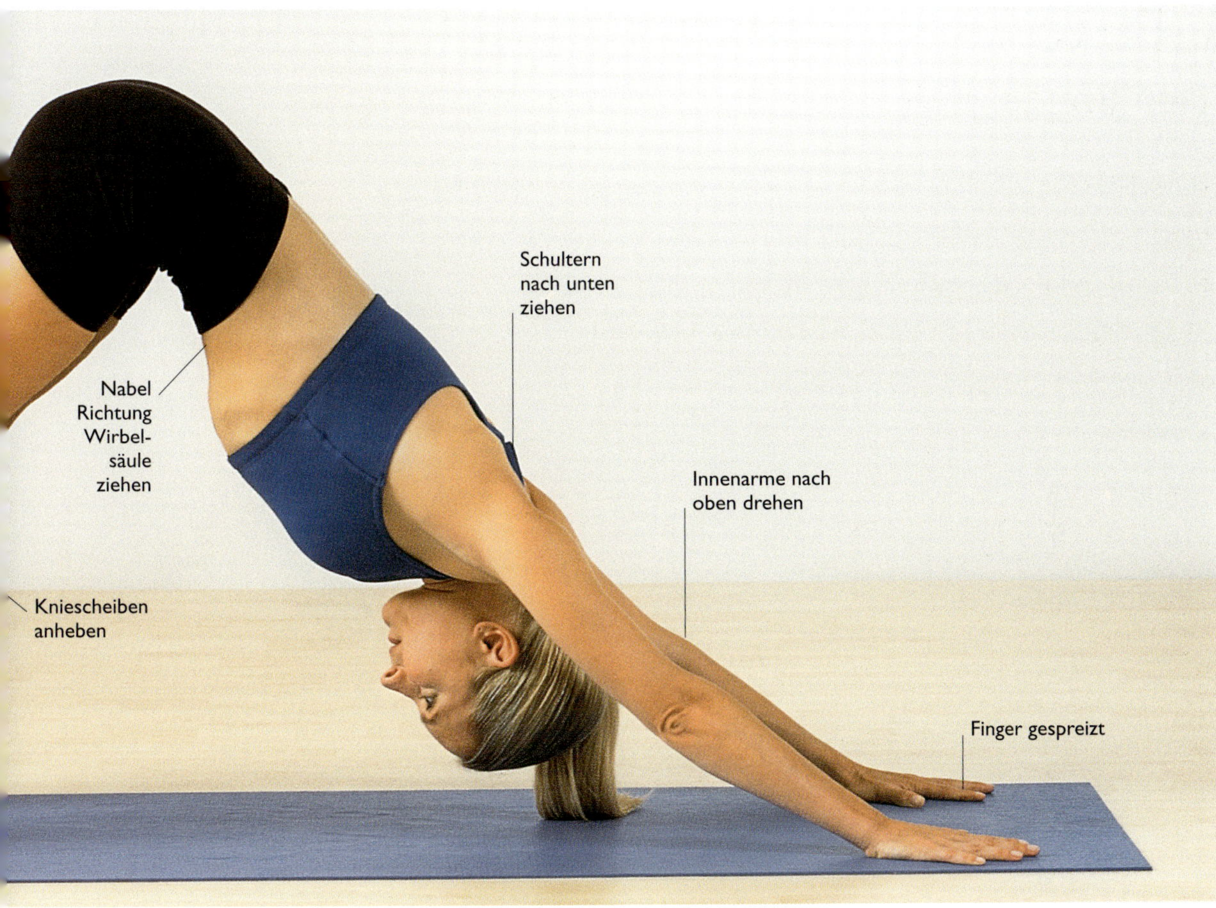
Schultern nach unten ziehen
Nabel Richtung Wirbel-säule ziehen
Innenarme nach oben drehen
Kniescheiben anheben
Finger gespreizt

3 Beim Einatmen den Oberkörper nach vorn verlagern. Wirbelsäule und Beine in einer geraden Linie halten. Den Nabel Richtung Wirbelsäule ziehen, um *Uddiyana-Bandha* zu aktivieren, und das Gesäß fest werden lassen. Blick nach unten.

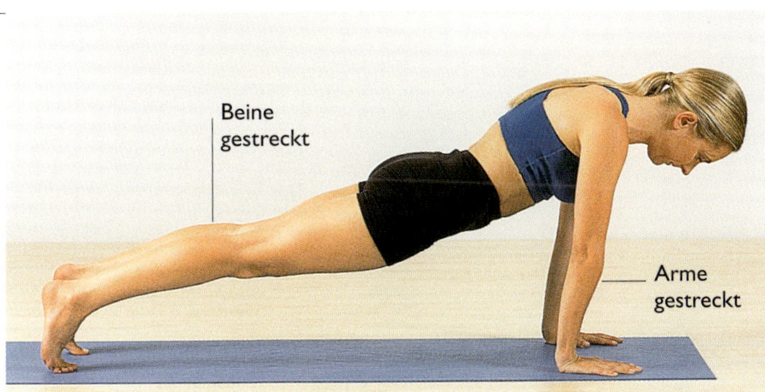
Beine gestreckt
Arme gestreckt

4 Beim Ausatmen den Körper zu Boden sinken lassen, Hände senkrecht unterhalb der Schultern, Ellbogen am Körper. Das Kinn ruht auf der Matte. Bis zur nächsten Übung so bleiben.

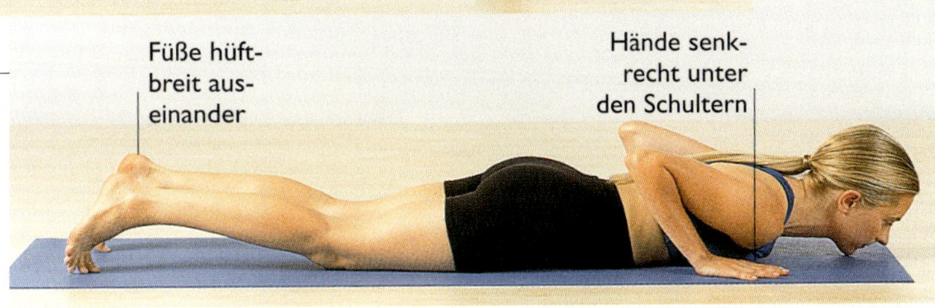
Füße hüft-breit aus-einander
Hände senk-recht unter den Schultern

DHANURASANA

Der Bogen

Im Sanskrit bedeutet *dhanu* »Bogen«. In dieser Position ist der Körper wie ein Bogen gespannt. Diese Haltung fördert die Elastizität der Wirbelsäule und massiert die Bauchorgane. Es ist wichtig, keine Spannung im unteren Rücken zu erzeugen und die Knie nicht zu überlasten. Wenn Sie Ihre Knöchel nicht erreichen, heben Sie die Beine und strecken die Hände nach hinten zu den Füßen. Halten Sie die Endposition 5 Atemzüge lang und wiederholen Sie die Übung.

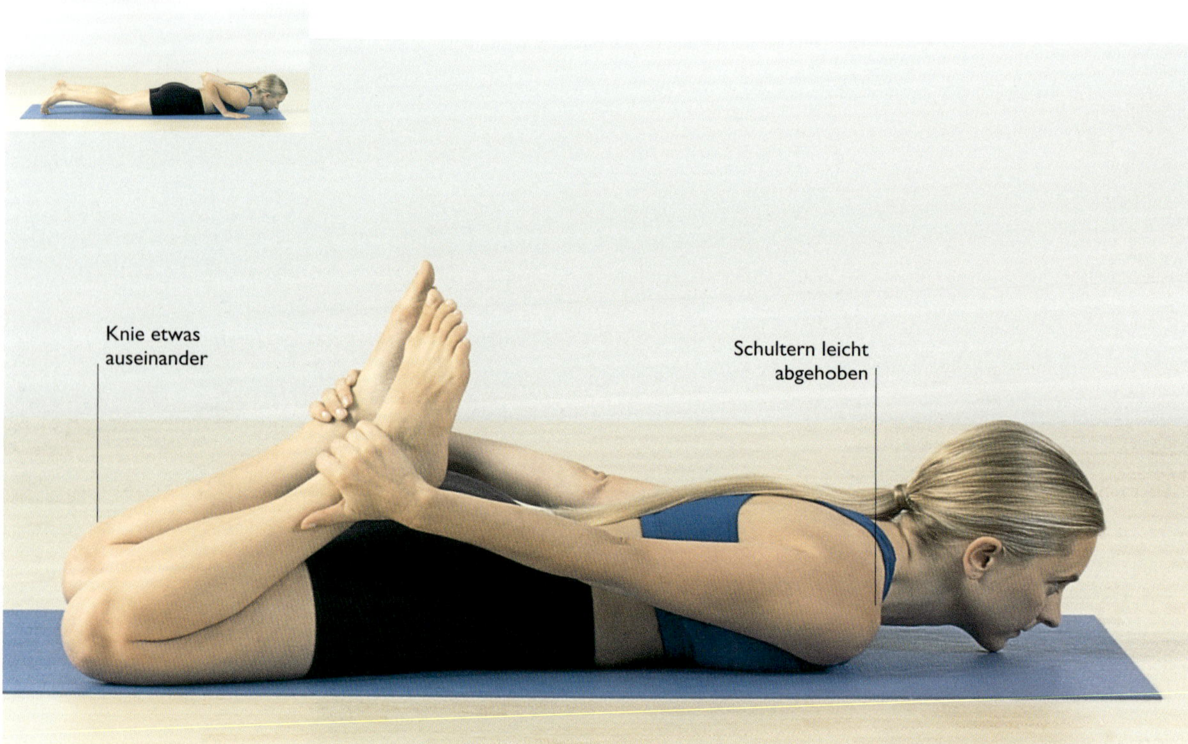

1 Bauchlage, Hände unter den Schultern. Beim Einatmen die Beine beugen, das Schambein in den Boden drücken. Die Arme nach hinten strecken und die Knöchel umfassen. Vollständig ausatmen.

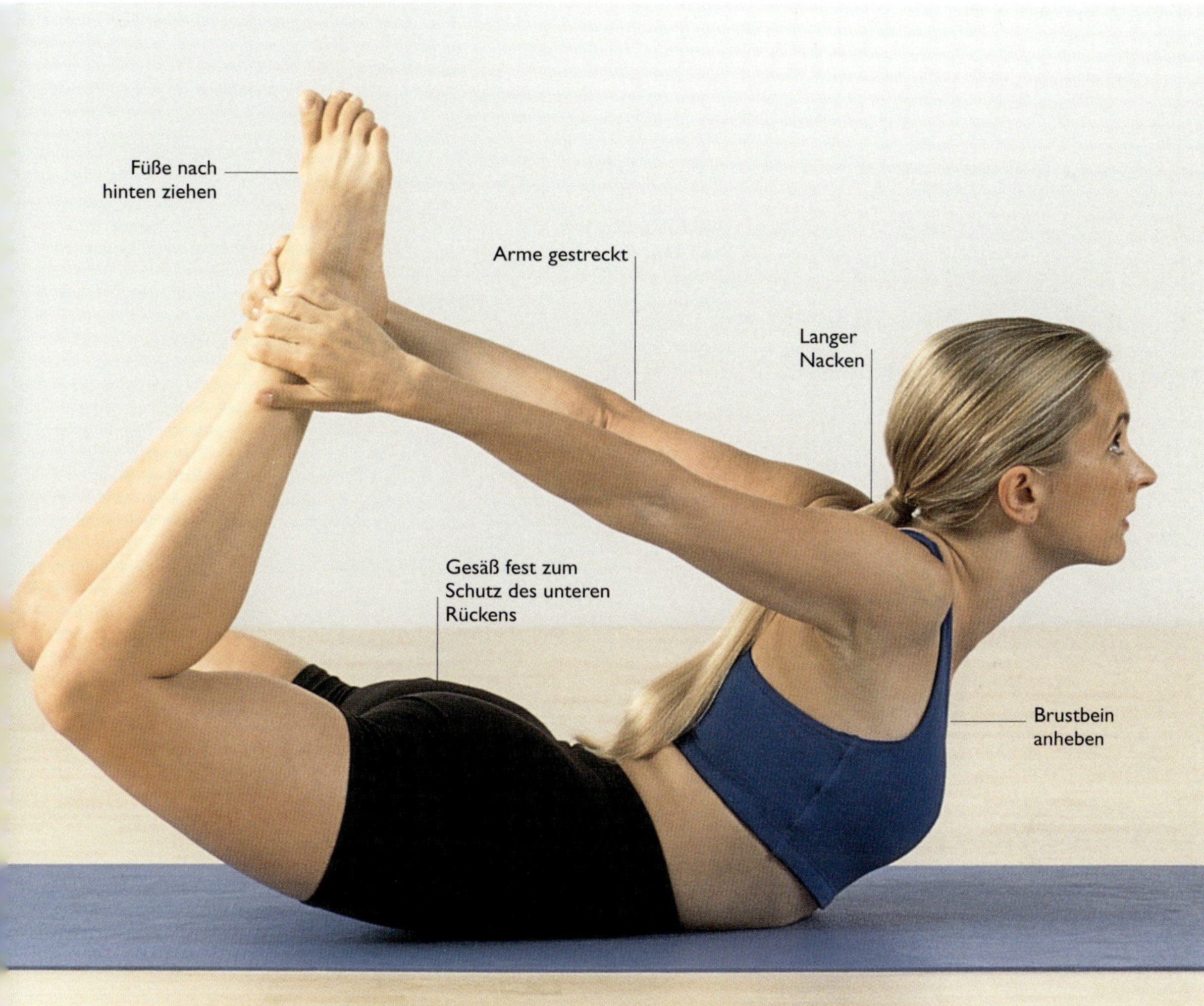
Füße nach hinten ziehen
Arme gestreckt
Langer Nacken
Gesäß fest zum Schutz des unteren Rückens
Brustbein anheben

2 Beim Einatmen Beine und Brustkorb anheben, die Schienbeine ziehen nach hinten. Arme strecken und den Rücken beugen. Diese Position 5 Atemzüge lang halten.

3 Beim Ausatmen die Knöchel loslassen und Beine und Brustkorb senken. Hände und Kinn auf dem Boden ablegen. Die Sequenz wiederholen. Das nächste *Asana* beginnt mit dieser Haltung.

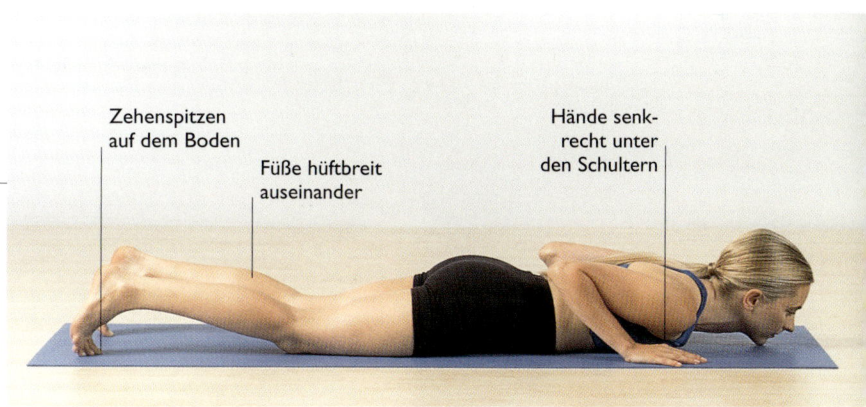
Zehenspitzen auf dem Boden
Füße hüftbreit auseinander
Hände senkrecht unter den Schultern

ÜBERGANGSBEWEGUNG

Vom Bogen zum Sitzen

Diese Sequenz zeigt Übergangsbewegungen von der Bauchlage zum Sitzen. Sie lernen, den ganzen Körper ohne Anstrengung anzuheben. Der darin integrierte Sprung stärkt die Bauchmuskulatur. Verbinden Sie jede Bewegung entsprechend der Anweisung mit Ausatmung oder Einatmung.

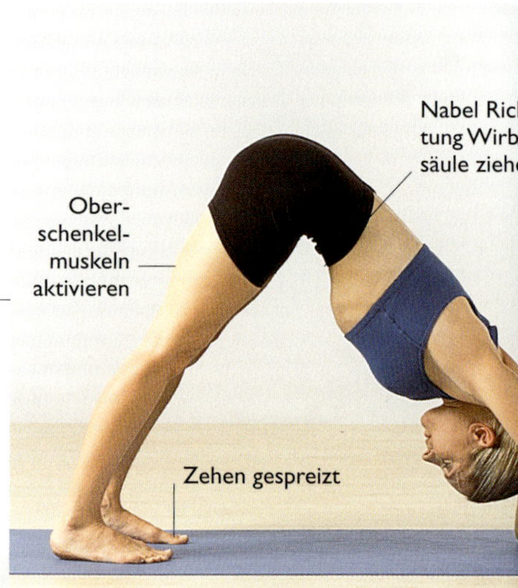
Nabel Ric
tung Wirb
säule zieh
Ober-
schenkel-
muskeln
aktivieren
Zehen gespreizt

2 Beim Ausatmen die Hüften hochziehen, das Sitzbein zur Decke schieben (*Adho-Mukha-Shvanasana*, S. 25) Blick zwischen die Beine. Vollständig einatmen.

1 Bauchlage, Zehenspitzen auf dem Boden. Beim Einatmen den Oberkörper nach vorn schieben und den Brustkorb anheben, um in *Urdhva-Mukha-Shvanasana* (S. 24) zu kommen. Nur die Fußrücken ruhen auf dem Boden. Die Vorderseite des Körpers vom Schambein bis zum Brustbein dehnen, Blick nach oben.

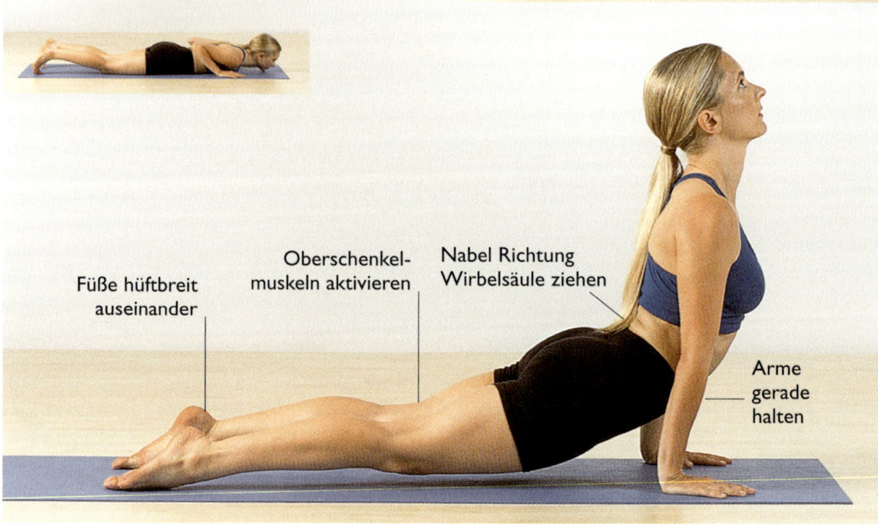
Füße hüftbreit
auseinander
Oberschenkel-
muskeln aktivieren
Nabel Richtung
Wirbelsäule ziehen
Arme
gerade
halten

Die Sequenz auf einen Blick

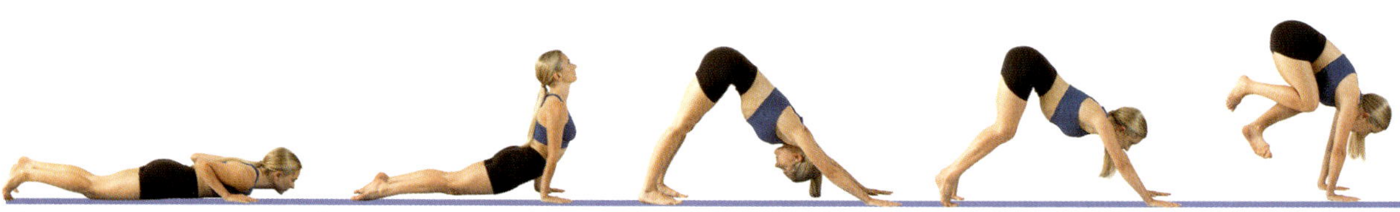

Ausatmen.............. Einatmen.......... Ausatmen, Einatmen... Ausatmung beginnen....... Ausatmen.

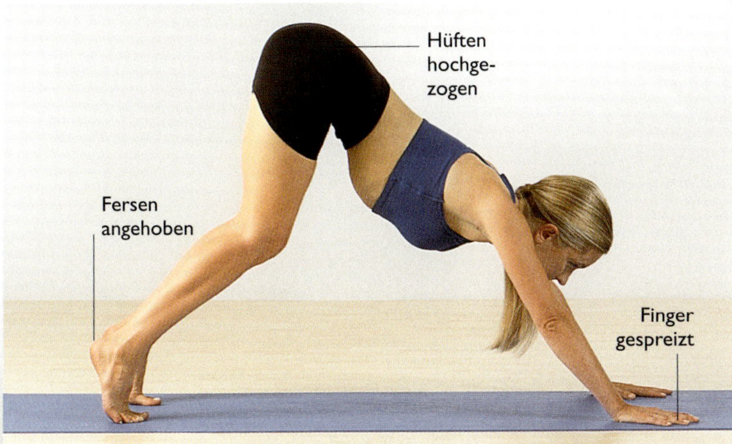

3 Mit Beginn der Ausatmung die Knie beugen und die Fersen anheben. Sie stehen jetzt auf den Fußballen. Blick nach vorn zwischen die Hände.

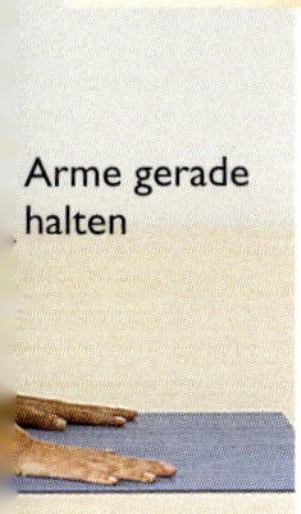

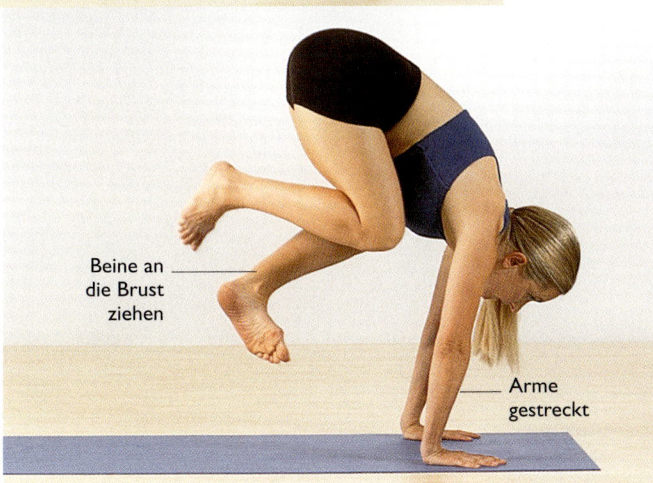

4 Weiter ausatmen, das Gewicht auf die Hände verlagern, mit den Füßen abstoßen und in der Luft die Beine kreuzen, während Sie sie zum Oberkörper bringen.

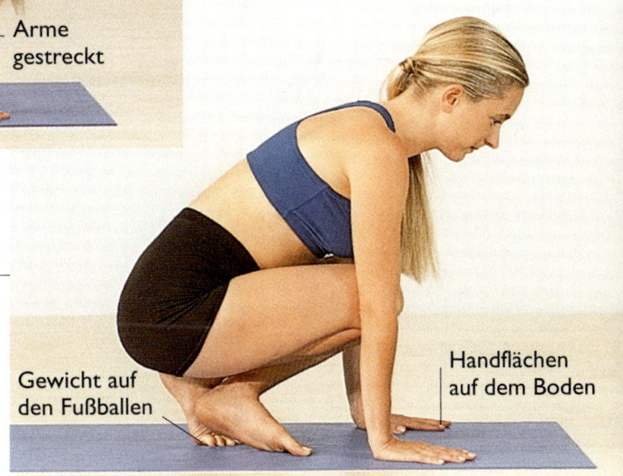

5 Am Ende der Ausatmung mit den gekreuzten Füßen so nah wie möglich bei den Händen landen. In dieser Hockstellung bleiben.

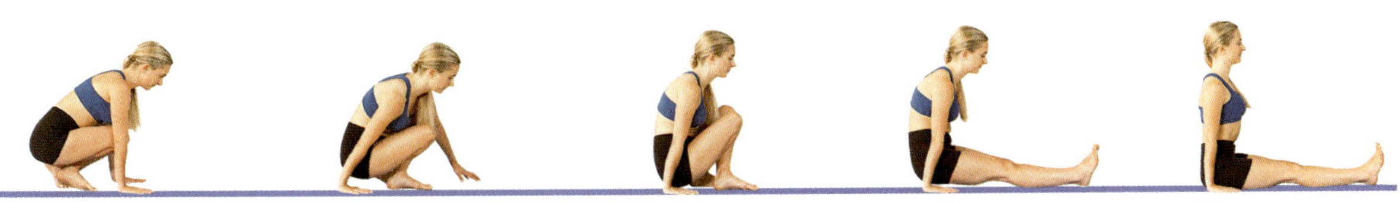

…usatmung beenden.... Einatmung beginnen..... Einatmung beenden... Ausatmen.......... Einatmen

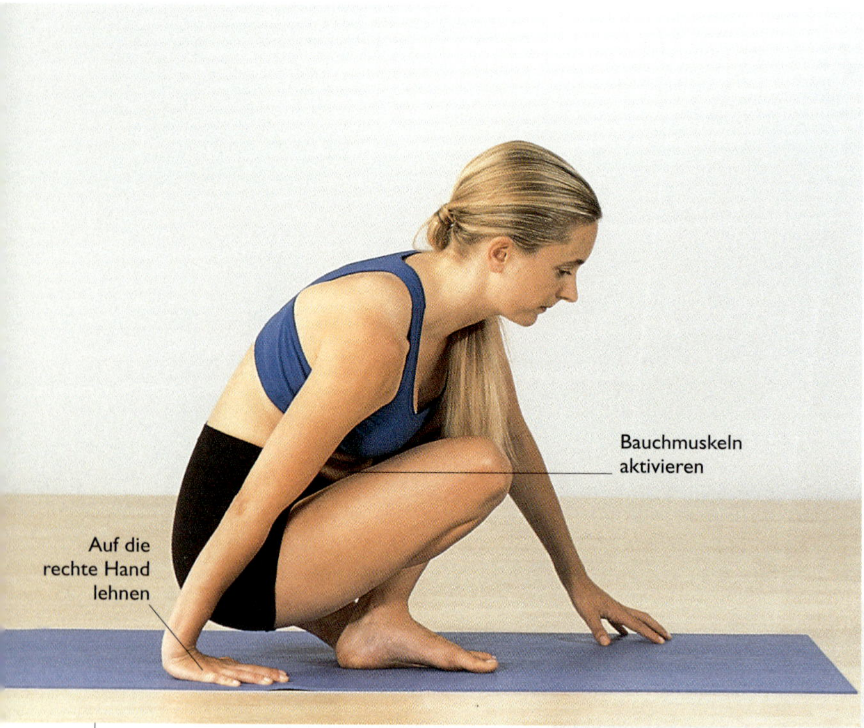

6 Beim Einatmen die rechte Handfläche hinter der rechten Hüfte auf den Boden legen, die Finger zeigen nach vorn. Zurücklehnen, so dass die rechte Hand das Körpergewicht trägt. Die linke Ferse fest auf dem Boden lassen.

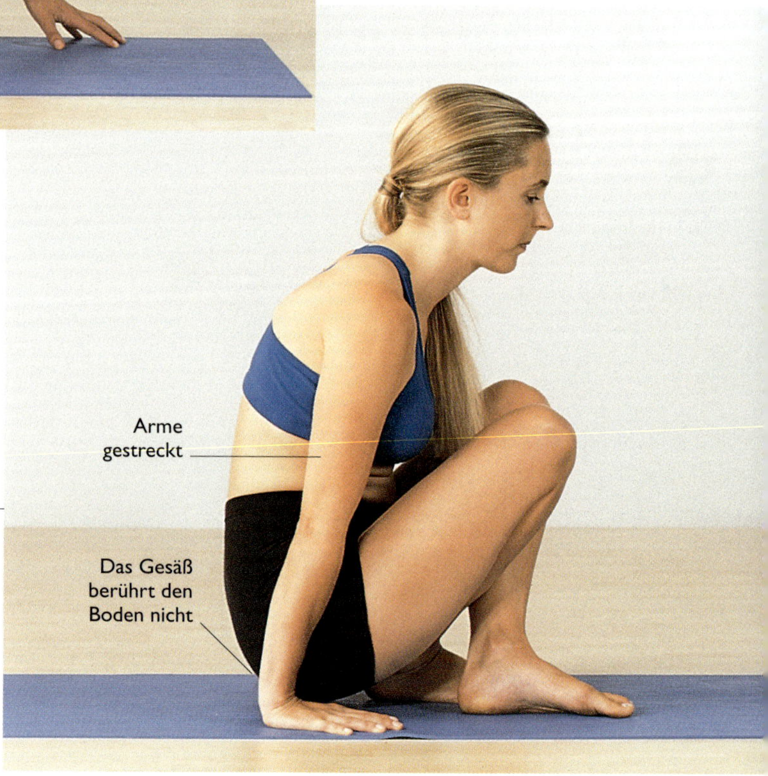

7 Weiter einatmen und die linke Hand hinter die linke Hüfte legen. Auf beide Hände aufstützen, das Gesäß berührt den Boden nicht. Die Bauchmuskeln aktivieren.

8 Mit der Ausatmung beginnen, währenddessen beide Beine zugleich nach vorn strecken. ***Mula-Bandha*** aktivieren. Das Gesäß erst absenken, wenn die Fersen den Boden berühren. Das Gewicht ruht auf den Händen, Blick zu den großen Zehen.

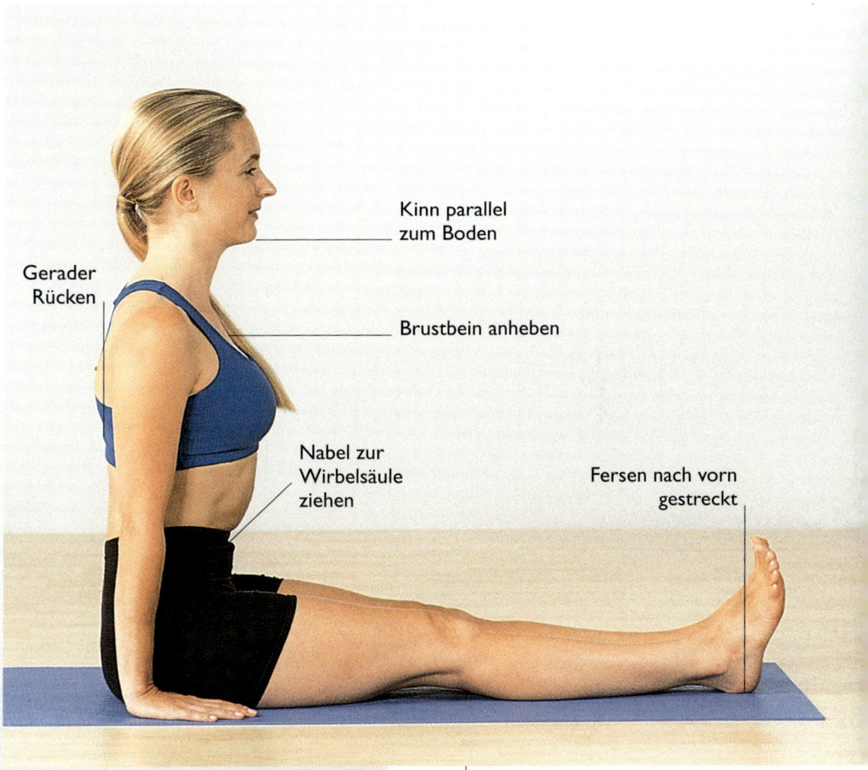
Kinn parallel zum Boden
Gerader Rücken
Brustbein anheben
Nabel zur Wirbelsäule ziehen
Fersen nach vorn gestreckt

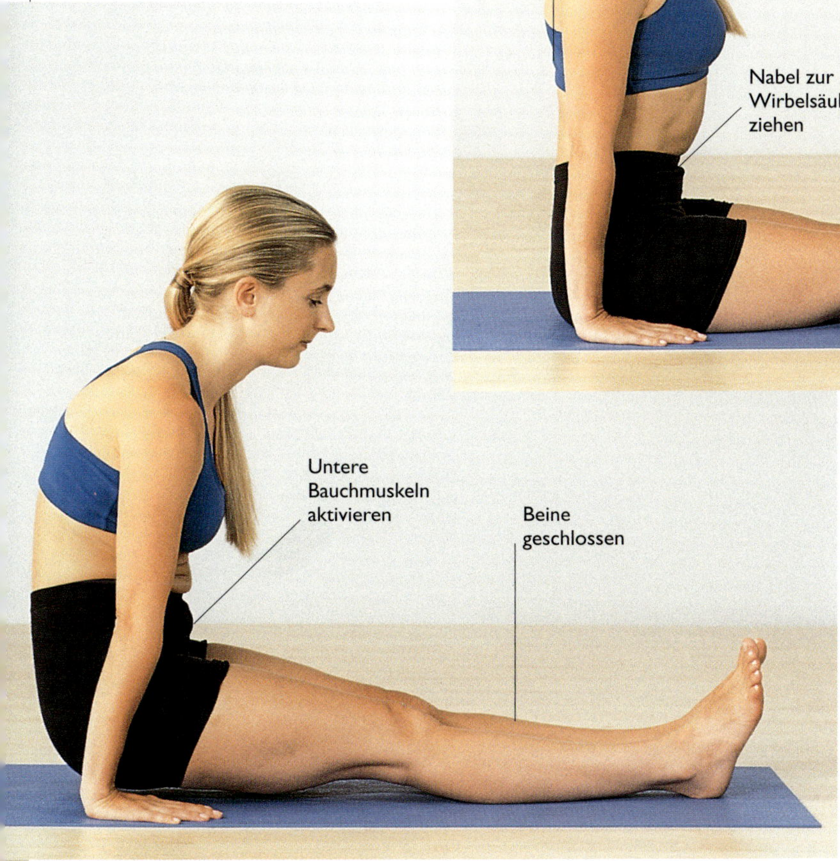
Untere Bauchmuskeln aktivieren
Beine geschlossen

9 Am Ende der Ausatmung aufrecht auf dem Sitzbein sitzen, die Hände neben den Hüften, in der sitzenden Stockhaltung ***Dandasana.*** Die Fersen nach vorn strecken, Blick geradeaus. Vollständig einatmen. Die nächste Übung beginnt mit dieser Position.

URDHVA-DHANURASANA

Die Brücke

Im Sanskrit bedeutet *urdhva* »aufwärts« und *dhanu* »Bogen«. In dieser Position bildet der Körper einen Bogen. Das entspannt die ganze Vorderseite des Körpers, weitet den Brustkorb und vertieft die Atmung. Wenn Sie unter Rückenbeschwerden oder -verletzungen leiden, sollten Sie vor dieser Übung Ihren Arzt konsultieren oder die Alternative für Anfänger praktizieren. Halten Sie die Endposition 5 Atemzüge lang und wiederholen Sie die Übung ein- bis zweimal.

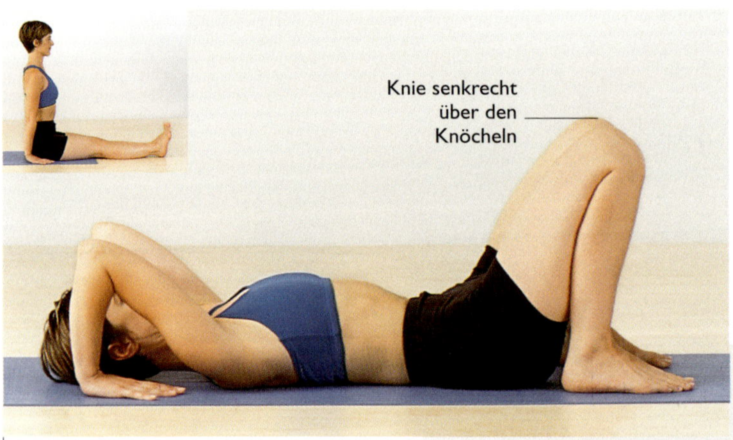

1 Die Übung in *Dandasana* beginnen, die Beine sind ausgestreckt, die Handflächen seitlich auf dem Boden. Beim Ausatmen hinlegen, die Knie beugen und die Füße etwas breiter als die Hüften aufstellen. Die Zehen zeigen während der ganzen Übung nach vorn. Die Handflächen oberhalb der Schultern aufsetzen, die Fingerspitzen zeigen in dieselbe Richtung wie die Zehen.

2 Beim Einatmen die Hüften anheben und den Scheitel auf den Boden bringen. Mit Händen und Füßen vom Boden wegdrücken. Gleichmäßig Hände und Füße in den Boden pressen, Blick geradeaus.

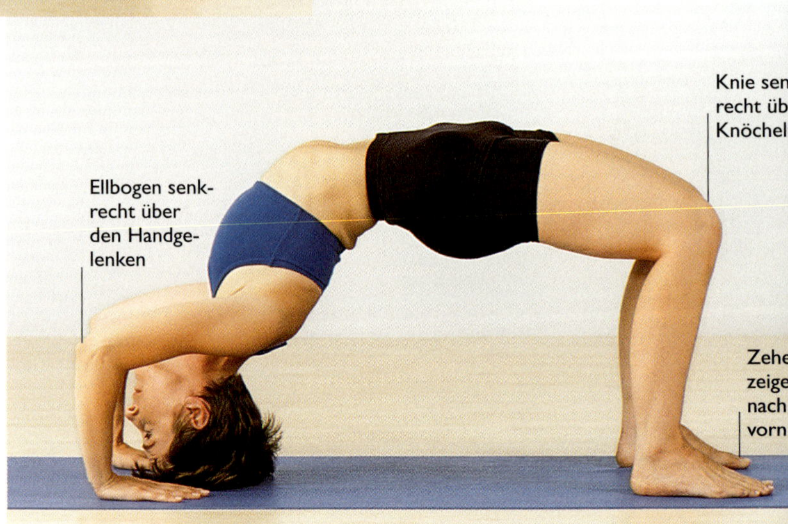

3 Ausatmen und *Mula–Bandha* aktivieren. Beim Einatmen Füße und Hände nach unten drücken, die Hüften anheben und die Arme strecken. Gesäß und Oberschenkel aktivieren, Blick geradeaus. 5 Atemzüge lang halten.

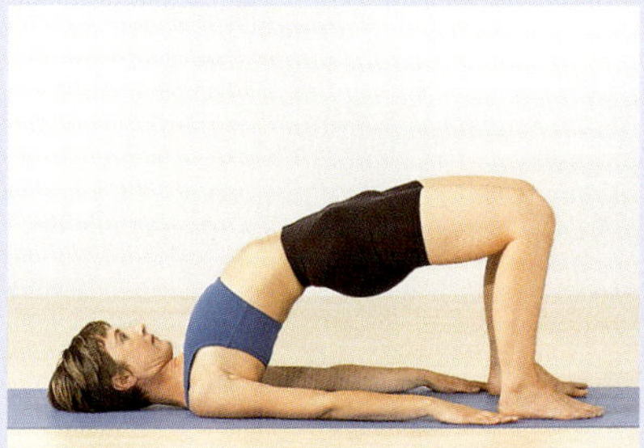

ANFÄNGER
Die Füße gleichmäßig in den Boden drücken, die Oberschenkelmuskeln aktivieren und die Hüften so hoch wie möglich anheben. Die Schultern bleiben auf dem Boden.

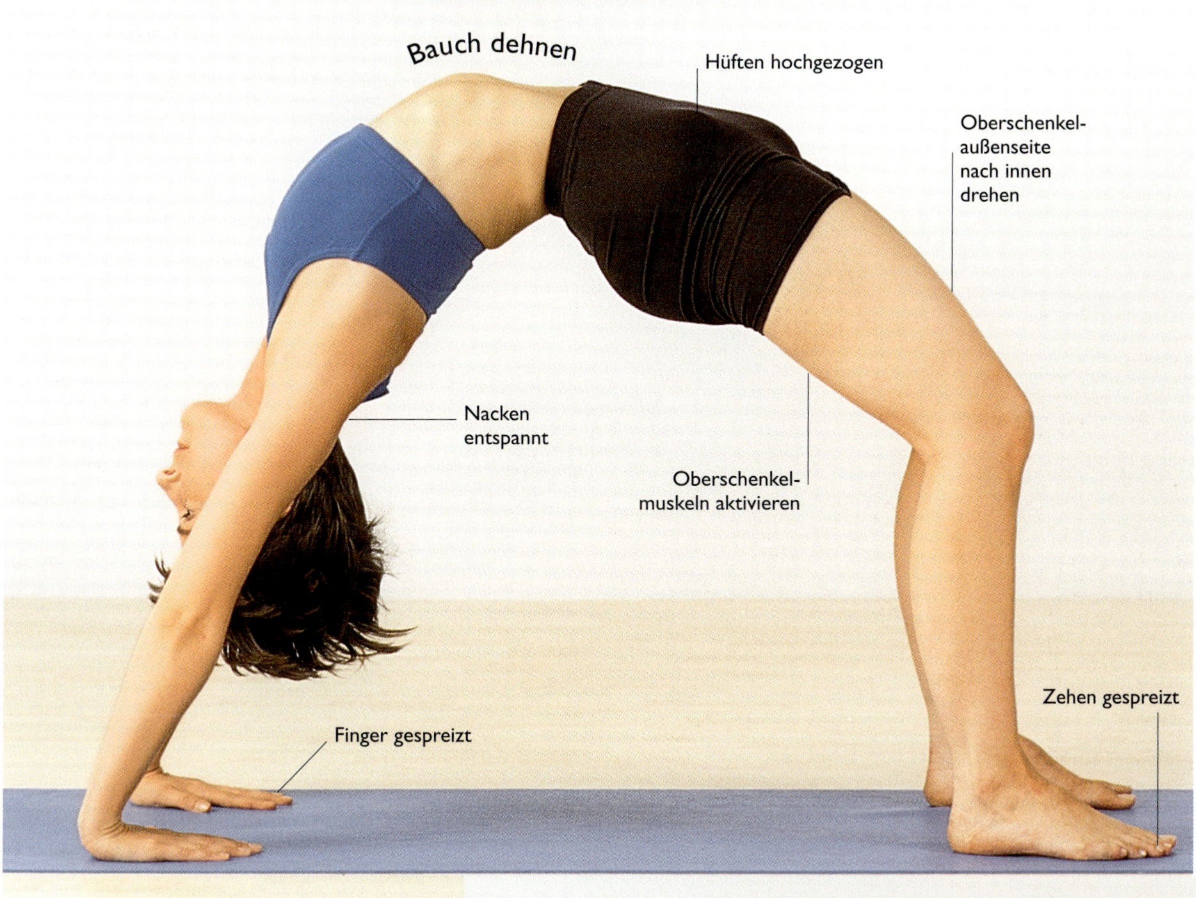
Bauch dehnen
Hüften hochgezogen
Oberschenkel-außenseite nach innen drehen
Nacken entspannt
Oberschenkel-muskeln aktivieren
Zehen gespreizt
Finger gespreizt

4 Beim Ausatmen die Hüften zu Boden senken. Arme und Beine beugen, bis Sie sich wieder in der Ausgangsposition befinden. Ausruhen und die Übung ein- bis zweimal wiederholen, bevor Sie fortfahren.

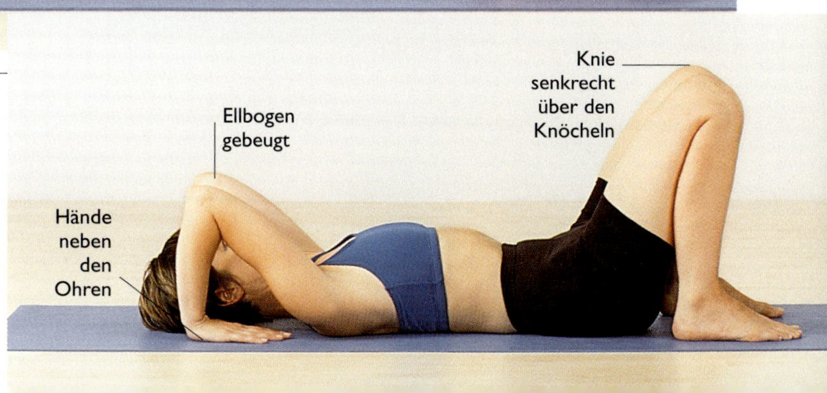
Knie senkrecht über den Knöcheln
Ellbogen gebeugt
Hände neben den Ohren

URDHVA-PRASARITA-PADASANA

Nach oben gestreckter Fuß

Diese Übung stärkt den unteren Rücken und die Bauchmuskeln und reduziert den Taillenumfang. Beachten Sie, dass jede Bewegung mit der Ausatmung verbunden ist, keine mit der Einatmung. Atmen Sie bei jeder der beiden Schlüsselpositionen vollständig ein. Machen Sie die Übung zwei- bis dreimal.

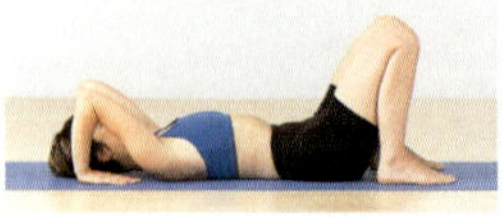

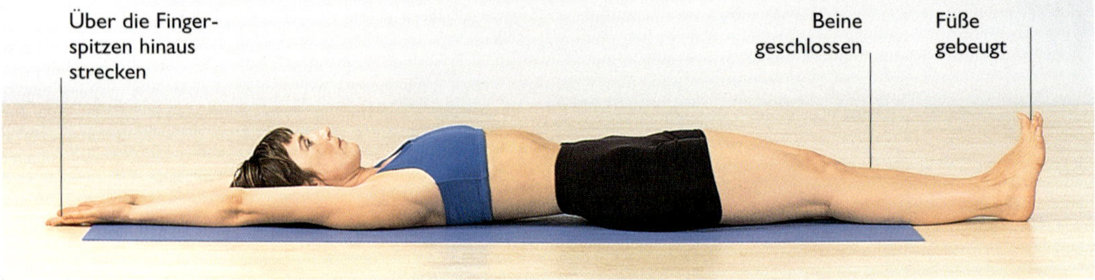
Über die Fingerspitzen hinaus strecken
Beine geschlossen
Füße gebeugt

1 Sie liegen mit aufgestellten Füßen auf dem Rücken. Beim Einatmen die Arme nach hinten führen und den ganzen Körper strecken. Die Beine schließen und strecken. Die Fersen nach vorn schieben, der Blick geht geradeaus.

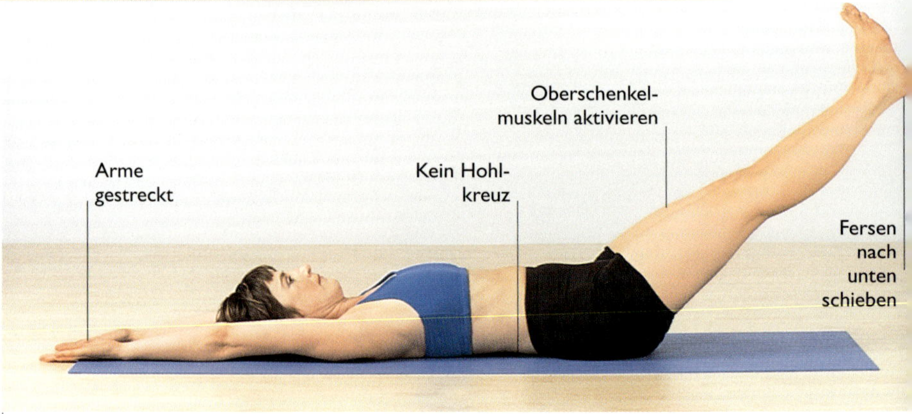
Oberschenkelmuskeln aktivieren
Arme gestreckt
Kein Hohlkreuz
Fersen nach unten schieben

2 Beim Ausatmen die Beine im 45-Grad-Winkel anheben und den unteren Rücken aus der Taille heraus Richtung Boden ziehen. Die Rückseite der Beine dehnen. Die Beine in dieser Position halten und tief einatmen, Blick nach oben.

3 Beim Ausatmen die Beine im 90-Grad-Winkel anheben, gestreckt und geschlossen halten, die Fußsohlen zeigen zur Decke. Diese Position halten und tief einatmen, Blick zur Decke.

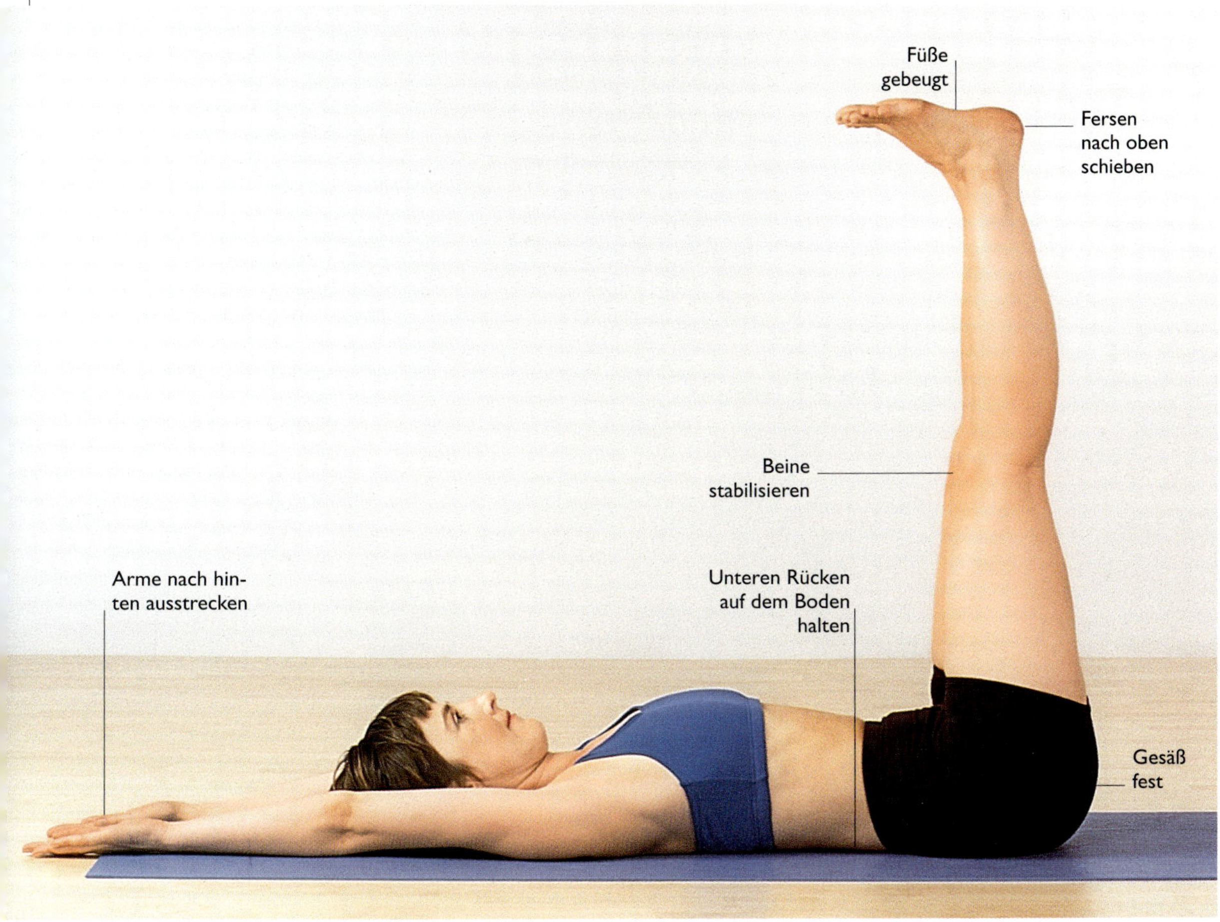
Füße
gebeugt
Fersen
nach oben
schieben
Beine
stabilisieren
Arme nach hinten ausstrecken
Unteren Rücken
auf dem Boden
halten
Gesäß
fest

4 Beim Ausatmen beide Beine gleichzeitig sinken lassen. Arme und Beine strecken. Vor der nächsten Übung die Sequenz ein- oder zweimal wiederholen.

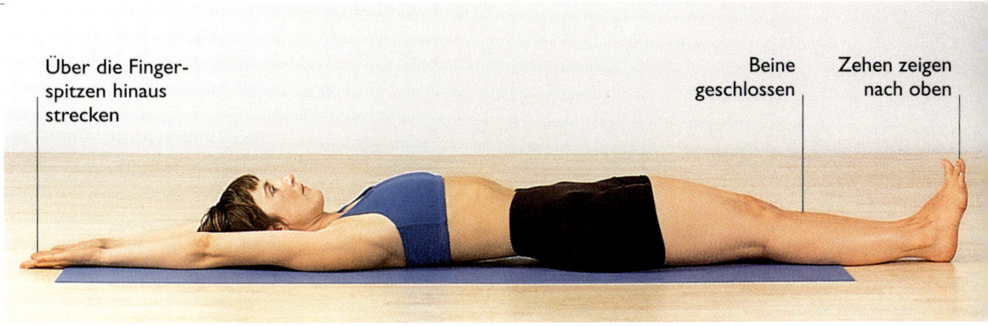
Über die Fingerspitzen hinaus strecken
Beine
geschlossen
Zehen zeigen
nach oben

JATHARA-PARIVARTANASANA

Krokodil mit seitlich ausgestreckten Beinen

Die sanfte Drehung der Wirbelsäule in dieser Position entspannt auch die Rückenmuskulatur. Sie ist die Gegenbewegung zu den Rückwärtsbeugen und bereitet den Körper auf die Übungen im Sitzen vor. *Jathara-Parivartanasana* empfiehlt sich vor allem dann, wenn Sie müde oder gestresst sind. Beachten Sie, dass Bewegung hier nur zusammen mit der Ausatmung stattfindet. Legen Sie die Beine einmal rechts, einmal links ab und wiederholen Sie die Übung zweimal.

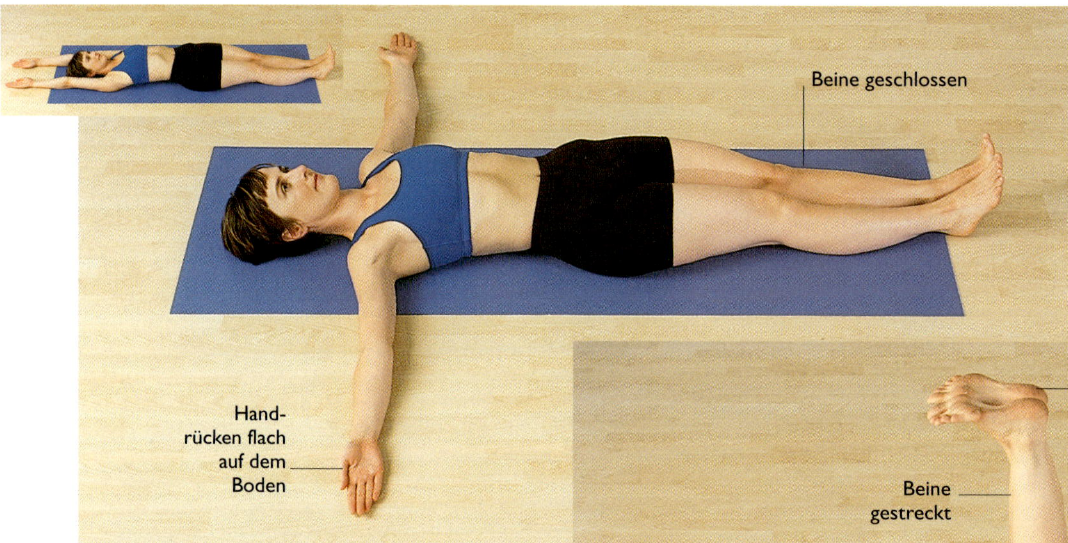
Beine geschlossen
Handrücken flach auf dem Boden

1 Sie liegen mit über den Kopf gestreckten Armen und ausgestreckten Beinen auf dem Rücken. Beim Einatmen die Arme zur Seite führen, Handflächen nach oben.

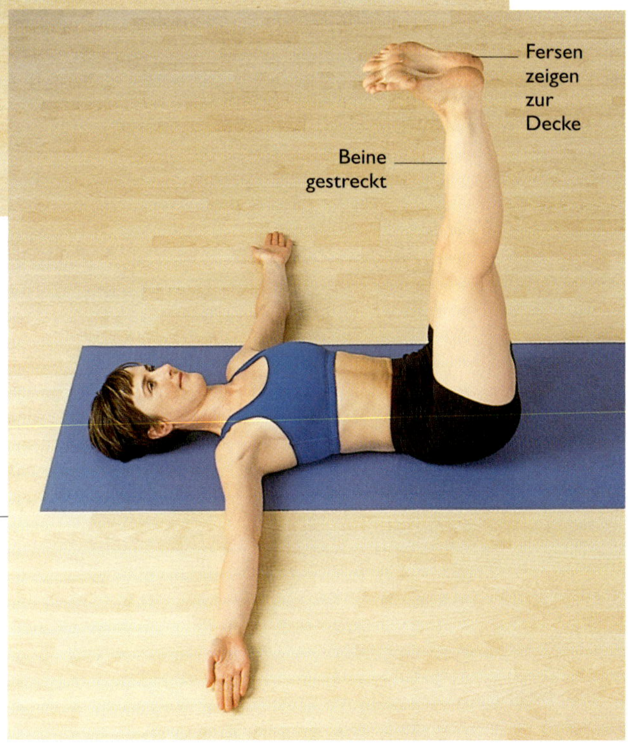
Fersen zeigen zur Decke
Beine gestreckt

2 Beim Ausatmen die Bauchmuskeln aktivieren und die Beine senkrecht anheben. Vorsicht: kein Hohlkreuz machen! Die Fersen zur Decke strecken. Diese Position eine Einatmungsphase lang halten.

3 Beide Beine beim Ausatmen nach rechts zu Boden sinken lassen, die Füße so nah wie möglich bei der rechten Hand. Den Kopf nach links drehen. Einmal ganz einatmen. Dann mit der Ausatmung die Beine wieder im 90-Grad-Winkel anheben und nach links sinken lassen, der Kopf dreht nach rechts. Schritt 1–3 zweimal wiederholen.

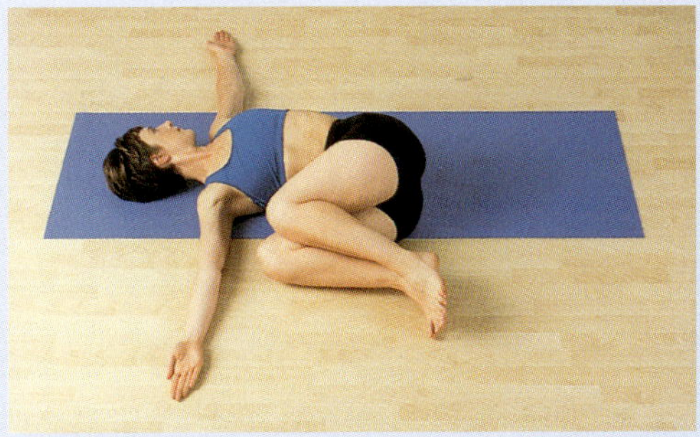

ANFÄNGER

Wenn Sie beide Beine nicht gestreckt absenken können, winkeln Sie sie vorher an. Die Knie so nah wie möglich am rechten Arm zum Boden bringen.

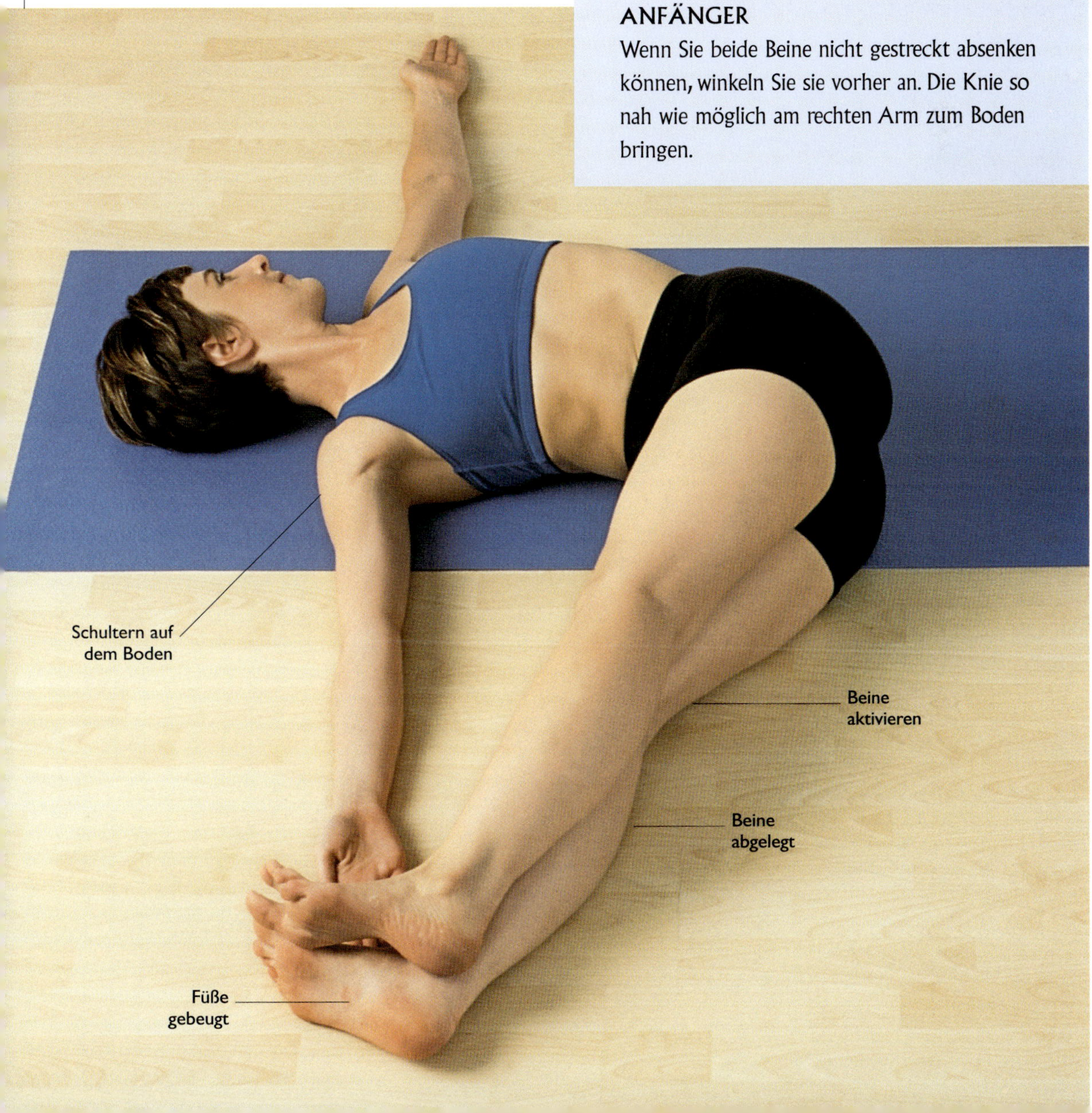
Schultern auf dem Boden
Beine aktivieren
Beine abgelegt
Füße gebeugt

ÜBERGANGSBEWEGUNG

Von der Rückenlage zum Sitzen

Mit dieser Übergangsbewegung lernen Sie, wie Sie Körpergewicht und Schwung einsetzen, um nach vorn in die Sitzposition zu gelangen. Wenn Sie es richtig machen, brauchen Sie für diese Bewegung kaum Kraft. Die Übung stärkt die Bauchmuskeln, ohne den unteren Rücken zu belasten.

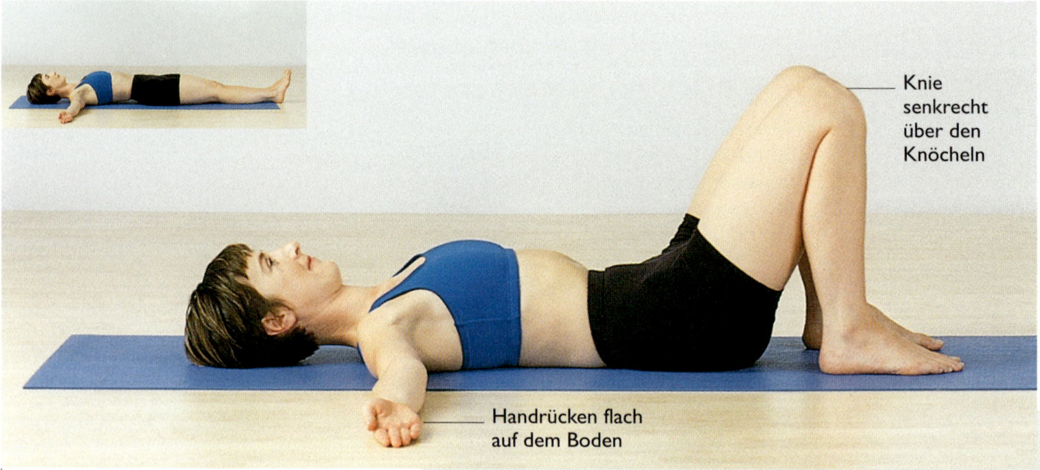
Knie senkrecht über den Knöcheln
Handrücken flach auf dem Boden

1 Sie liegen mit ausgestreckten Beinen auf dem Rücken, die Arme im rechten Winkel zum Körper. Beim Einatmen die Knie beugen und aufstellen. Die Füße nah am Gesäß auf den Boden setzen.

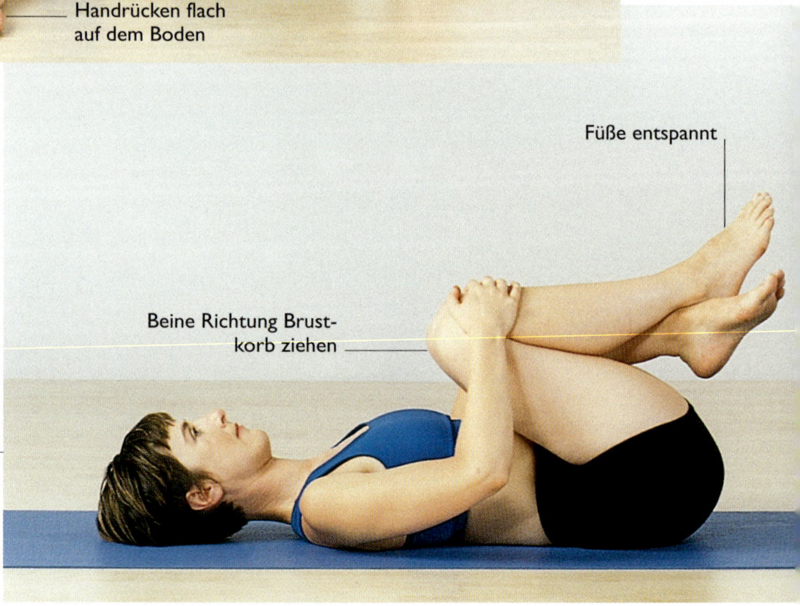
Füße entspannt
Beine Richtung Brustkorb ziehen

2 Beim Ausatmen Schienbeine kreuzen, Beine von außen unterhalb der Knie fassen und Richtung Brust ziehen.

5 Beim Ausatmen aufrecht sitzen. Rücken lang, Brustbein angehoben, Fußaußenseiten auf dem Boden, Hände unterhalb der Knie, Blick geradeaus. Von hier aus beginnen Sie die nächste Übung.

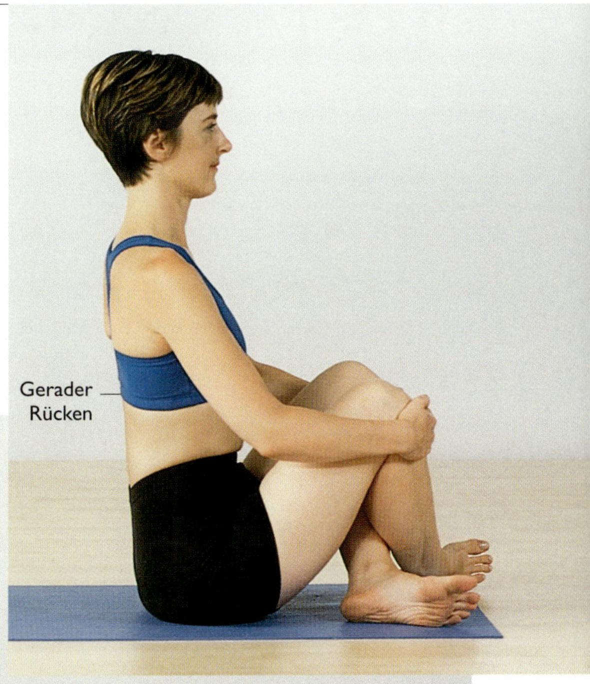

4 Weiter einatmen und den Schwung der Bewegung nutzen, um aufs Sitzbein zu rollen.

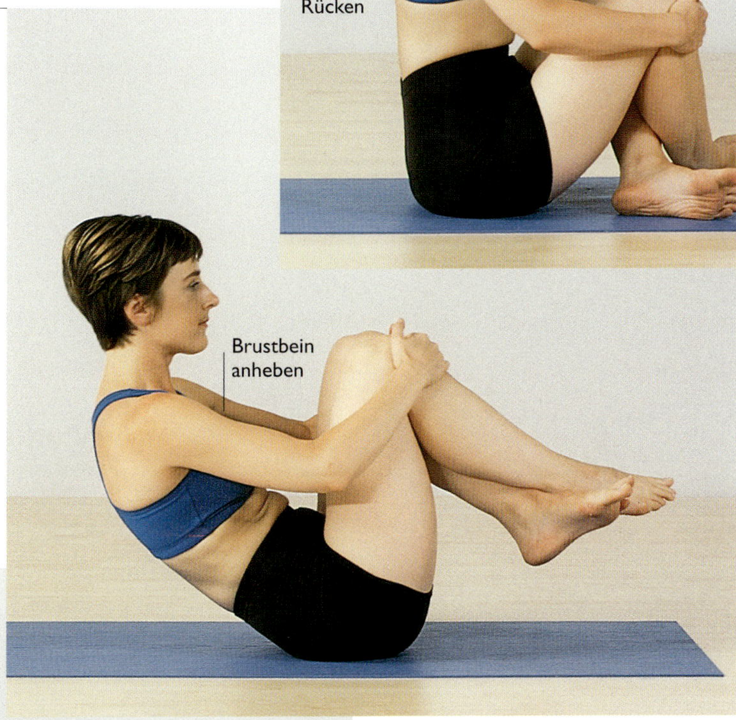

3 Beim Einatmen zurückrollen, mittlerer und unterer Rücken heben dabei vom Boden ab. Die Beine ganz nah an den Körper heranziehen.

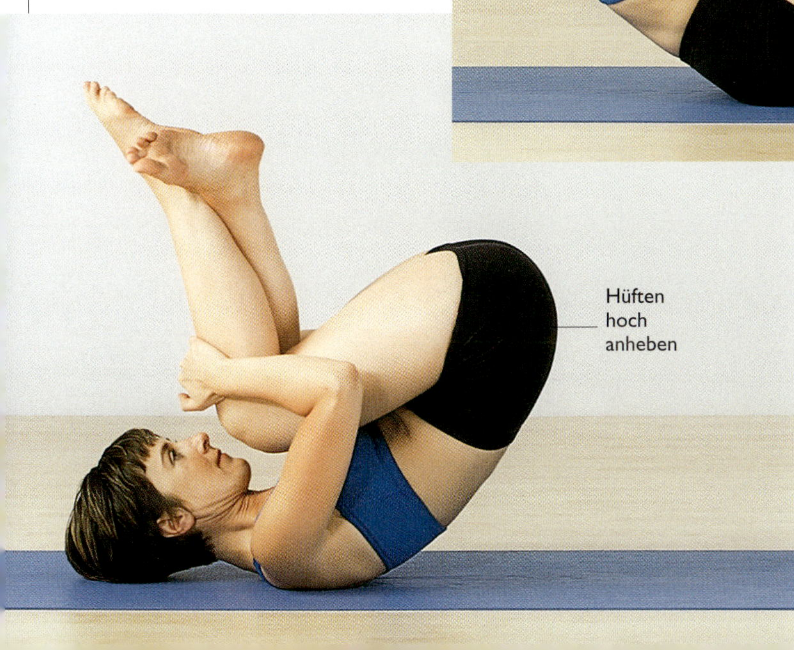

ARDHA-NAVASANA

Das halbe Boot

Im Sanskrit bedeutet *ardha* »halb« und *nava* »Boot«. Die Körperhaltung ähnelt in dieser Position einem Boot. Achten Sie darauf, den Nacken nicht zu überlasten, wenn Sie die Beine ausstrecken. Mit zunehmender Übung kräftigt sich der Rücken, und Sie können die Position leichter und geschmeidiger einnehmen. Halten Sie diese Position 5 Atemzüge lang und machen Sie die Übung dreimal.

1 Mit aufgestellten, gekreuzten Füßen auf dem Boden sitzen, Hände unterhalb der Knie. Beim Einatmen die Füße nebeneinander auf den Boden stellen. Die Finger hinter dem Kopf verschränken, die Ellbogen zeigen nach vorn, Blick geradeaus.

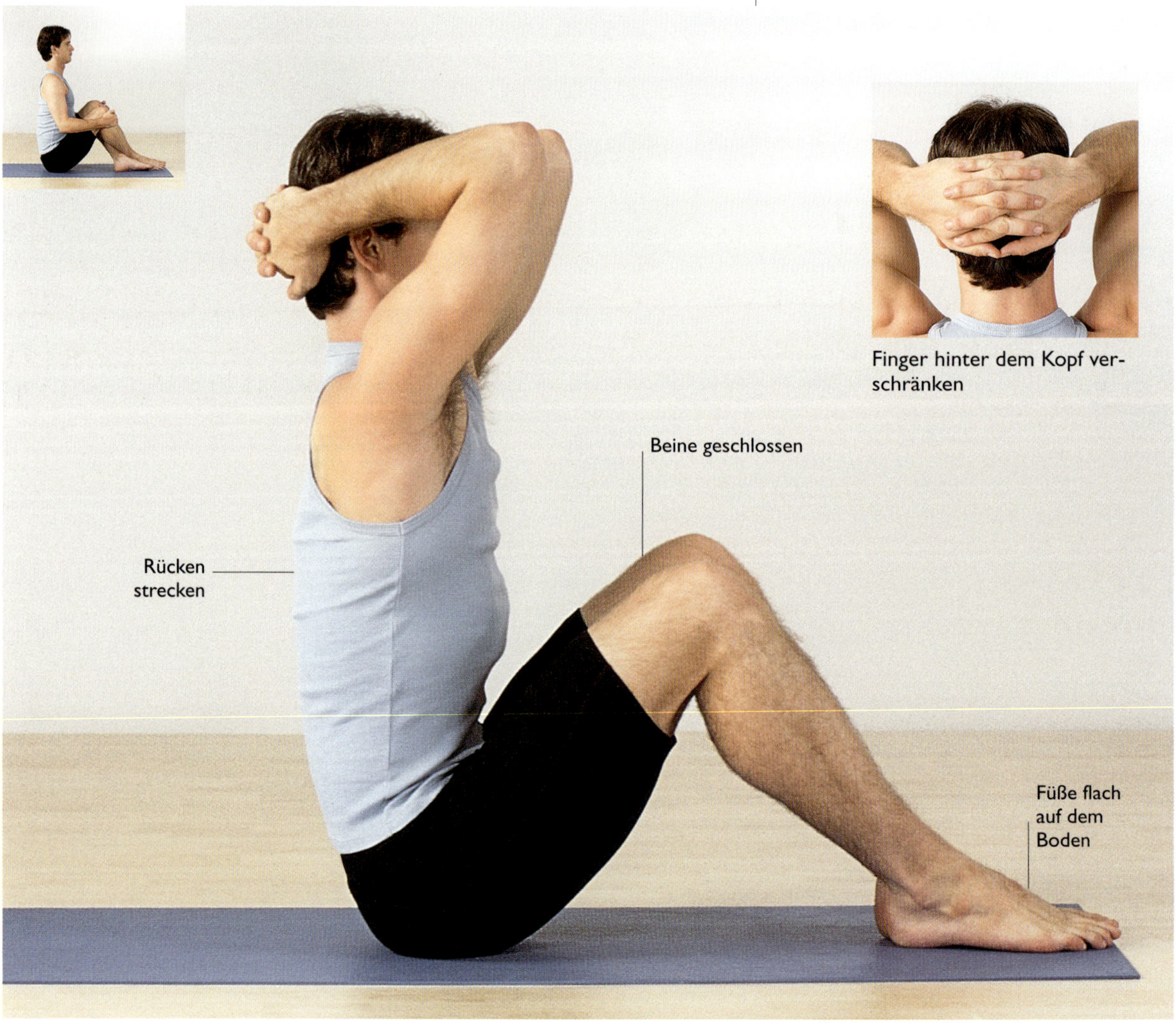

Finger hinter dem Kopf verschränken

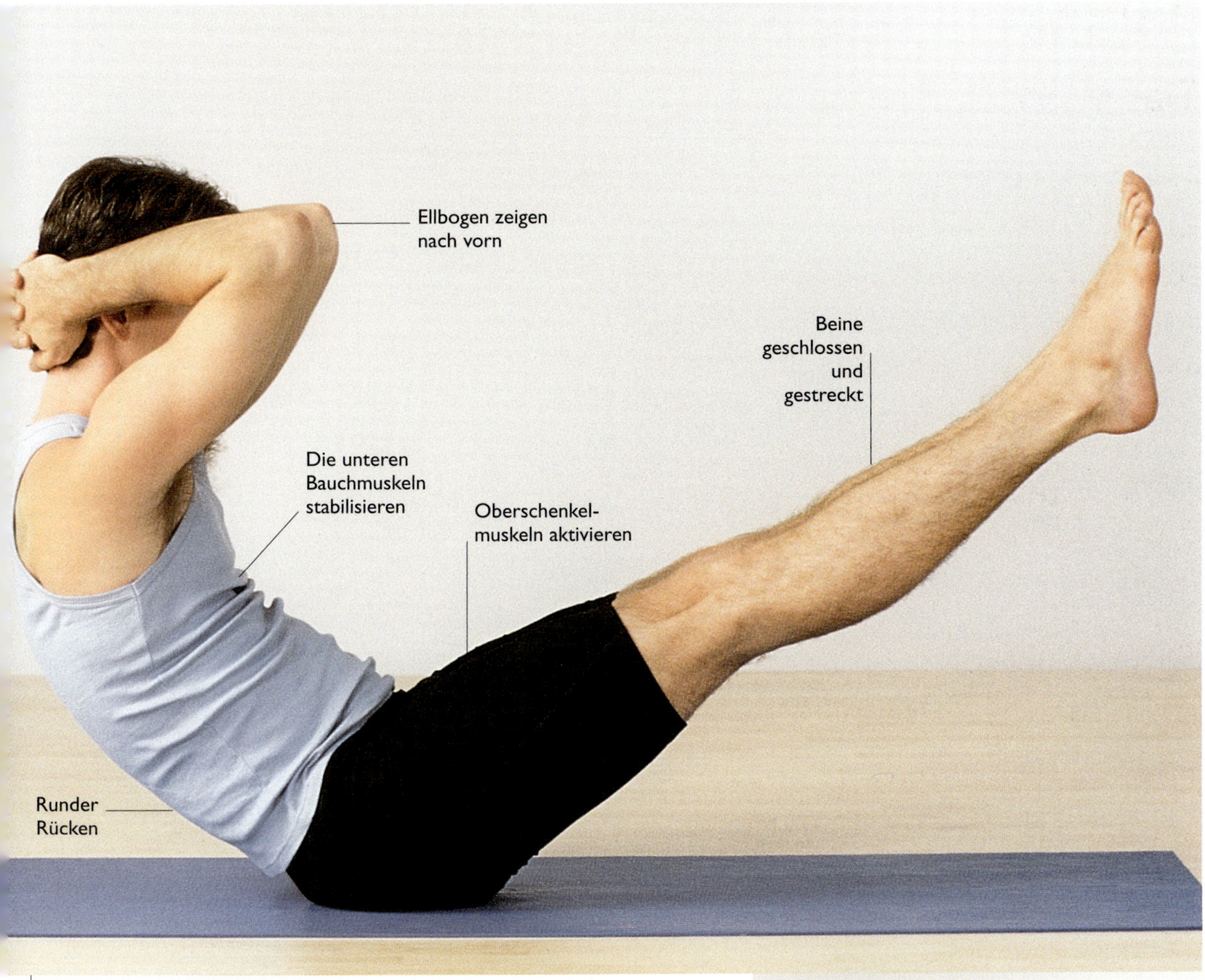
Ellbogen zeigen nach vorn
Beine geschlossen und gestreckt
Die unteren Bauchmuskeln stabilisieren
Oberschenkel-muskeln aktivieren
Runder Rücken

2 Beim Ausatmen den Oberkörper zurücklehnen, die Beine zugleich anheben und strecken. Dabei auf dem Sitzbein ruhen. Die Bauchmuskeln aktivieren. Kopf und Zehen sind auf gleicher Höhe. Diese Position 5 Atemzüge lang halten.

3 Beim Einatmen die Knie beugen und die Füße aufstellen. Die Handflächen neben den Hüften ablegen, Finger zeigen nach vorn. Die Sequenz zweimal wiederholen, dann in die nächste Position gehen.

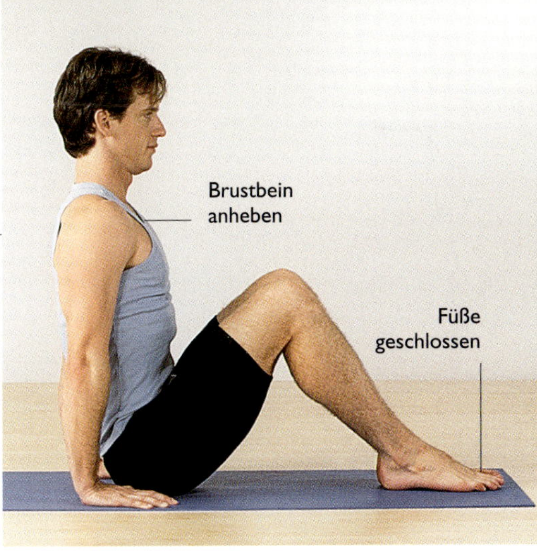
Brustbein anheben
Füße geschlossen

PARIPURNA-NAVASANA

Das vollständige Boot

Im Sanskrit bedeutet *paripurna* »vollständig« und *nava* »Boot«. In dieser Position formt der Körper ein Boot, dessen Ruder im Wasser sind. Die Übung sorgt für eine schlanke Taille und stärkt die Nieren. Halten Sie die Endposition 5 Atemzüge lang und führen Sie die Sequenz dreimal durch.

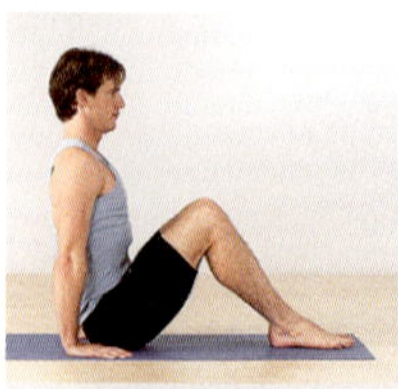

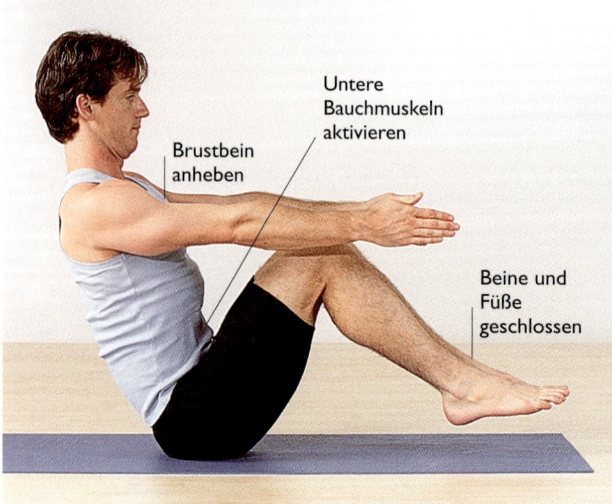
Untere Bauchmuskeln aktivieren
Brustbein anheben
Beine und Füße geschlossen

1 Mit angezogenen Knien auf dem Boden sitzen, Arme seitlich angelegt. Beim Ausatmen zurücklehnen. Das Gewicht auf dem Sitzbein, nicht auf dem Steißbein halten und die Füße anheben. Die Arme parallel zum Boden nach vorn strecken. Ganz einatmen.

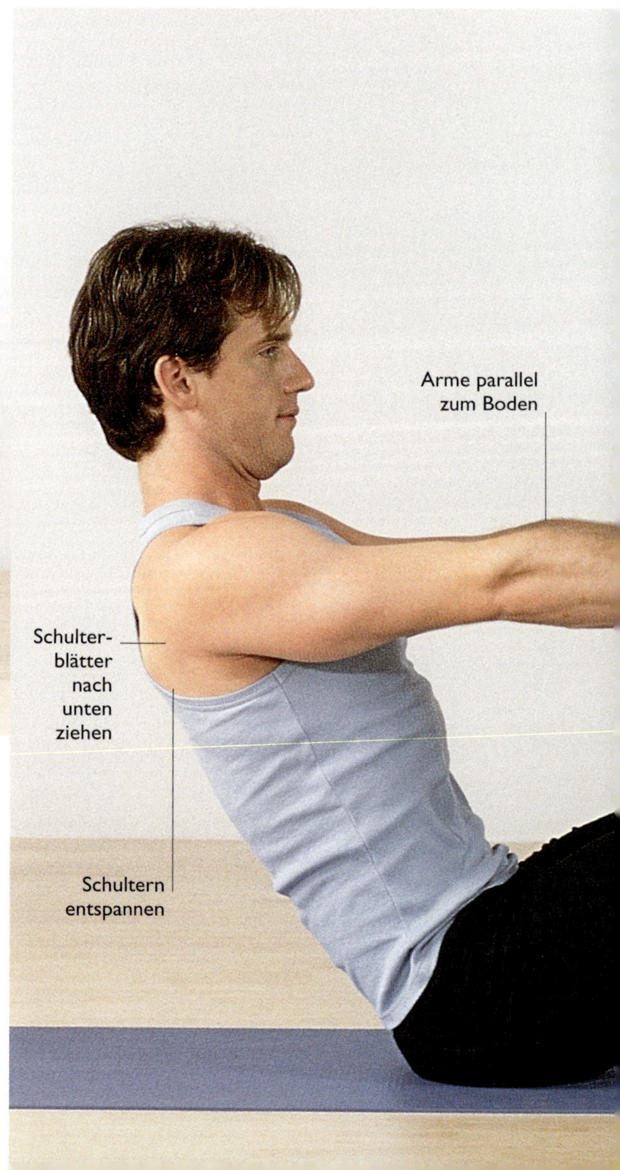
Arme parallel zum Boden
Schulterblätter nach unten ziehen
Schultern entspannen

2 Beim Ausatmen die Beine strecken, dabei die Innenkante der Füße nach vorn drücken. Der Rücken bleibt gerade, das Brustbein angehoben. Diese Position 5 Atemzüge lang halten.

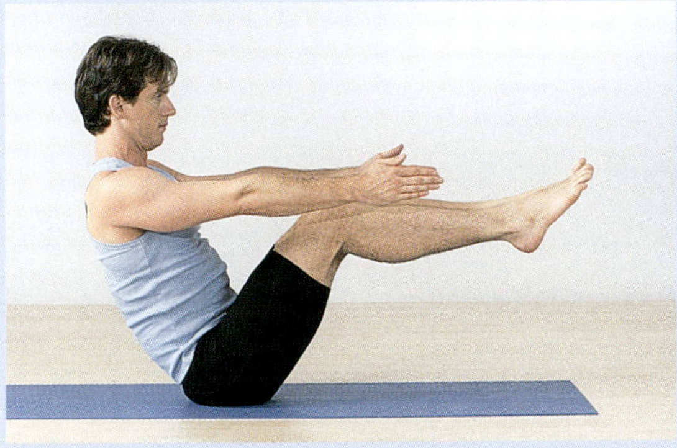

ANFÄNGER
Wenn Ihre Rücken- und Bauchmuskulatur nicht kräftig genug ist: Die Beine anwinkeln, um die Wirbelsäule in der Endposition gerade zu halten. Dennoch die Beine geschlossen halten.

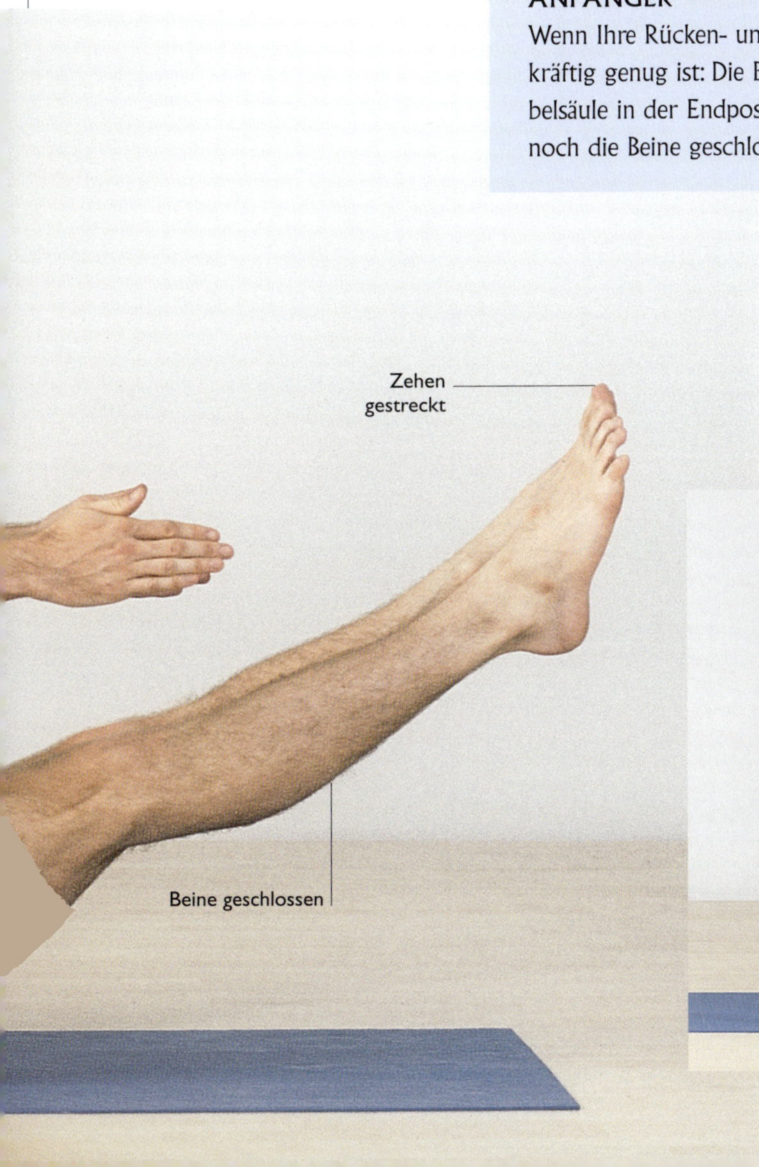

3 Beim Ausatmen die Füße senken und die Knie wieder beugen. Die Arme zu den Seiten bewegen und die Handflächen nach unten drücken. Alles zweimal wiederholen, dann die nächste Übung machen.

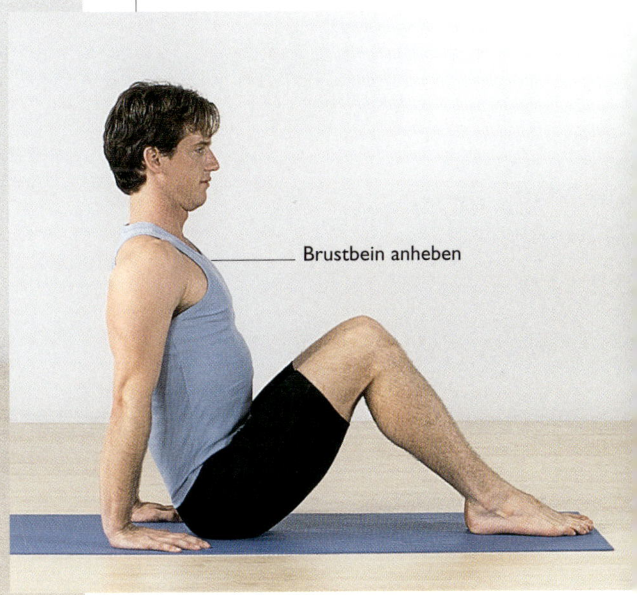

BAKASANA

Der Kranich

Im Sanskrit bedeutet *baka* »Kranich«. Die Endposition mit angehobenen Beinen ähnelt einem still stehenden Kranich. Diese Übung ist sehr gut dazu geeignet, Arm- und Bauchkraft aufzubauen. Sie fördert auch den Mut, da Sie für diese Haltung Ihre Furcht überwinden müssen, nach vorn zu fallen. Halten Sie diese Position 5 Atemzüge lang und führen Sie die Übung zweimal durch.

1 Mit aufgestellten Füßen sitzen, Hände auf dem Boden. Einatmen, etwas vorlehnen, die Arme beugen und die Hände heben, bis nur noch die Fingerspitzen auf dem Boden sind.

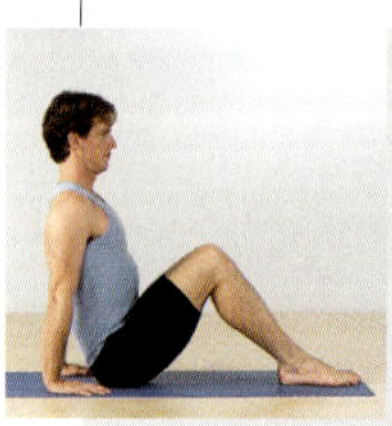

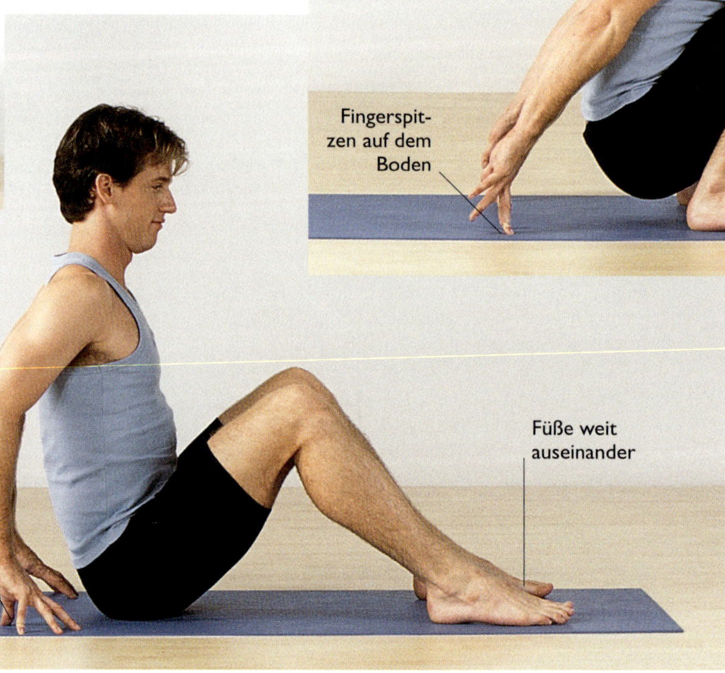

2 Beim Ausatmen die Füße nah zum Gesäß ziehen. Den Körper nach vorn schieben, das Gesäß hebt dabei vom Boden ab, das Gewicht verlagert sich auf die Füße. Die Fingerspitzen berühren den Boden, Blick schräg nach unten.

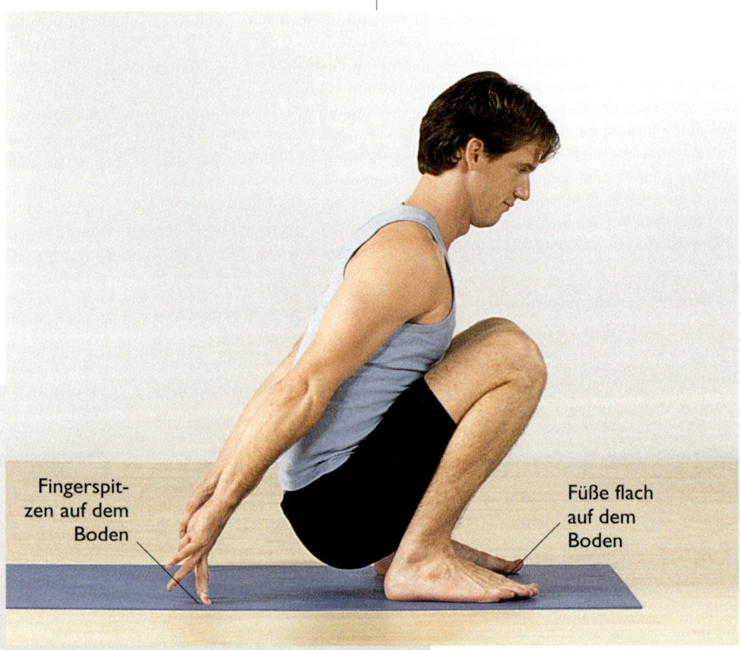

3 Beim Einatmen die Arme nach vorn nehmen, die Handflächen vor dem Körper auflegen. Die Finger sind gespreizt und zeigen nach vorn. Die Knie an die Oberarme nah an den Achselhöhlen drücken. Die Arme zu einer stabilen Stütze für die Beine beugen.

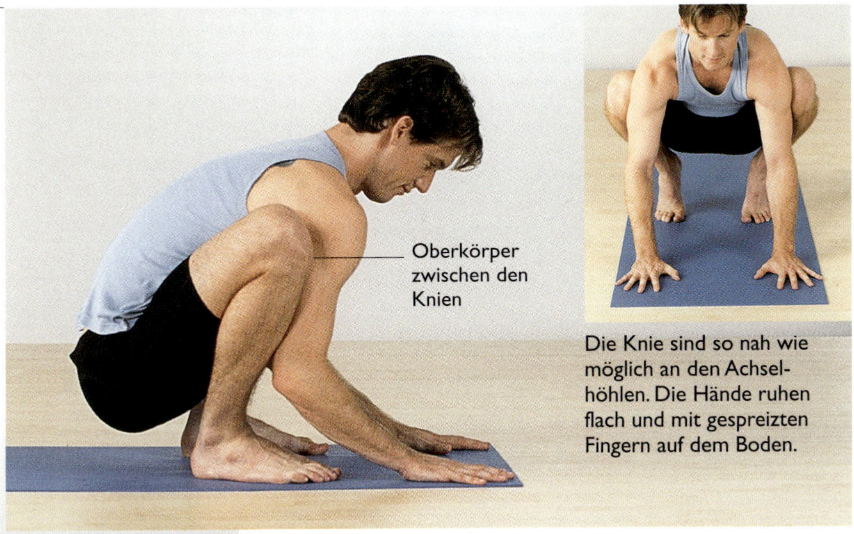
Oberkörper zwischen den Knien

Die Knie sind so nah wie möglich an den Achselhöhlen. Die Hände ruhen flach und mit gespreizten Fingern auf dem Boden.

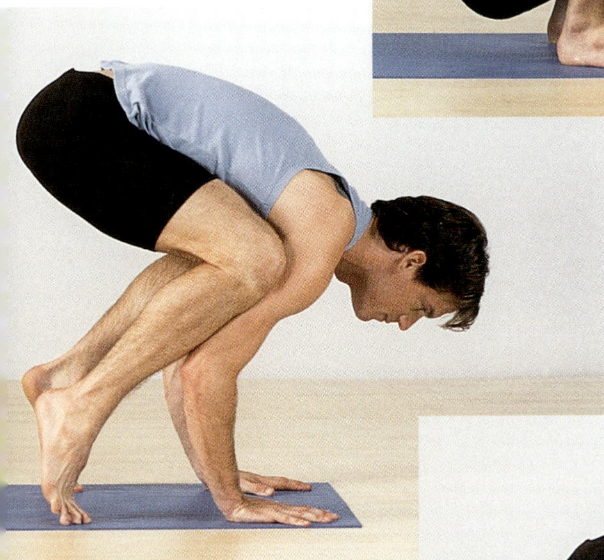

4 Beim Ausatmen die Fersen anheben, das Gewicht verlagert sich auf die Hände. Mit den Schienbeinen auf den gebeugten Armen balancieren, so nah wie möglich an den Achselhöhlen. Blick zu Boden.

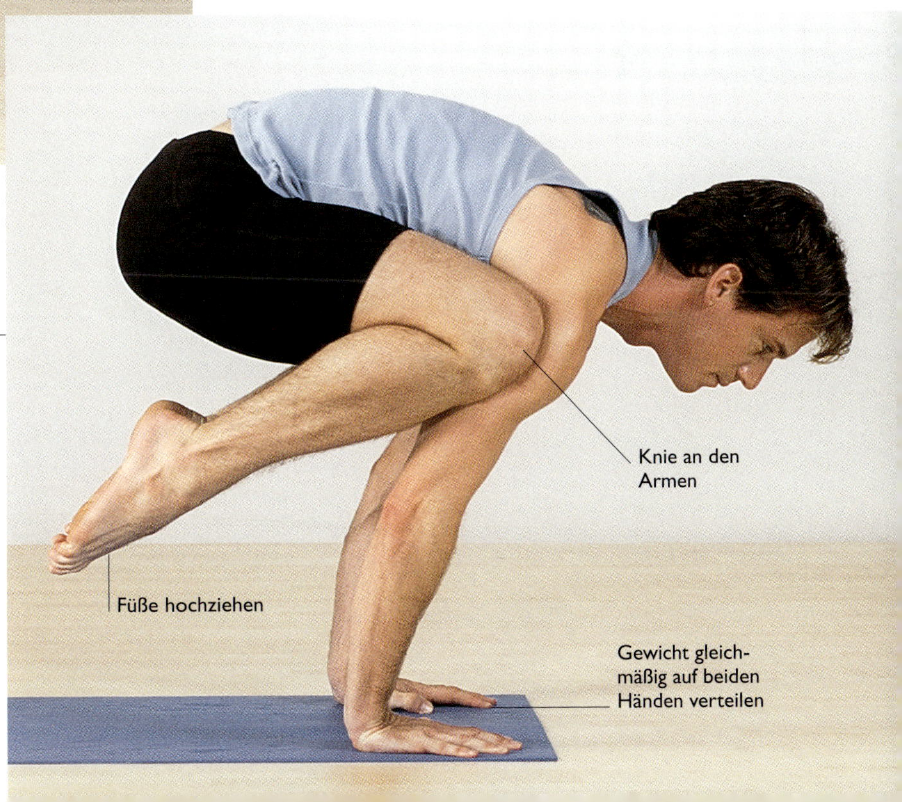
Knie an den Armen
Füße hochziehen
Gewicht gleichmäßig auf beiden Händen verteilen

5 Weiter ausatmen und *Mula-Bandha* aktivieren. Den Körper nach vorn schwingen und die Füße zum Gesäß ziehen. Die Arme strecken, so dass das gesamte Körpergewicht auf den Händen ruht, 5 Atemzüge lang halten. Alles wiederholen und die nächste Übung direkt anschließen.

ÜBERGANGSBEWEGUNG

Vom Kranich zum Sitzen

Diese Übung beschreibt einen weiteren Übergang von einer Position zur nächsten. Einige der Bewegungen sind Ihnen aus dem Sonnengruß vertraut. Sie brauchen für diesen Übergang viel Geduld. Es erfordert sehr viel Übung, den Körper zu bewegen, während man ausschließlich auf den Händen balanciert.

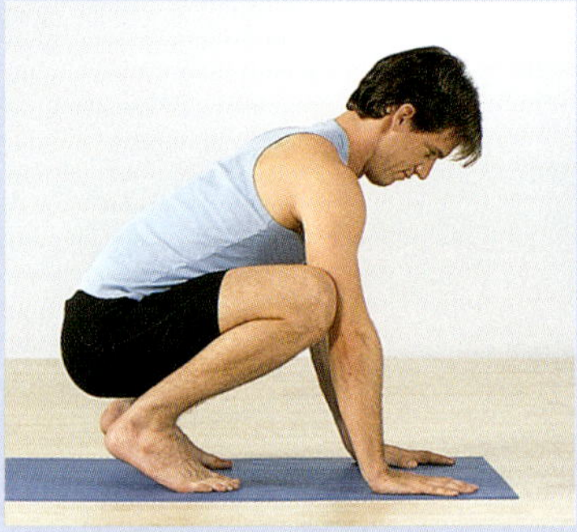

ANFÄNGER

Wenn Sie die Beine nicht in der Luft nach hinten ausstrecken können: beide Füße zur Hockstellung senken. Von hier aus nacheinander mit beiden Beinen in die Liegestützposition gehen.

1 Ausgangsposition ist der Kranich (S. 107). Ausatmen, während Sie die Arme beugen und die Beine nach hinten parallel zum Boden in die Luft strecken. In der Liegestützposition auf den Fußballen landen, Blick nach unten.

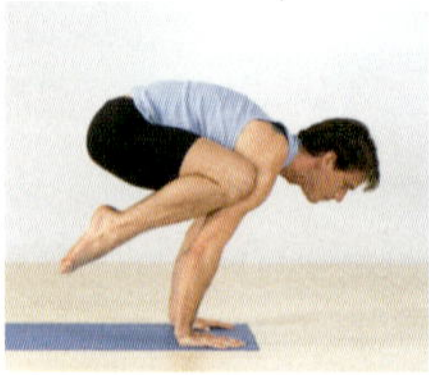

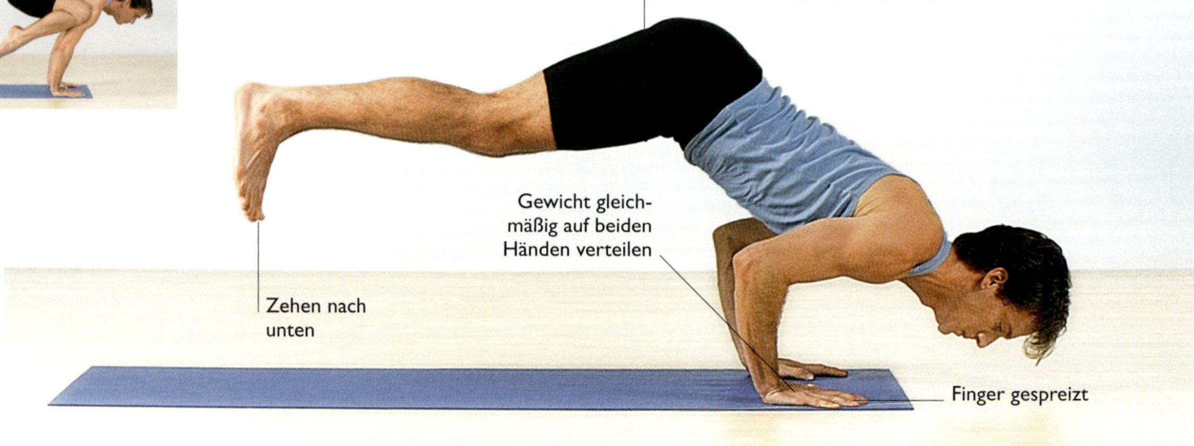
Beckenboden aktivieren
Gewicht gleichmäßig auf beiden Händen verteilen
Zehen nach unten
Finger gespreizt

Die Sequenz auf einen Blick

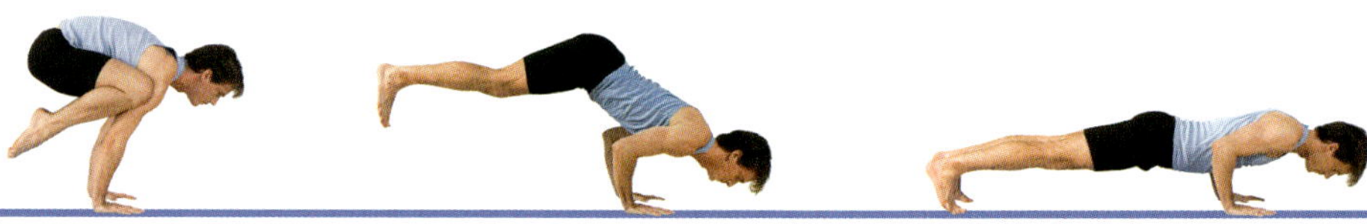

Einatmen............... Ausatmung beginnen.................... Ausatmung beenden......

2 Weiter ausatmen und den Körper parallel zum Boden absenken, bis er sich 10–15 Zentimeter über dem Boden befindet ***Chaturanga-Dandasana***, S. 32). Die Arme bleiben gebeugt, die Ellbogen sind nah am Körper, Blick zum Boden.

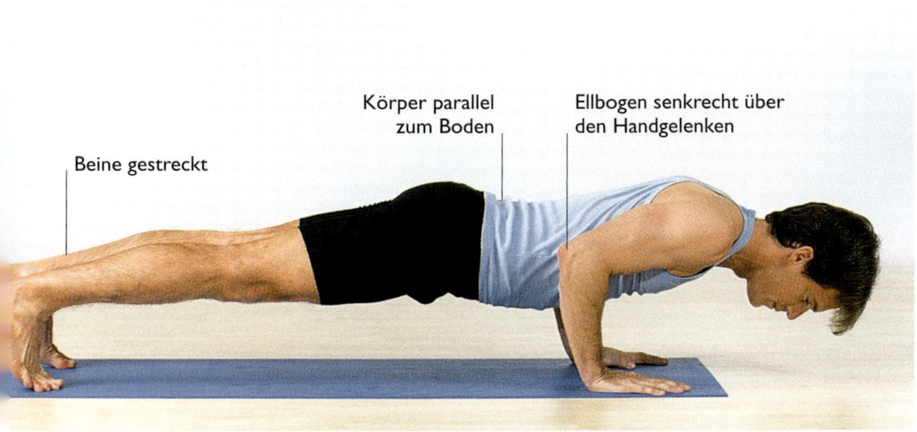
Körper parallel zum Boden
Ellbogen senkrecht über den Handgelenken
Beine gestreckt

3 Beim Einatmen auf die Fußrücken in ***Urdhva-Mukha-Shvanasana*** (S. 32) rollen. Die Arme strecken, die Hüften vordrücken und das Brustbein anheben, so dass sich der ganze Körper vom Boden abhebt.

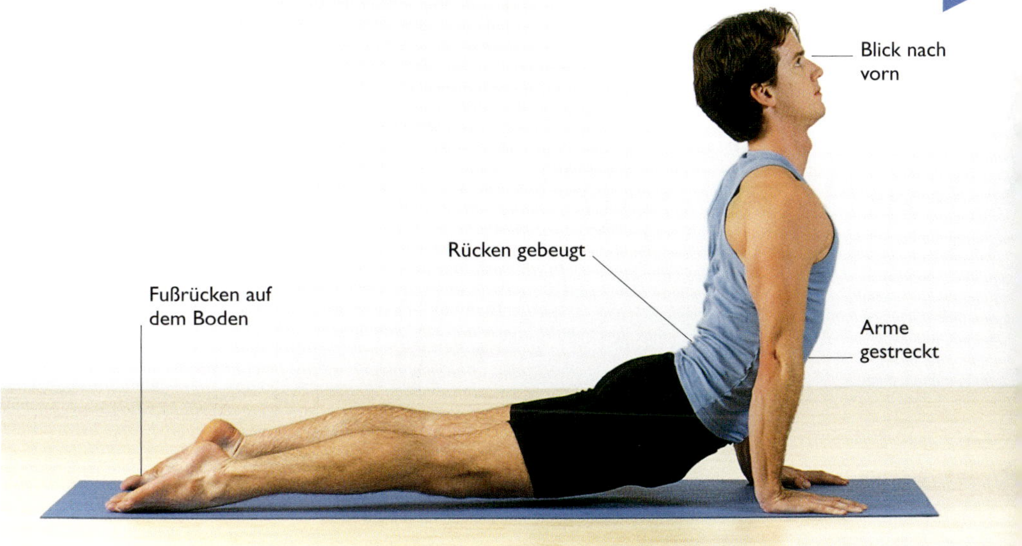
Blick nach vorn
Rücken gebeugt
Fußrücken auf dem Boden
Arme gestreckt

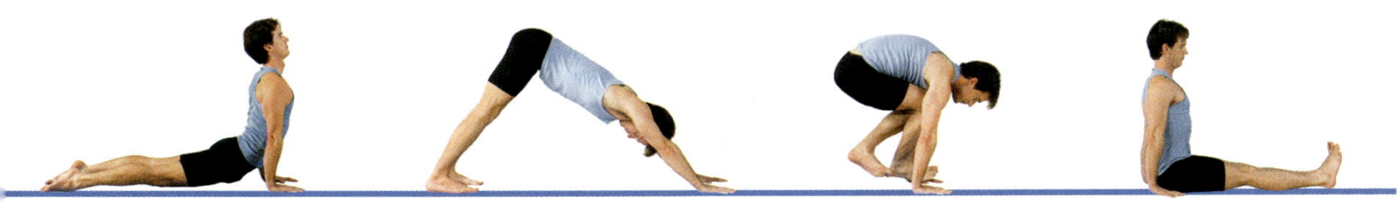

.........Einatmen................Ausatmen, Einatmen......Ausatmen...............Einatmen

4 Beim Ausatmen die Hüften nach hinten oben anheben, das Sitzbein zieht zur Decke (***Adho-Mukha-Shvanasana***, S. 33). Die Handballen in den Boden drücken, die Arme strecken sich. Die Beine nach hinten bewegen, bis die Fußsohlen flach auf dem Boden aufliegen. Das Gewicht ruht gleichmäßig auf Händen und Füßen. Der Kopf bildet eine Linie mit dem Oberkörper, Blick nach hinten. Vollständig einatmen.

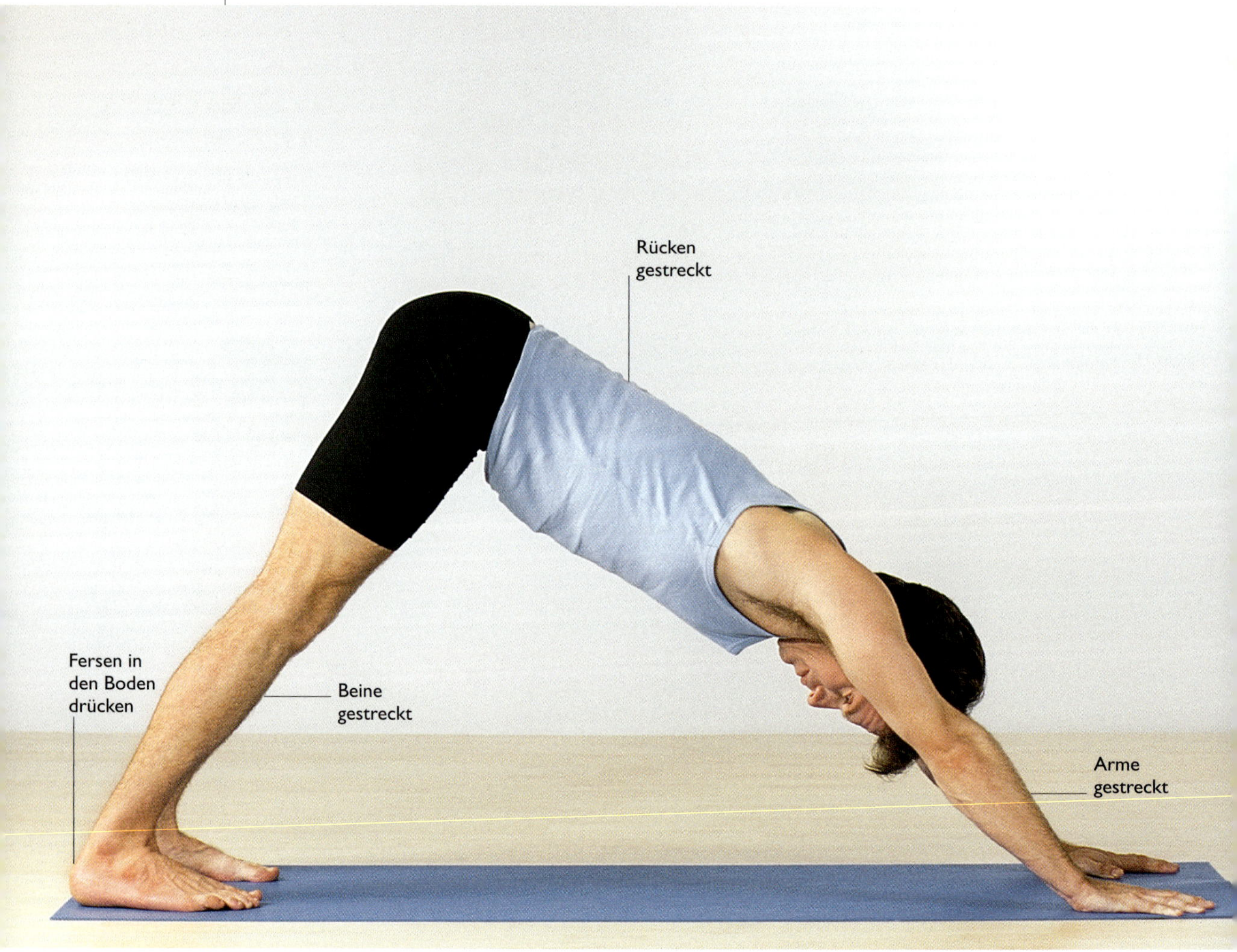
Rücken gestreckt
Fersen in den Boden drücken
Beine gestreckt
Arme gestreckt

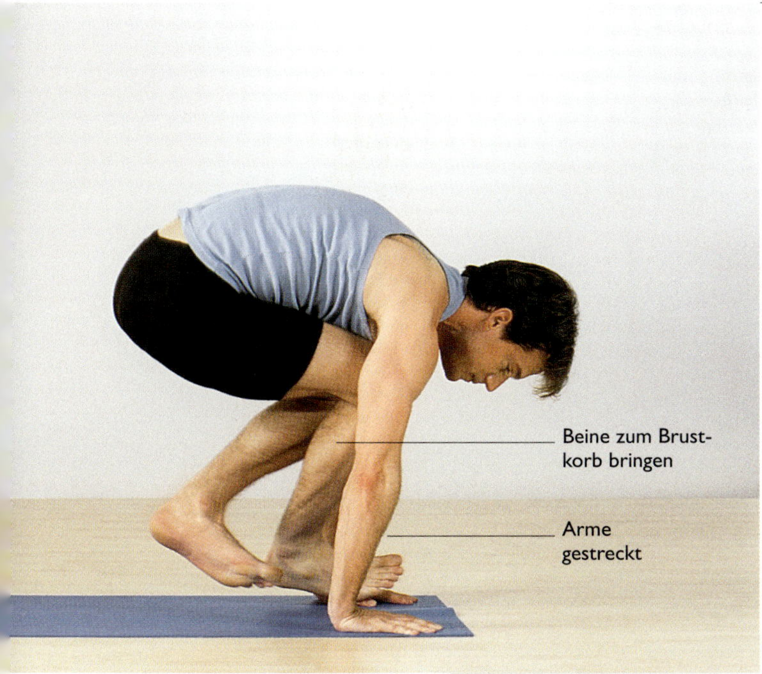
Beine zum Brustkorb bringen
Arme gestreckt

5 Beim Ausatmen die Knie beugen. Mit den Füßen vom Boden abstoßen, die Beine in der Luft kreuzen und zur Hockstellung anziehen. Beim Durchschwingen der Beine durch die Arme und beim Ausstrecken der Beine berühren die Füße den Boden nicht. Die ausgestreckten Beine und das Gesäß kommen gleichzeitig auf dem Boden auf. Wenn Sie sich nicht mit einer Bewegung in die Sitzposition schwingen können, die Füße zunächst zwischen den Armen aufsetzen (S. 91f.) und dann die Beine gestreckt nach vorn bringen.

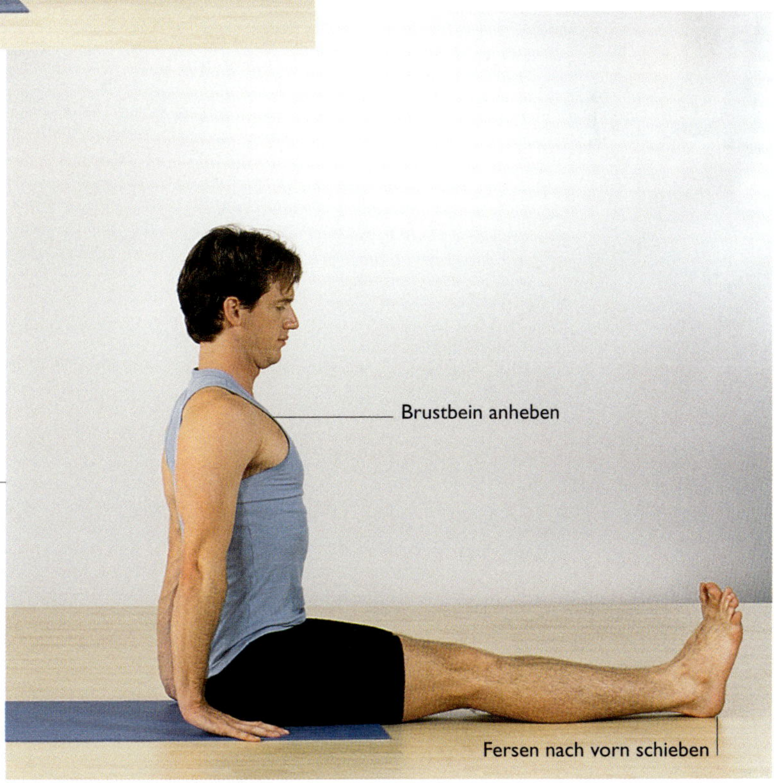
Brustbein anheben
Fersen nach vorn schieben

6 In der Endposition einatmen. Die Beine sind nach vorn gestreckt, Arme gerade an den Seiten, Hände zeigen nach vorn, Zehen nach oben, Blick geradeaus. Von hier aus können Sie mit der nächsten Übung beginnen.

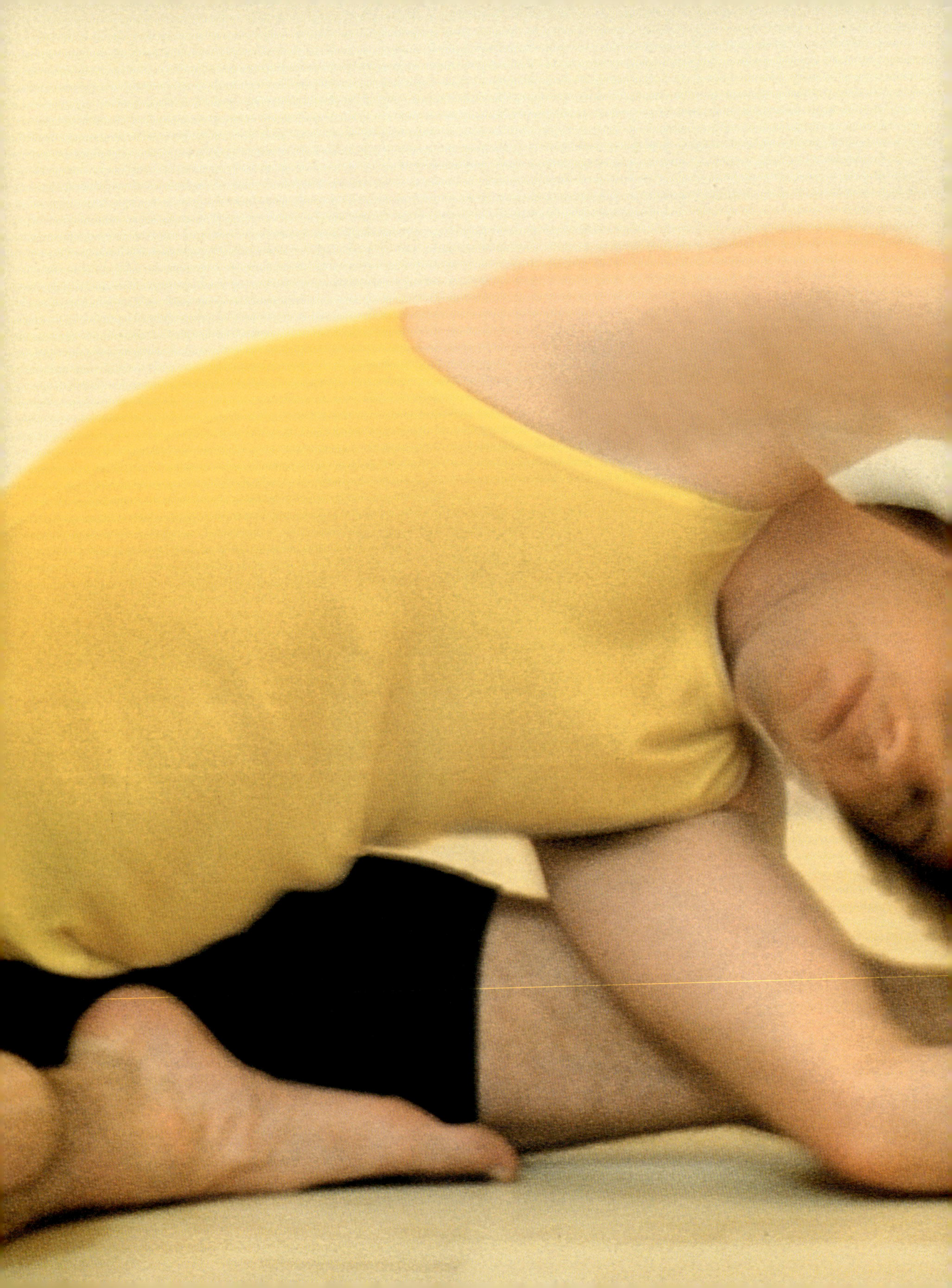

ASANAS IM SITZEN

Nach den Rückwärtsbeugen gehen wir zu den Sequenzen im Sitzen über. Hier ist eine genaue Ausrichtung wichtig. Vermeiden Sie es, den Brustkorb zu verengen, um dadurch weiter in die Dehnung zu gelangen. Sie werden eine gewisse Spannung in Hüften und Beinen spüren, die Ihre Beweglichkeit in diesem *Asana* begrenzt. Lassen Sie sich nicht entmutigen. Mit fortschreitender Übung werden Sie beweglicher.

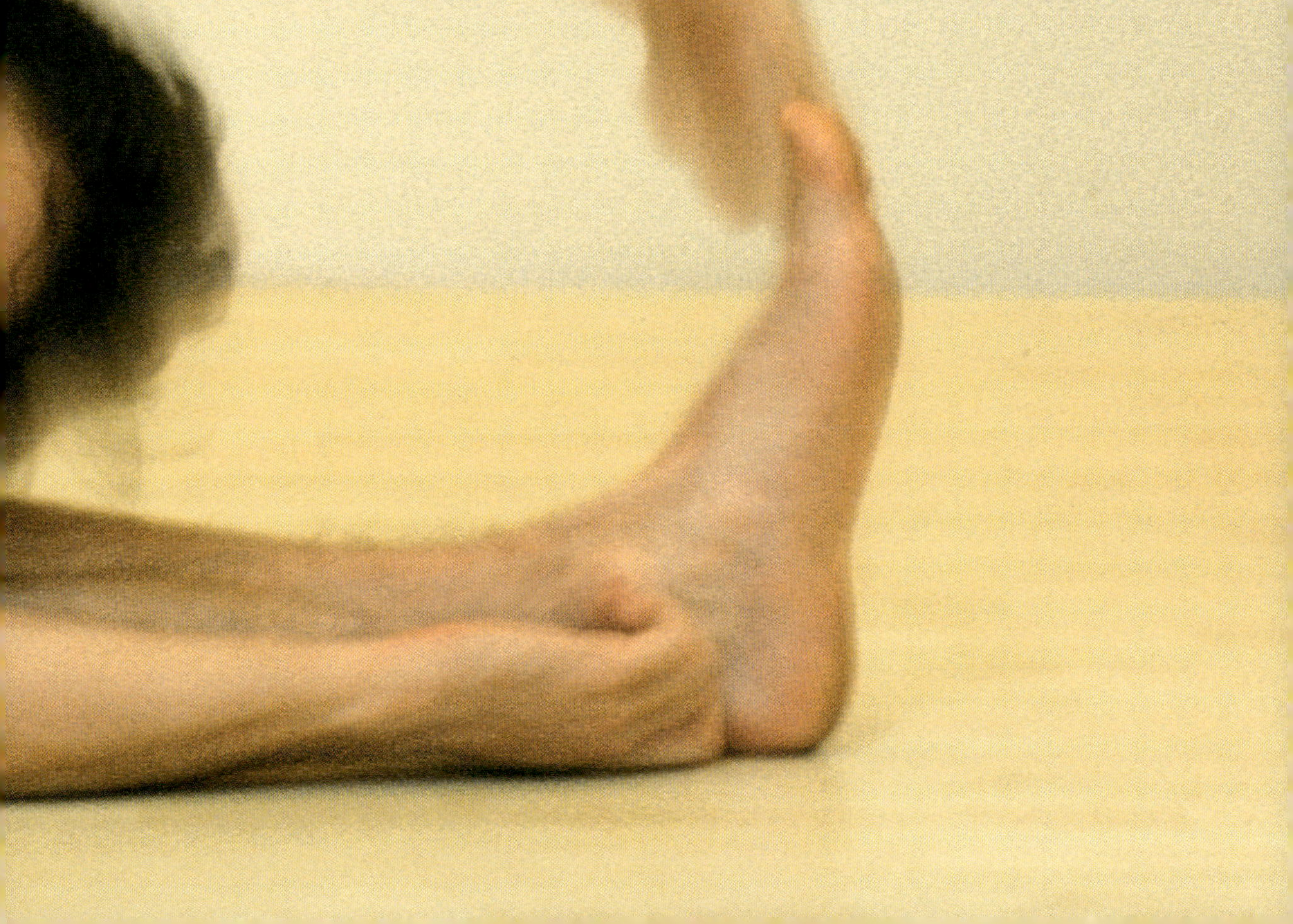

JANU-SHIRSHASANA

Kopf-zu-Knie-Stellung

Diese Übung ist gut für das Verdauungssystem und die Nieren. Nachdem Sie die Position nach rechts 5–8 Atemzüge lang gehalten haben, lassen Sie das rechte Bein am besten gebeugt und machen direkt mit der nächsten Übung ***Parivrtta-Janu-Shirshasana*** (S. 116–117) weiter. Wiederholen Sie dann beide Abfolgen zur linken Seite.

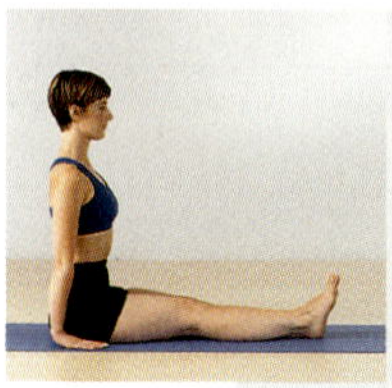

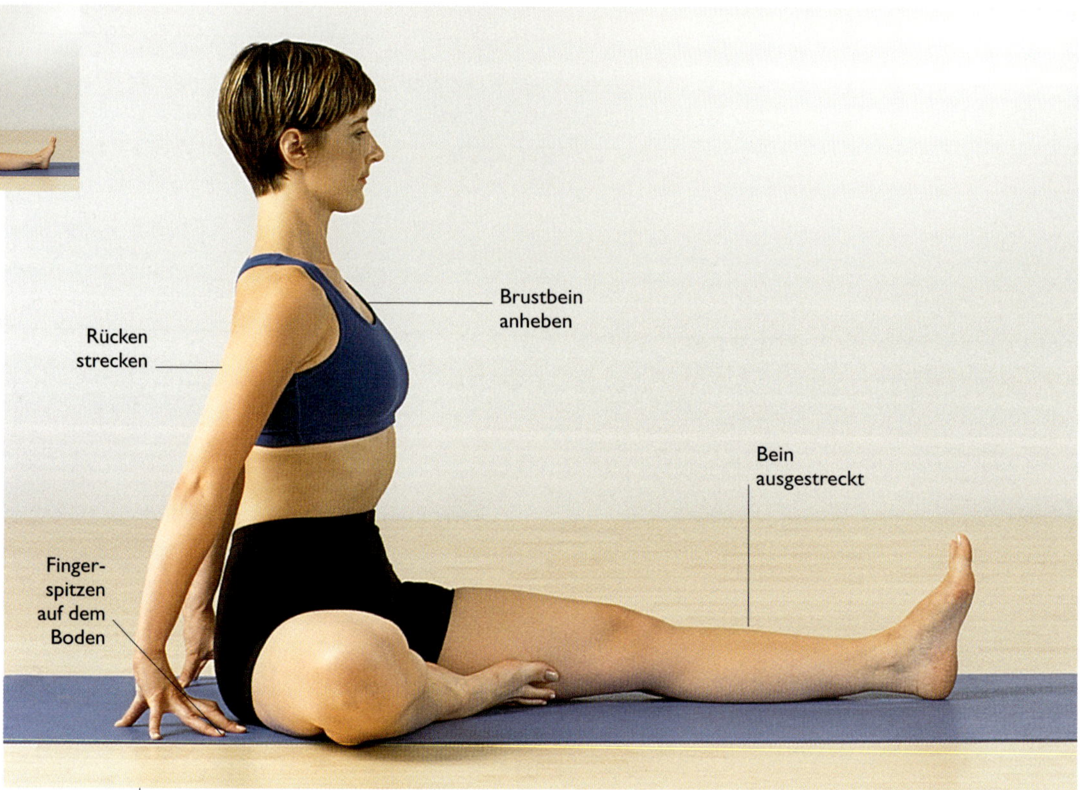
Brustbein anheben
Rücken strecken
Bein ausgestreckt
Finger-spitzen auf dem Boden

1 Mit ausgestreckten Beinen auf dem Boden sitzen, Arme seitlich angelegt. Beim Einatmen das rechte Knie seitlich im 90-Grad-Winkel beugen. Die Ferse so nah wie möglich an den Beckenboden bringen. Mit den Händen abdrücken, bis nur noch die Fingerspitzen den Boden berühren.

2 Beim Ausatmen nach vorn neigen und hinter dem ausgestreckten Fuß mit der linken Hand das rechte Handgelenk fassen. Beim Einatmen die Brust auf das linke Bein legen, die Stirn ruht auf dem Schienbein, das Sitzbein bleibt auf dem Boden. Diese Position 5–8 Atemzüge lang halten. Beim Einatmen aufrecht in die Position von Schritt 1 setzen, bereit für ***Parivrtta-Janu-Shirshasana*** (S. 116–117).

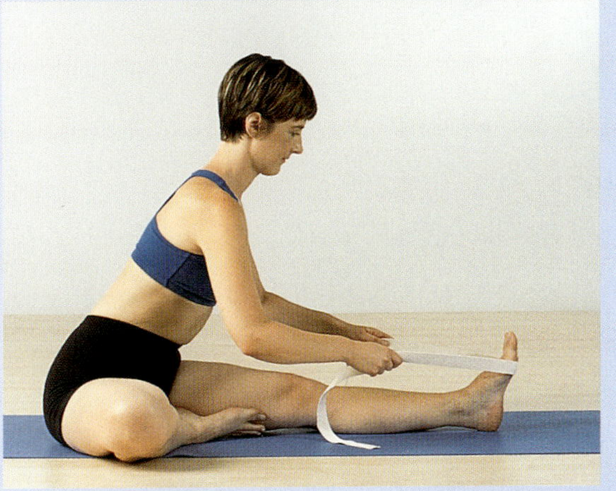

ANFÄNGER

Wenn Sie sich bei ausgestrecktem Bein nicht so weit vorbeugen können: einen Gurt um den Fuß legen und sich daran mit den Händen immer weiter vorarbeiten. Das Sitzbein dabei auf dem Boden halten und den Rücken lang machen.

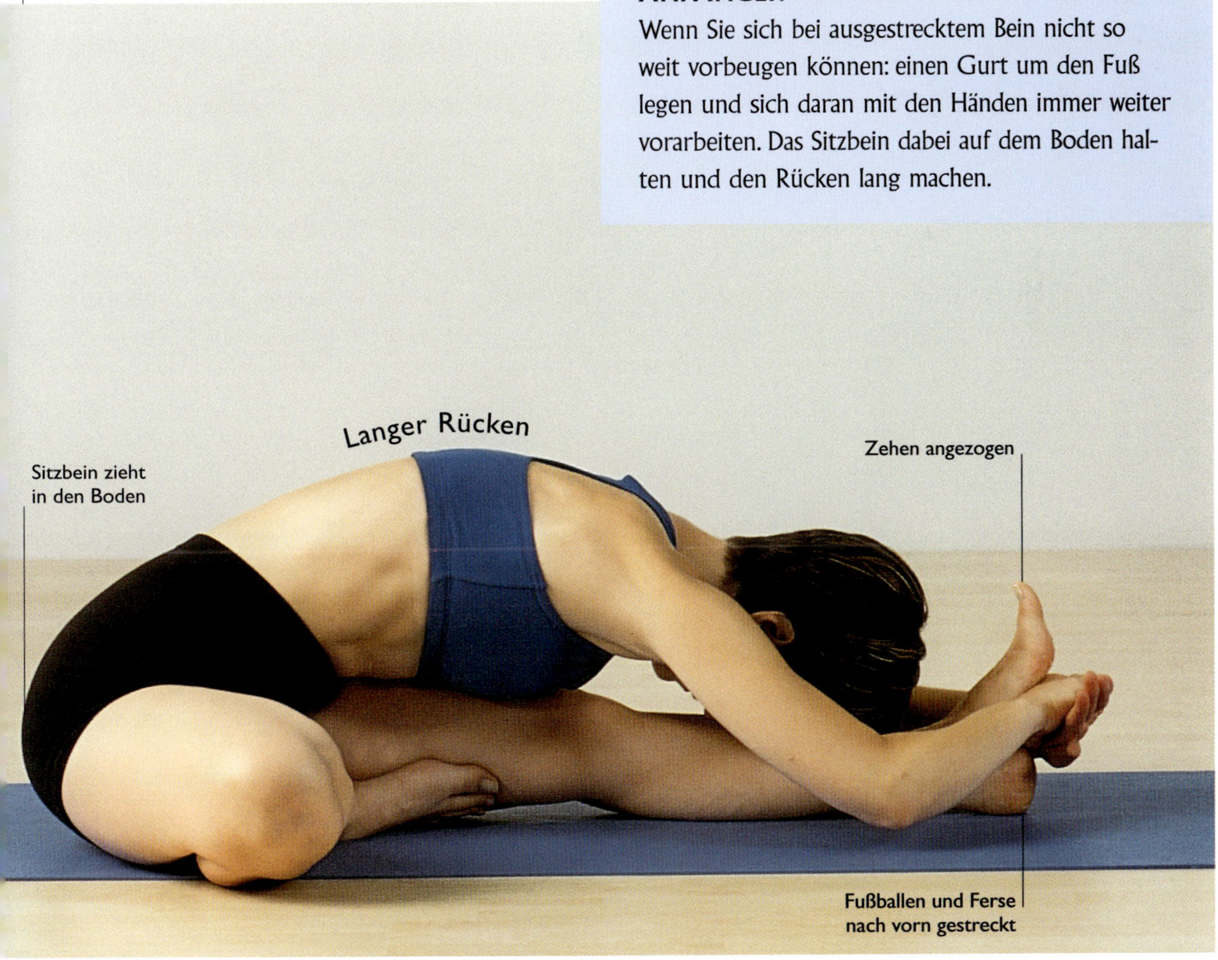
Langer Rücken
Sitzbein zieht in den Boden
Zehen angezogen
Fußballen und Ferse nach vorn gestreckt

PARIVRTTA-JANU-SHIRSHASANA

Gedrehte Kopf-zu-Knie-Stellung

Diese Position ähnelt der vorigen. Hier ist der Körper jedoch gedreht, während der Kopf zum Knie geht. Es ist eine sehr belebende Übung, die den Kreislauf anregt. Halten Sie die Endposition 5–8 Atemzüge lang. Gehen Sie dann zu Schritt 1 von ***Janu-Shirshasana*** (S. 114–115) zurück und wiederholen Sie die gesamte Abfolge nach links.

1 Mit gebeugtem rechtem Bein auf dem Boden sitzen. Beim Einatmen Oberkörper und Hüften nach rechts drehen. Das rechte Knie zurückziehen, der rechte Fuß bleibt nah an der Leiste. Die Arme nach vorn nehmen.

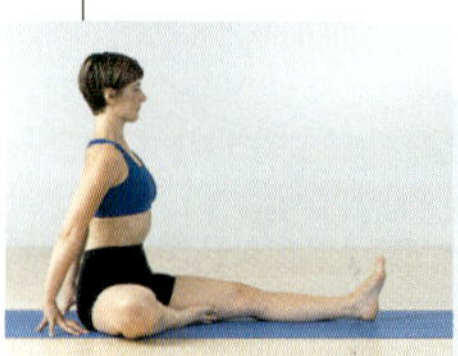

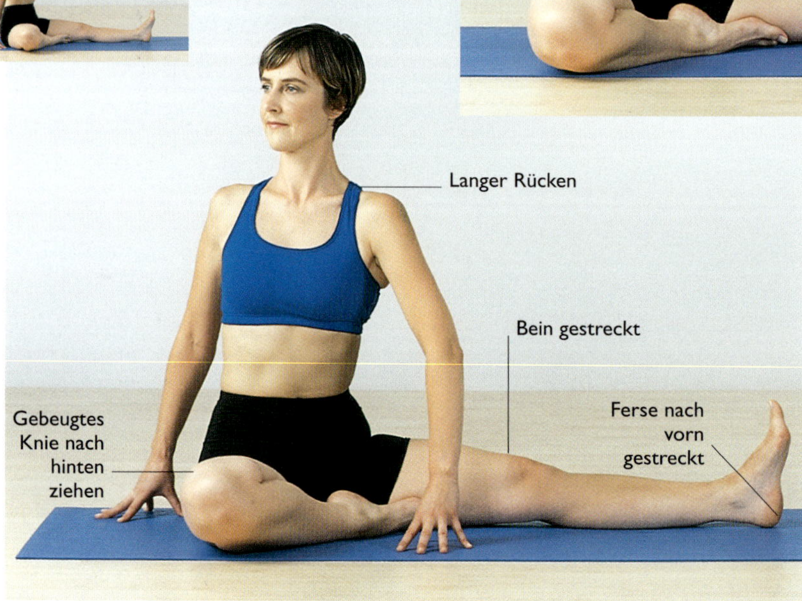
Langer Rücken
Bein gestreckt
Gebeugtes Knie nach hinten ziehen
Ferse nach vorn gestreckt

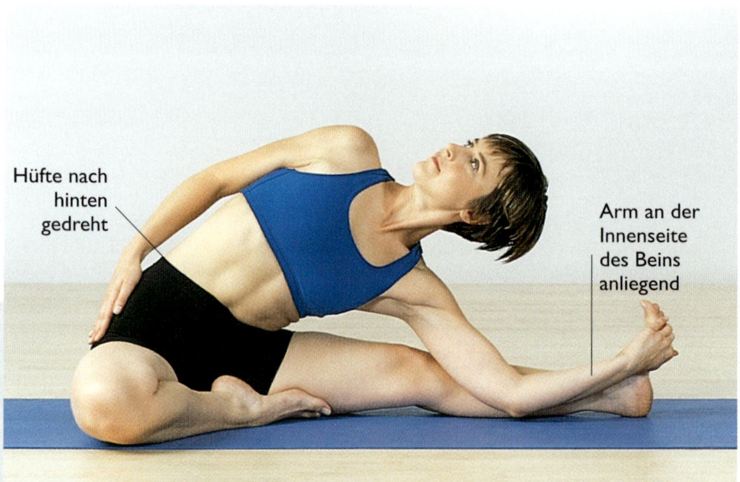
Hüfte nach hinten gedreht
Arm an der Innenseite des Beins anliegend

2 Beim Ausatmen den Oberkörper über das linke Bein strecken, die rechte Seite dehnen und die rechte Seite des Brustkorbs nach oben drehen. Die Fußwölbung des linken Fußes mit der linken Hand fassen, Blick nach oben.

3 Beim Einatmen die rechte Hand über den Kopf zur Außenseite des linken Fußes führen, Sitzbein nach unten drücken, Taille lang machen, Blick nach oben. Diese Position 5–8 Atemzüge lang halten. Ausatmen und mit Schritt 1 von *Janu–Shirshasana* (S. 114) die Abfolge nach links beginnen.

ANFÄNGER

Wenn Sie mit beiden Händen den ausgestreckten Fuß nicht erreichen: die linke Hand neben dem Fuß auf den Boden, die rechte an den Nacken legen. Es ist wichtiger, Taille und Wirbelsäule zu strecken, als den Fuß zu fassen.

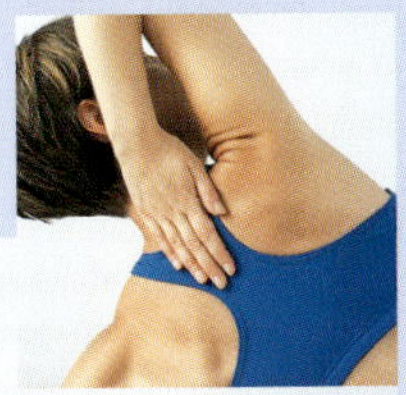

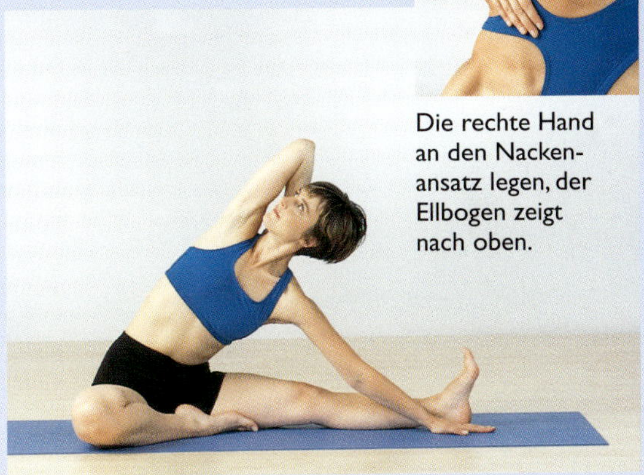

Die rechte Hand an den Nackenansatz legen, der Ellbogen zeigt nach oben.

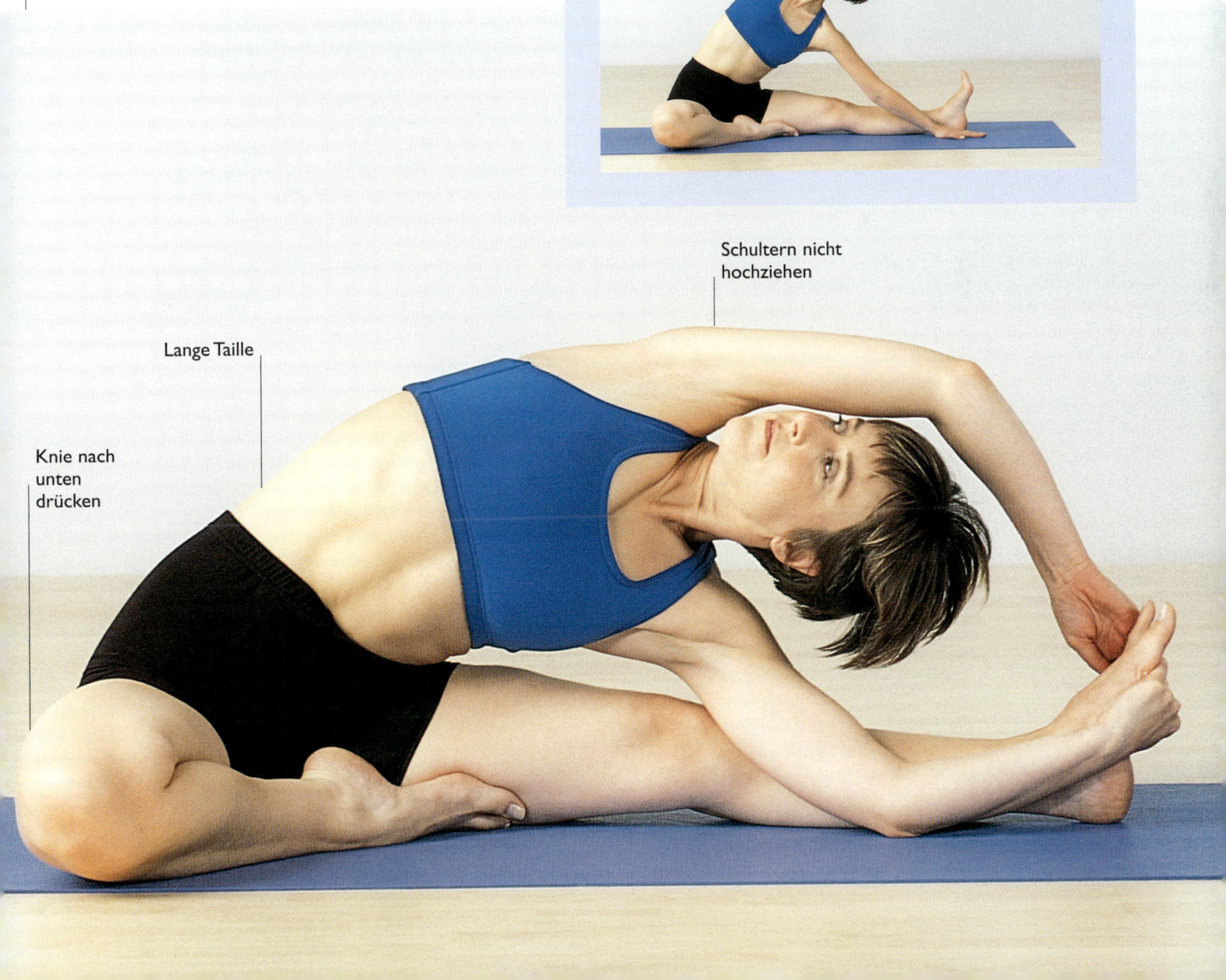

ARDHA-BADDHA-PADMA-PASHCHIMOTTANASANA

Halber Lotus im Langsitz

Pashimottanasana dehnt die gesamte Körperrückseite. Diese Position ist gut bei Rundrücken und hängenden Schultern, Sie sollten dabei jedoch nichts erzwingen. Achten Sie darauf, die Hüften zu öffnen, bevor Sie den Fuß an die Leiste legen, Sie könnten sonst Ihr Knie verletzen. Halten Sie die Endposition nach rechts 5–8 Atemzüge lang und gehen Sie direkt zu ***Ardha-Matsyendrasana*** (S. 120–121) über. Wiederholen Sie dann beide Übungen zur linken Körperseite.

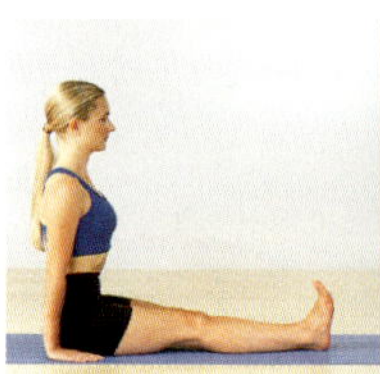

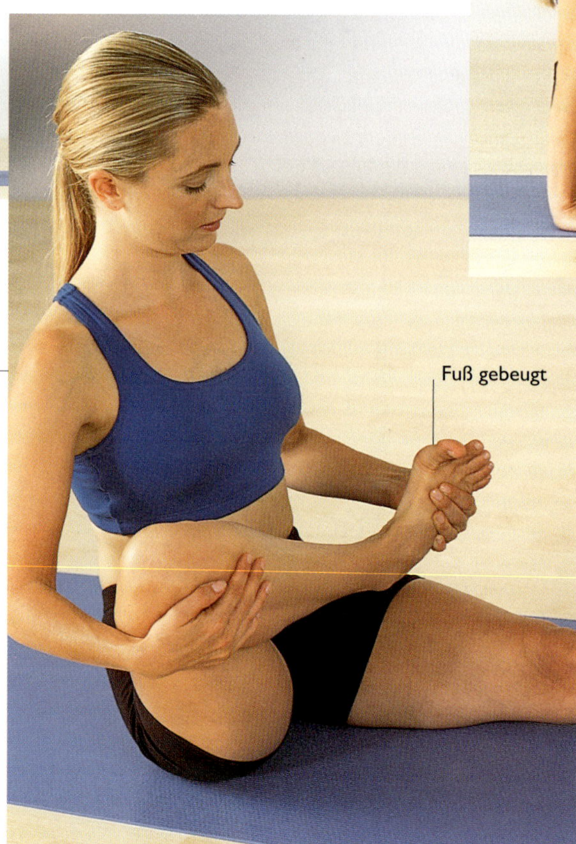

1 Auf dem Boden sitzen, Beine nach vorn ausgestreckt, Arme seitlich angelegt, Handflächen auf dem Boden. Beim Einatmen die Außenseite des rechten Knies und des Fußes fassen. Den Fuß auf den rechten Oberschenkel nah an der Leiste legen. Das Becken drehen, so dass das rechte Knie nach vorn zeigt.

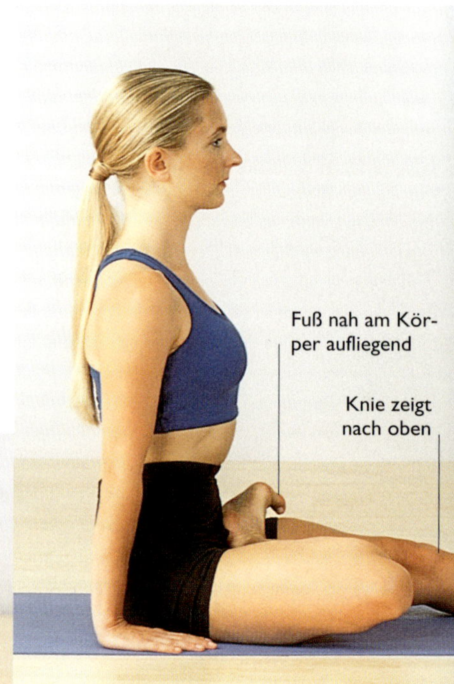

2 Weiter einatmen. Ganz aufrecht sitzen, Handflächen neben den Hüften. Die Innenseite des linken Fußes vorschieben, Blick zur linken großen Zehe.

3 Beim Ausatmen mit der rechten Hand hinter dem Rücken den rechten Fuß fassen. Vorbeugen, mit links den linken Fuß fassen, Blick nach unten. Diese Position 5–8 Atemzüge lang halten. Mit der nächsten Einatmung zu Schritt 2 zurückkehren und weiter zur nächsten Übung (S. 120–121) gehen.

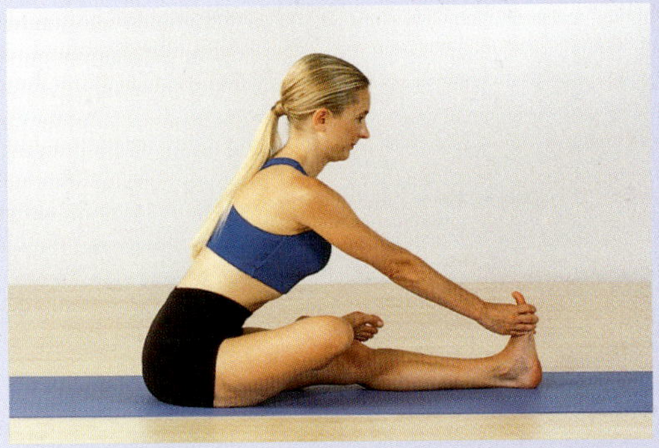

ANFÄNGER

Wenn Sie sich wegen unbeweglicher Hüften nicht weit genug vorbeugen können: den rechten Fuß oberhalb des Knies platzieren und den linken Fuß mit beiden Händen fassen.

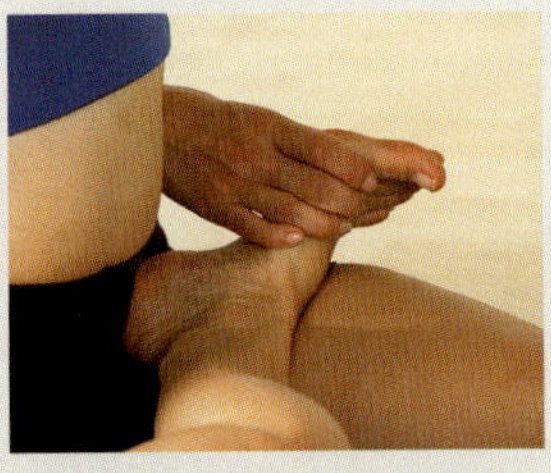

Mit der rechten Hand hinter dem Rücken nach dem rechten Fuß fassen. Den Fuß beugen, der Knöchel darf nicht nach innen kippen.

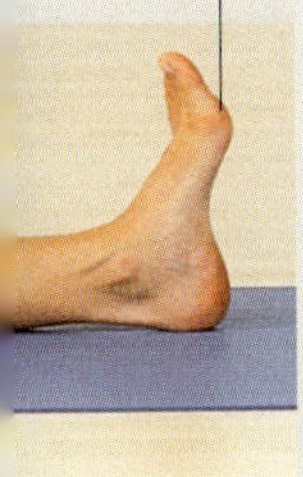

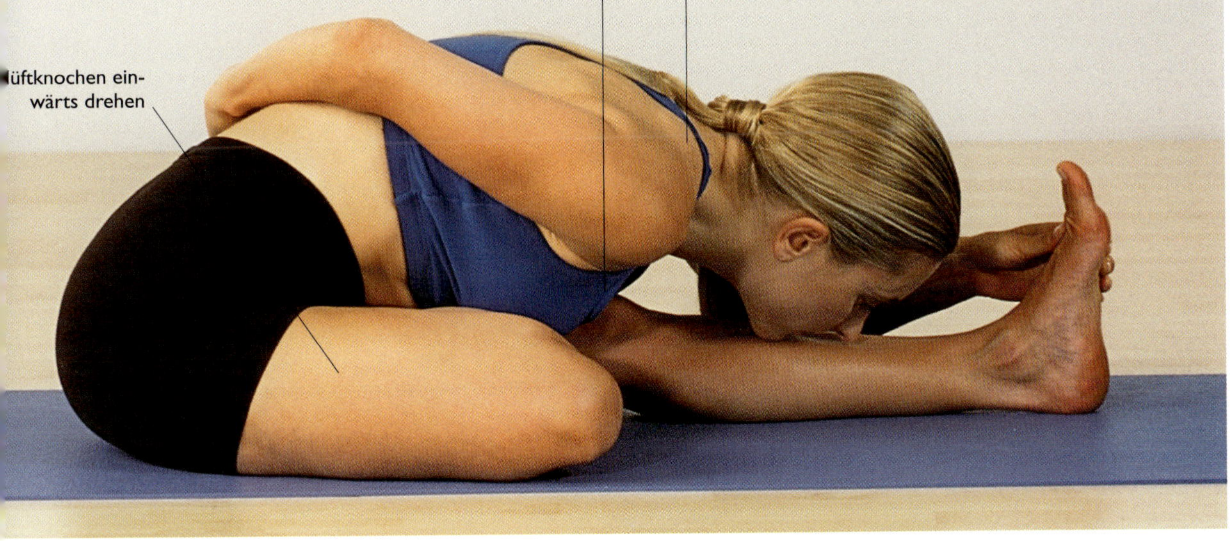

ARDHA-MATSYENDRASANA

Der Drehsitz

Im Sanskrit bedeutet *ardha* »halb«. Matsyendra war ein Fisch, der von Shiva in ein göttliches Wesen verwandelt wurde, um die Yoga-Lehren zu verbreiten. Wenn Sie eine Verletzung an der Wirbelsäule haben, sollten Sie alle Drehhaltungen mit einem erfahrenen Yoga-Lehrer einüben. Diese Position wird 5–8 Atemzüge lang gehalten und in Verbindung mit der vorhergehenden Übung ausgeführt.

1 Auf dem Boden sitzen, das rechte Knie liegt gebeugt auf dem Boden, die Ferse nahe am Schambein. Beim Einatmen Oberkörper nach links drehen, die rechte Hand kommt auf das linke Schienbein zu liegen. Ganz aufrecht sitzen, Rücken lang, Brustbein geöffnet, Blick geradeaus.

2 Beim Ausatmen den linken Arm um den Rücken legen, zum gestreckten Bein beugen und die Innenseite des rechten Oberschenkels fassen.

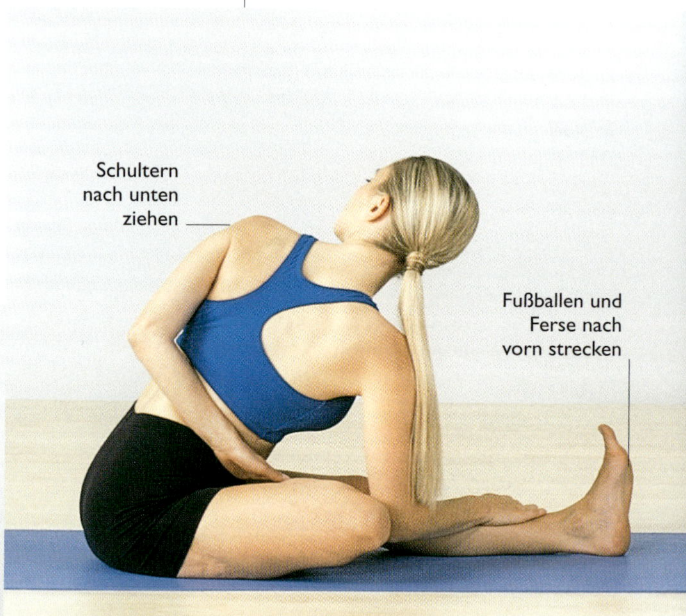
Schultern nach unten ziehen
Fußballen und Ferse nach vorn strecken

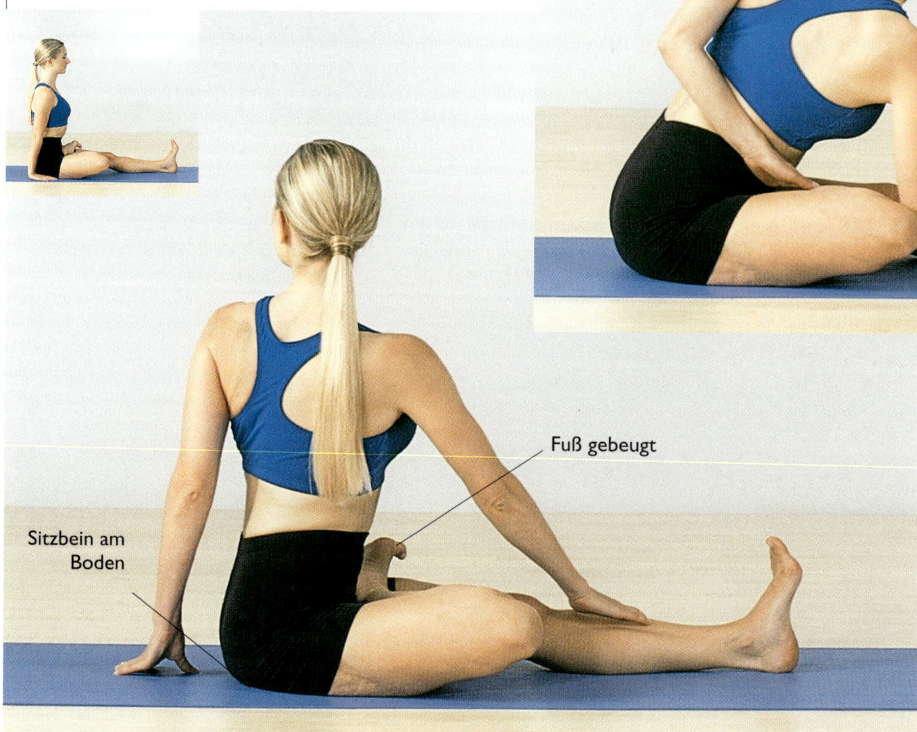
Fuß gebeugt
Sitzbein am Boden

3 Beim Einatmen mit der rechten Hand die Außenseite des linken Fußes fassen, den Oberkörper nach links drehen, Blick über die linke Schulter. Gegen den rechten Fuß ziehen, um die Drehung zu verstärken. 5–8 Atemzüge lang halten. Beim Ausatmen in ***Dandasana*** setzen und alles nach links wiederholen (S. 118).

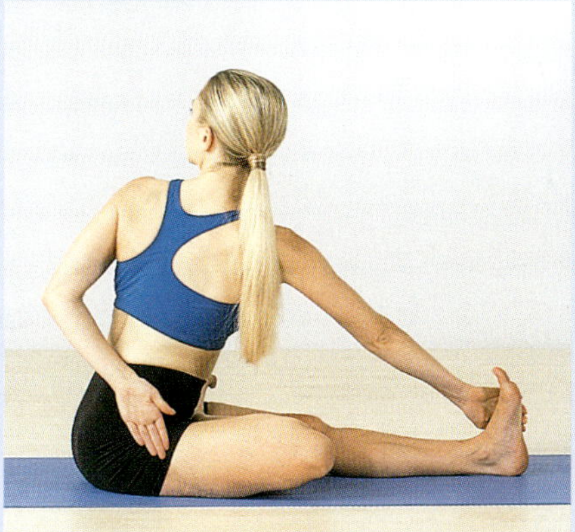

ANFÄNGER

Wenn Sie mit der linken Hand nicht bis zur Innenseite des Oberschenkels kommen: den Handrücken auf das Gesäß legen. Den linken Fuß gefasst halten und den Oberkörper nach links drehen.

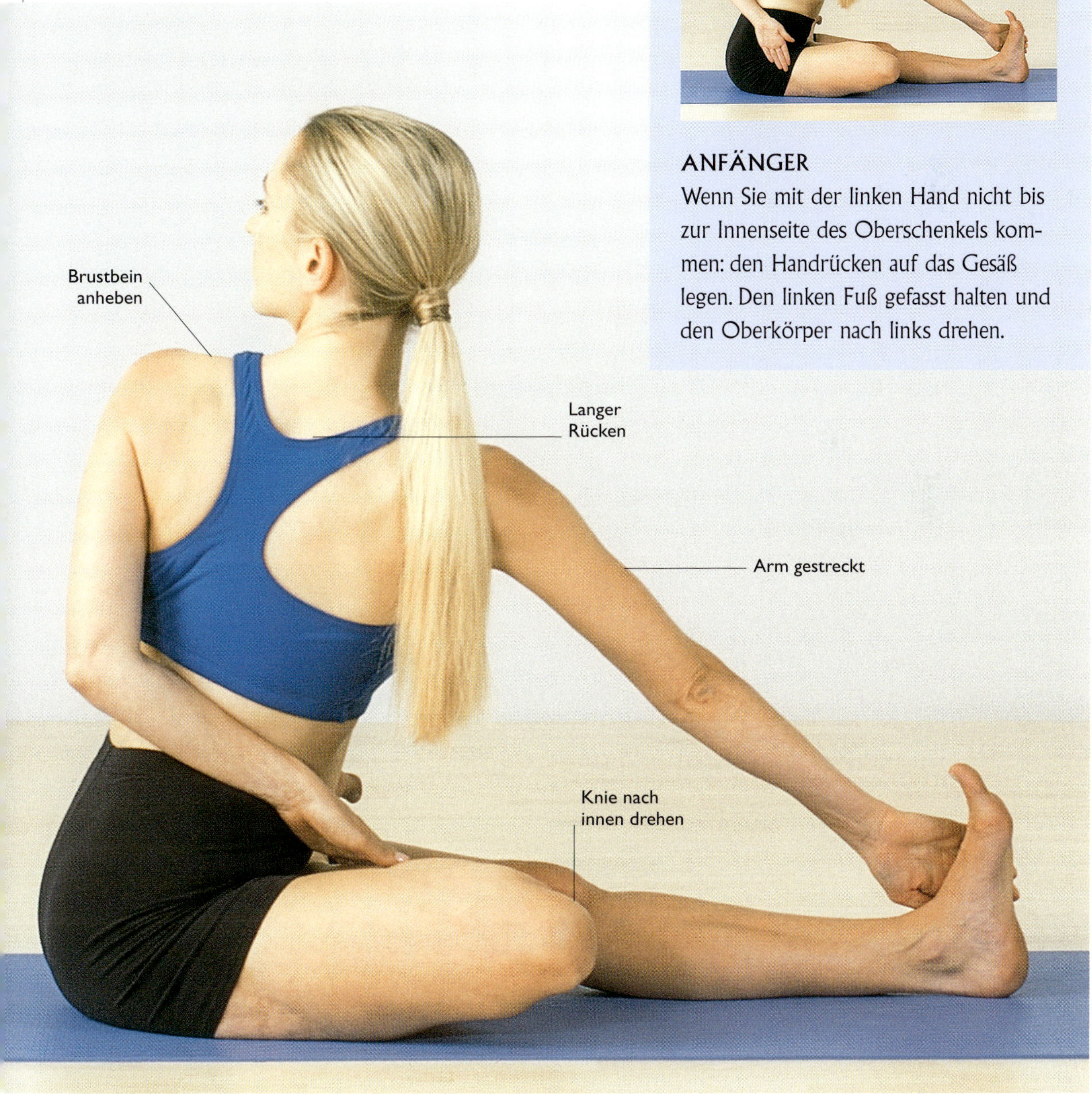
Brustbein anheben
Langer Rücken
Arm gestreckt
Knie nach innen drehen

MARICHYASANA A

Marichi-Position A

Die folgende Serie von Positionen verdankt ihren Namen Marichi, dem mythischen Weisen und Sohn von Brahma, dem Schöpfer der Welt. Sie sind sehr gut für das Verdauungssystem. Halten Sie diese Position 5–8 Atemzüge lang nach rechts und machen Sie von hier mit *Marichyasana* C zur selben Seite weiter. Wiederholen Sie dann beide Abfolgen nach links.

1 In *Dandasana* sitzen, die Beine nach vorn ausgestreckt, Arme seitlich angelegt. Beim Einatmen den rechten Fuß vor dem rechten Sitzbein auf den Boden setzen. Mit den Händen zurückgehen und aufrecht hinsetzen. Den linken Fuß nach vorn schieben, Blick geradeaus.

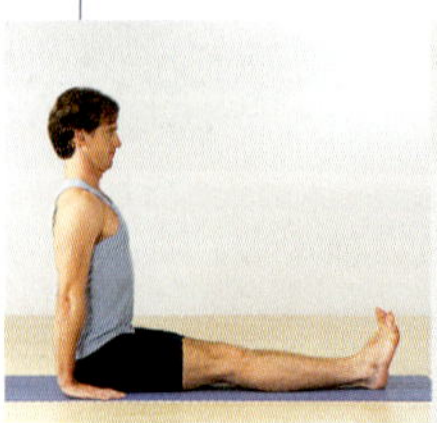

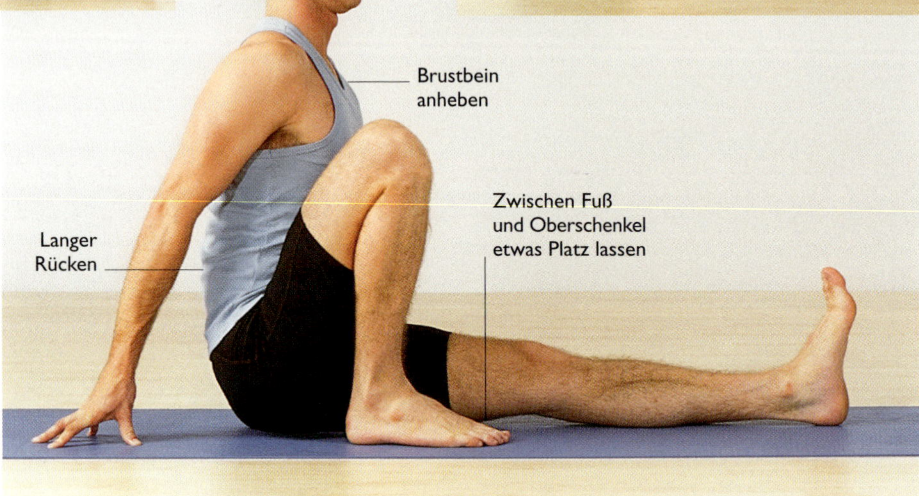
Brustbein anheben
Zwischen Fuß und Oberschenkel etwas Platz lassen
Langer Rücken

2 Beim Ausatmen den rechten Arm nach vorn nehmen, den Oberkörper zum linken Bein senken und dehnen. Die rechte Schulter so weit wie möglich nach vorn bewegen. Die rechte Hand nach vorn schieben, um den Oberkörper und die Wirbelsäule lang zu machen. Den rechten Fuß nach unten drücken.

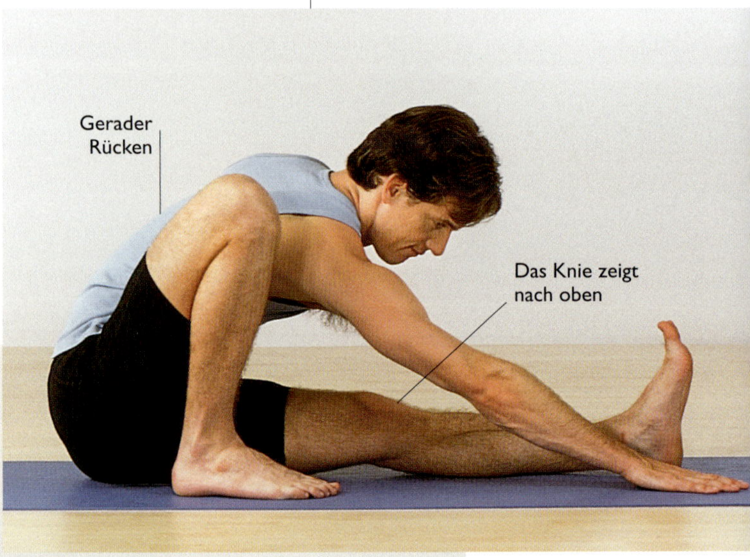
Gerader Rücken
Das Knie zeigt nach oben

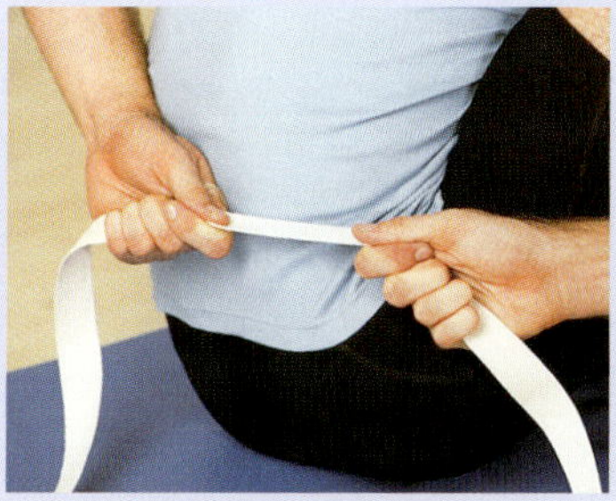

ANFÄNGER

Wenn Sie das Handgelenk oder die Finger nicht erreichen können: einen Gurt zu Hilfe nehmen. Die Hände so nah wie möglich beieinander halten.

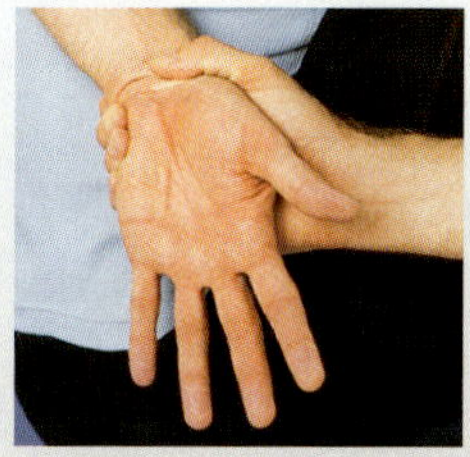

Die Finger der linken Hand weit spreizen

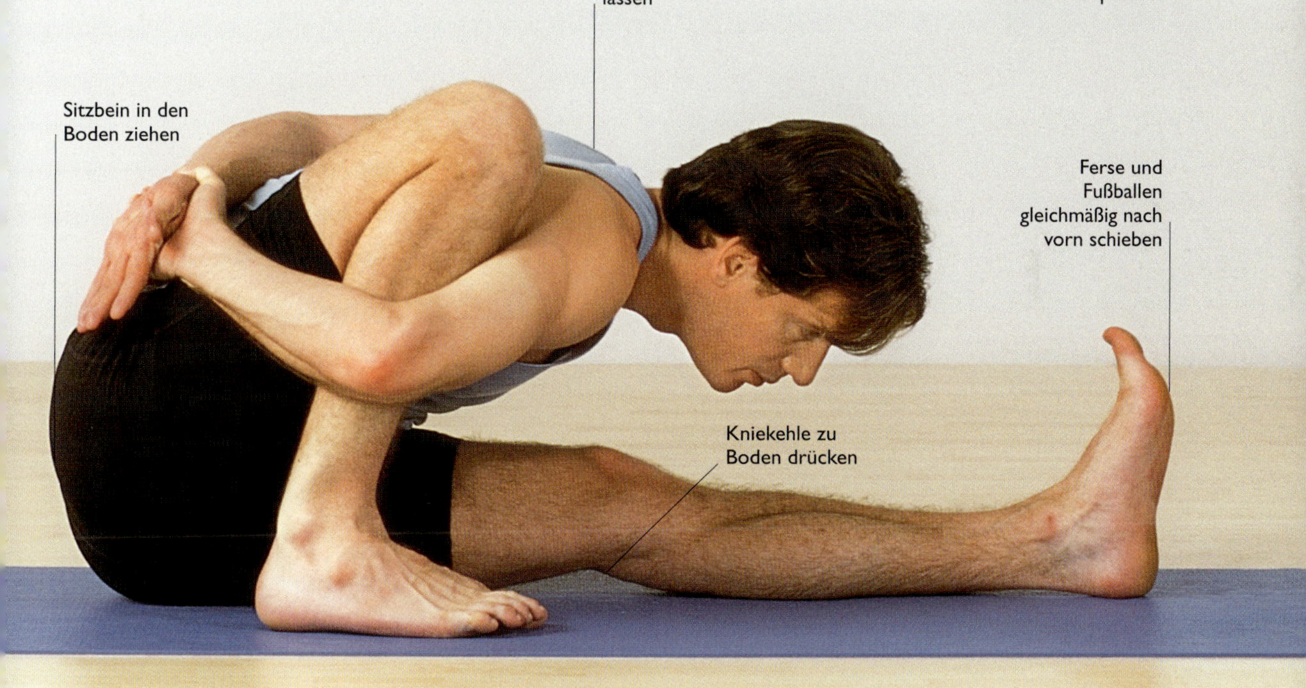
Schultern entspannt sinken lassen
Sitzbein in den Boden ziehen
Ferse und Fußballen gleichmäßig nach vorn schieben
Kniekehle zu Boden drücken

3 Weiter ausatmen, mit der rechten Hand hinter dem Rücken das linke Handgelenk fassen. Das Kinn zum linken Schienbein senken. Der rechte Fuß liegt flach auf dem Boden auf, die Zehen sind gespreizt. Das rechte Sitzbein bleibt so nah wie möglich am Boden, Blick zum Boden. ***Marichyasana A*** 5–8 Atemzüge lang halten. Mit der nächsten Einatmung zu Schritt 1 zurückkehren und weiter zu ***Marichyasana C*** (S. 124–125) gehen.

MARICHYASANA C

Marichi-Position C

Diese Position und die vorhergehende Variante A können Menstruationskrämpfe lindern, den Uterus stärken und bei Magen-Darm-Problemen helfen. Halten Sie die Endpositon 5–8 Atemzüge lang zur rechten Seite, kehren Sie dann zu ***Marichyasana A*** (S. 122–123) zurück, wechseln Sie das Bein und wiederholen Sie die ganze Abfolge nach links.

1 Auf dem Boden sitzen, das linke Bein ausgestreckt, den rechten Fuß aufgestellt. Beim Einatmen den Oberkörper nach rechts drehen, die linke Ferse vorstrecken und den rechten Fuß gleichmäßig in den Boden drücken.

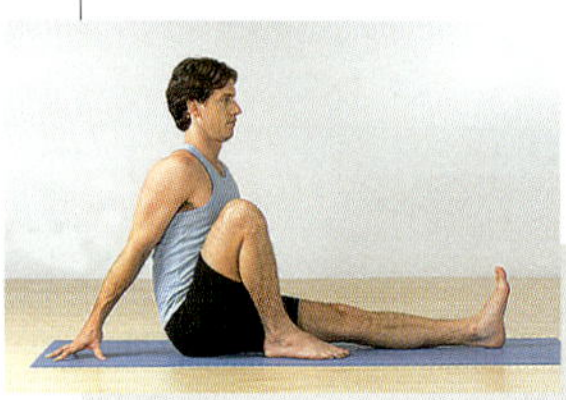

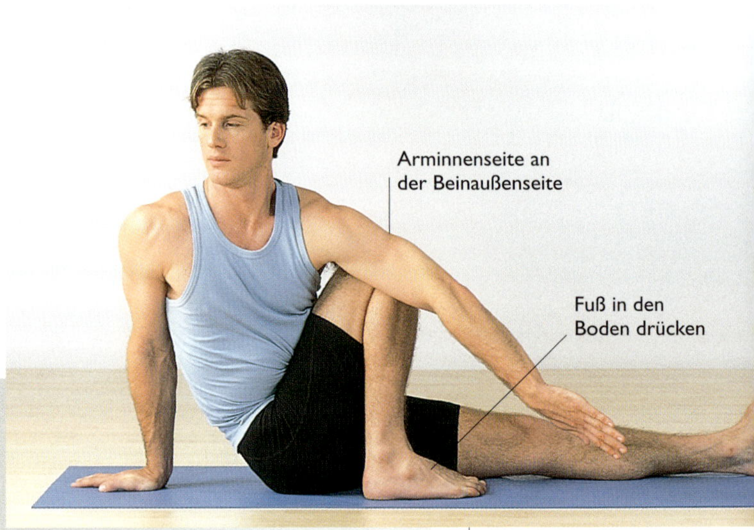
Arminnenseite an der Beinaußenseite
Fuß in den Boden drücken

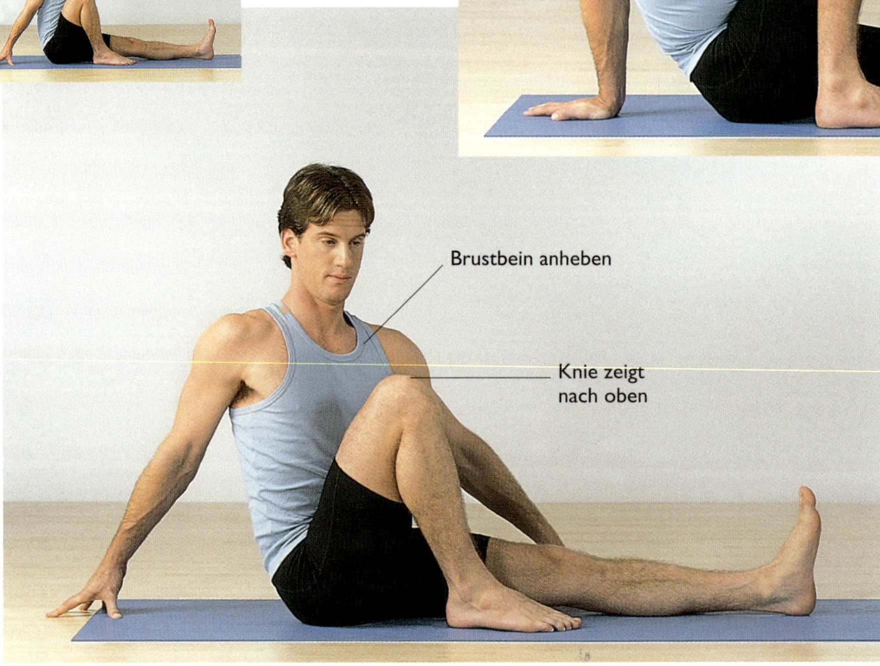
Brustbein anheben
Knie zeigt nach oben

2 Beim Ausatmen den rechten Arm näher an den Oberkörper nehmen, die Handfläche nach unten drücken. Den linke Arm um die Außenseite des rechten Beines legen, das Sitzbein dabei auf den Boden drücken. Den linken Arm drehen, bis seine Innenseite das Bein berührt.

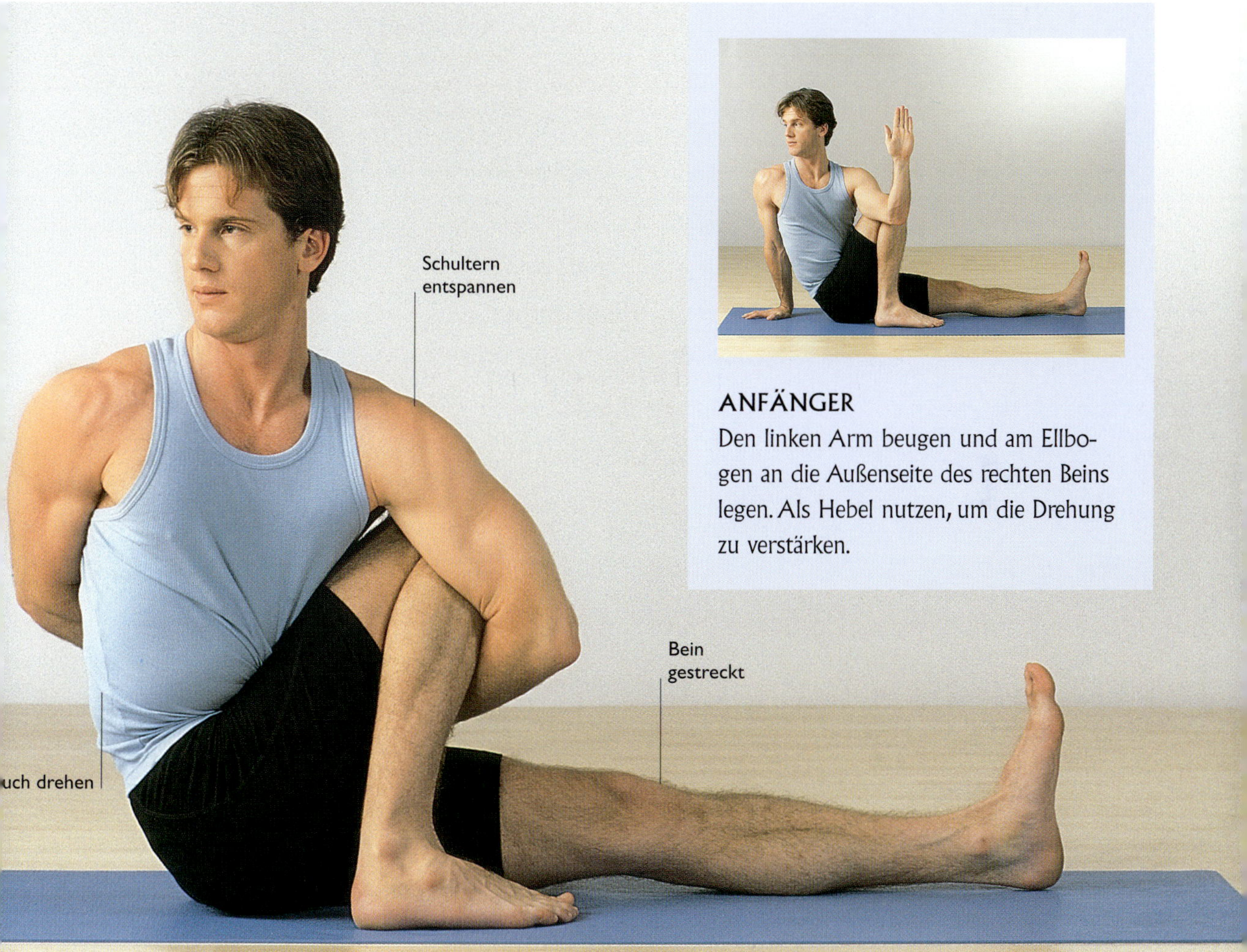

ANFÄNGER

Den linken Arm beugen und am Ellbogen an die Außenseite des rechten Beins legen. Als Hebel nutzen, um die Drehung zu verstärken.

3 Beim Einatmen hinter dem Rücken mit der rechten Hand das linke Handgelenk umfassen, die Schultern entspannen und das Brustbein anheben. Geradeaus blicken. Diese Position 5–8 Atemzüge lang halten.

4 Beim Ausatmen die Hände lösen und das rechte Bein strecken. In *Dandasana* hinsetzen, bereit für ***Marichyasana A*** (S. 122–123) nach links. Die Übung in dieser Haltung beenden.

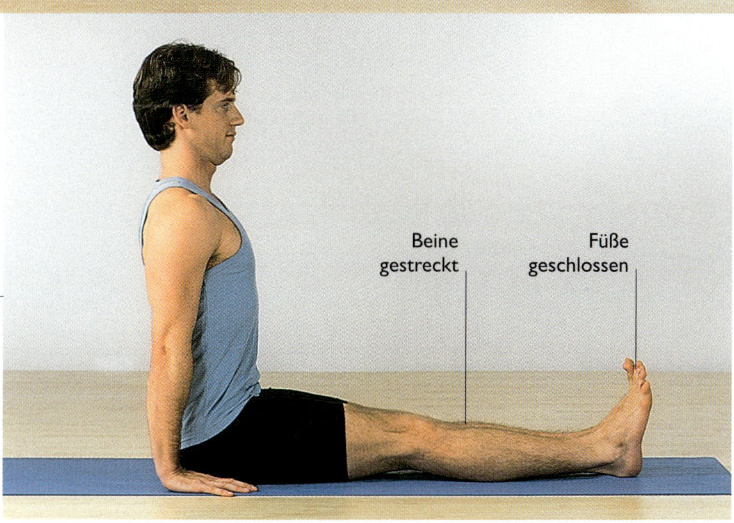

PASHCHIMOTTANASANA

Vorbeuge im Langsitz

Im Sanskrit bedeutet *pashchima* »der Westen«. Die Rückseite des gesamten Körpers wird mit dem Westen in Verbindung gebracht. Die Dehnung der ganzen Rückseite beruhigt, vertieft die Atmung und hilft bei der Durchführung von ***Mula-Bandha.*** Halten Sie diese Position 5–8 Atemzüge lang.

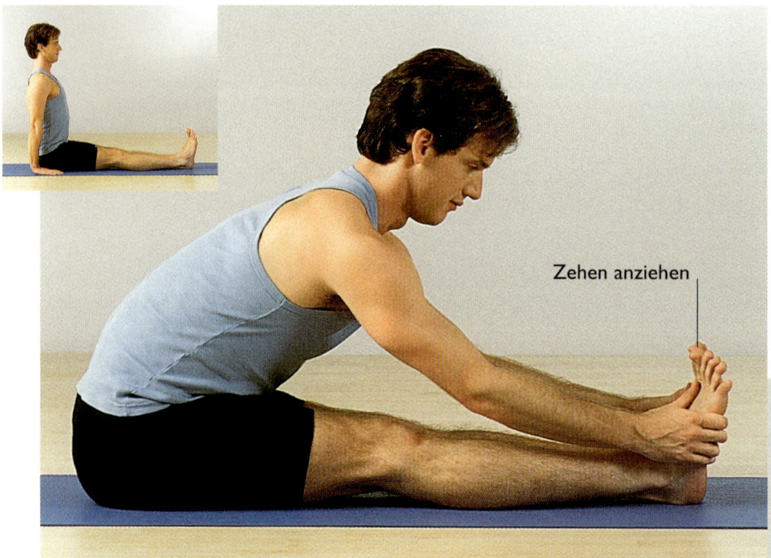

1 Auf dem Boden sitzen, die Beine ausgestreckt, die Arme seitlich angelegt. Beim Ausatmen aus der Hüfte heraus vorbeugen und die Außenseite der Füße fassen. Die Beine gestreckt halten und Fußballen wie Fersen nach vorn, die Kniekehlen in den Boden drücken. Blick auf die großen Zehen.

2 Den Oberkörper beim Einatmen aufrichten und an den Füßen zurückziehen, während Sie diese gleichzeitig nach vorn schieben. Rücken strecken, Brustbein anheben.

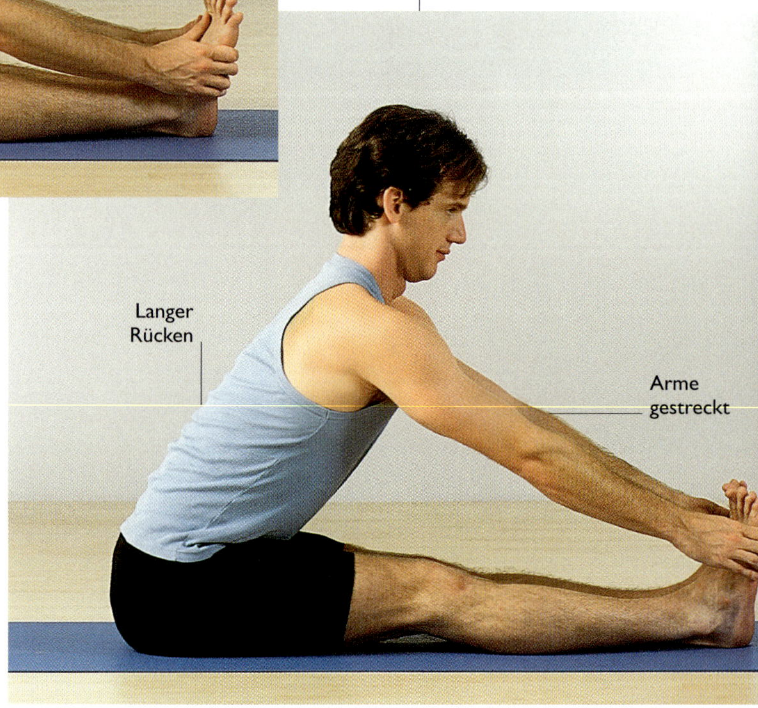

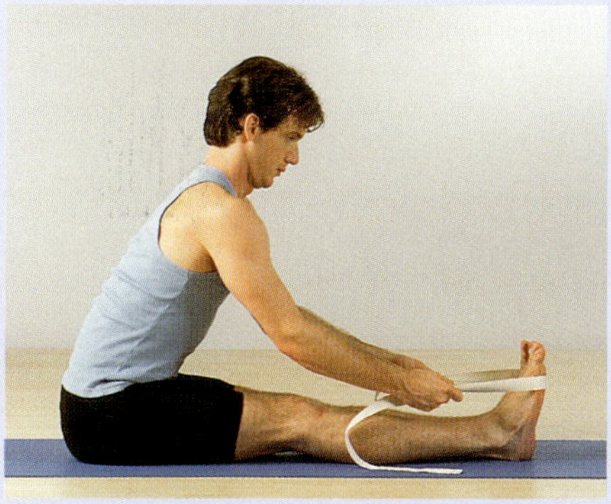

ANFÄNGER

Wenn Sie die Füße nicht mit den Händen erreichen können: einen Gurt um die Fußballen legen. Die Fußballen und Fersen nach vorn drücken und gleichzeitig mit beiden Händen in die Gegenrichtung ziehen.

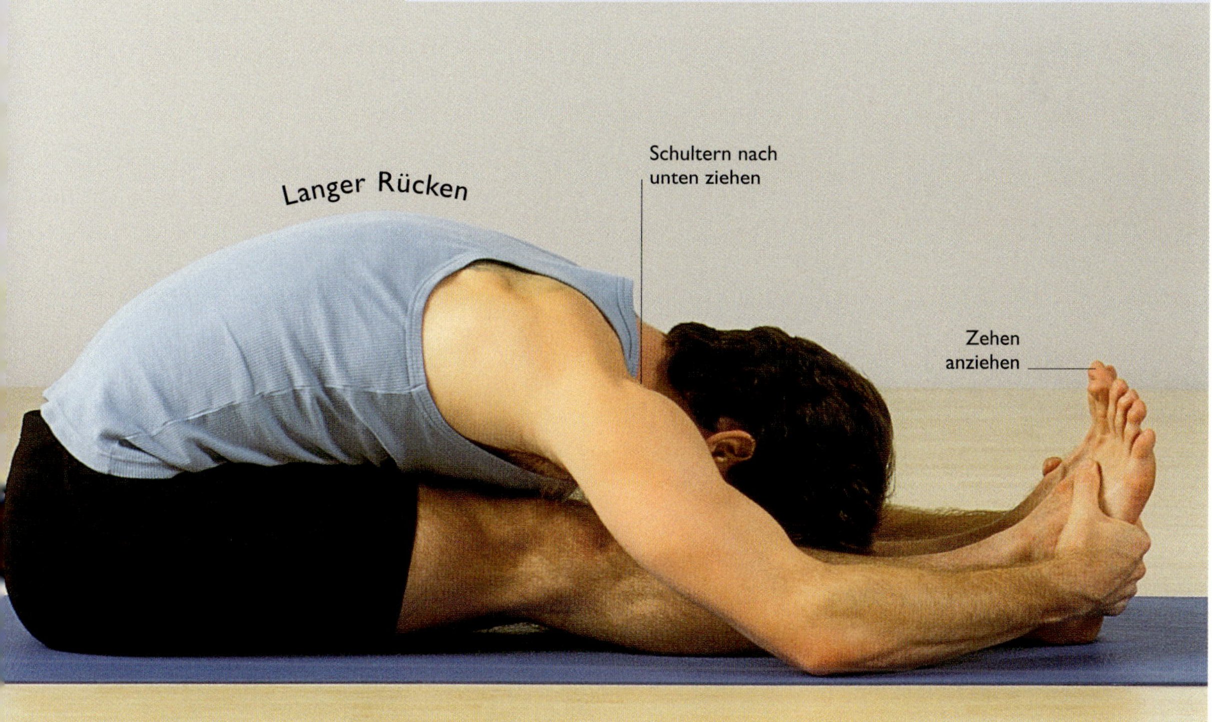

3 Beim Ausatmen ganz vorbeugen und den Oberkörper auf die Beine legen. Aus der Taille heraus strecken und das Sitzbein in den Boden drücken. Die Oberschenkel leicht einwärts drehen, die Beine bleiben gestreckt. Diese Endposition 5–8 Atemzüge lang halten. Mit dem nächsten Einatmen zu ***Dandasana*** zurückkehren und die nächste Übung machen.

BADDHA-KONASANA

Geschlossener Winkel

Diese Übung lindert Menstruationskrämpfe und eignet sich gut zur Geburtsvorbereitung. Sie hilft auch bei Blasenerkrankungen und kann Ischiasbeschwerden mildern. Drücken Sie die Knie nicht zum Boden, sondern lassen Sie die Leiste sich öffnen. Legen Sie bei Kniebeschwerden zur Unterstützung eine gefaltete Decke unter die Beine. Halten Sie diese Position 5–8 Atemzüge lang.

1 Mit ausgestreckten Beinen auf dem Boden sitzen, Arme seitlich angelegt. Beim Einatmen die Fersen zur Leiste ziehen, dabei mit den Händen helfen. Das Becken kippen, bis Sie auf dem Sitzbein sitzen. ***Mula–*** und ***Uddiyana–Bandha*** aktivieren, Blick geradeaus.

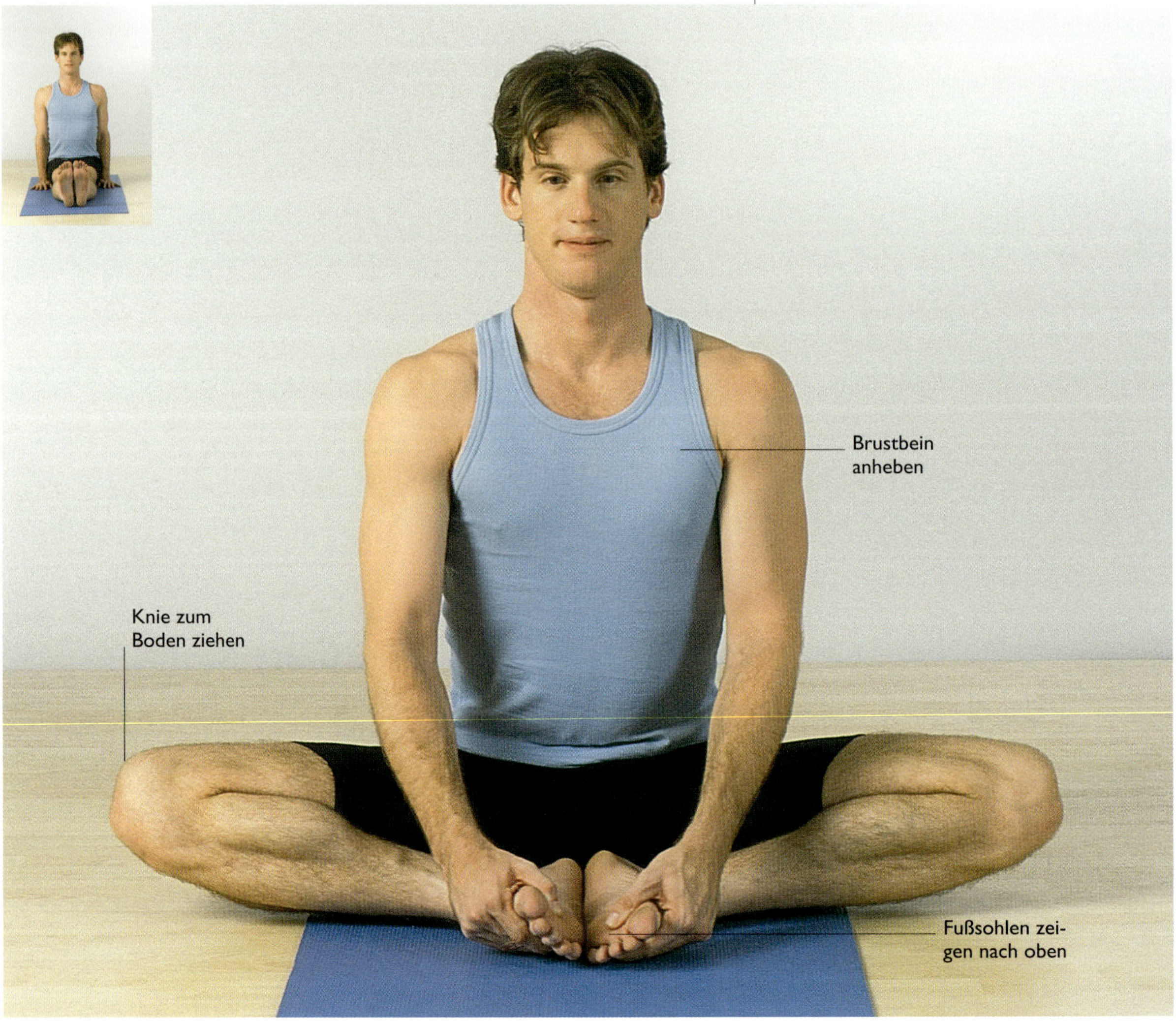
Brustbein anheben
Knie zum Boden ziehen
Fußsohlen zeigen nach oben

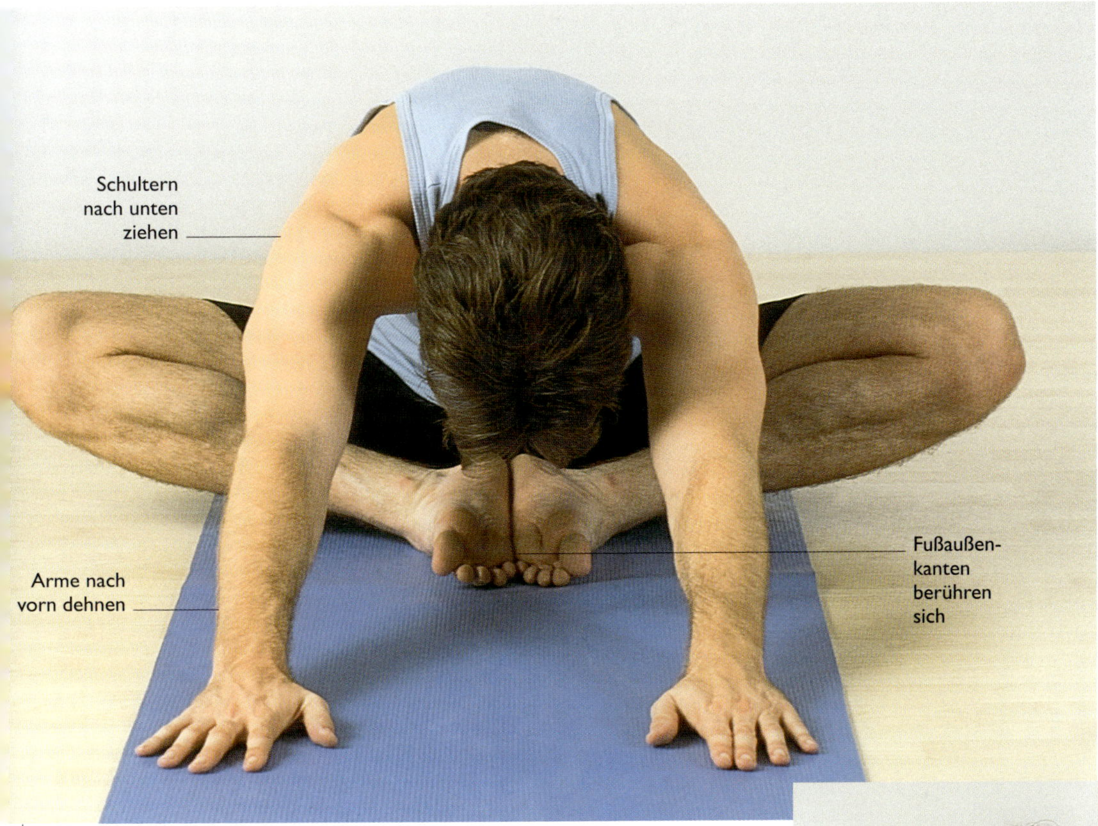
Schultern nach unten ziehen
Arme nach vorn dehnen
Fußaußen-kanten berühren sich

2 Beim Ausatmen aus der Hüfte heraus in *Baddha-Konasana* vorbeugen. Das Sitzbein bleibt auf dem Boden, die Füße sind entspannt. Arme und Fingerspitzen nach vorn dehnen. Den Rücken lang machen, damit zwischen den Wirbeln Platz entsteht. Fersen und Knie bleiben unten, Blick zum Boden. Diese Position 5–8 Atemzüge lang halten.

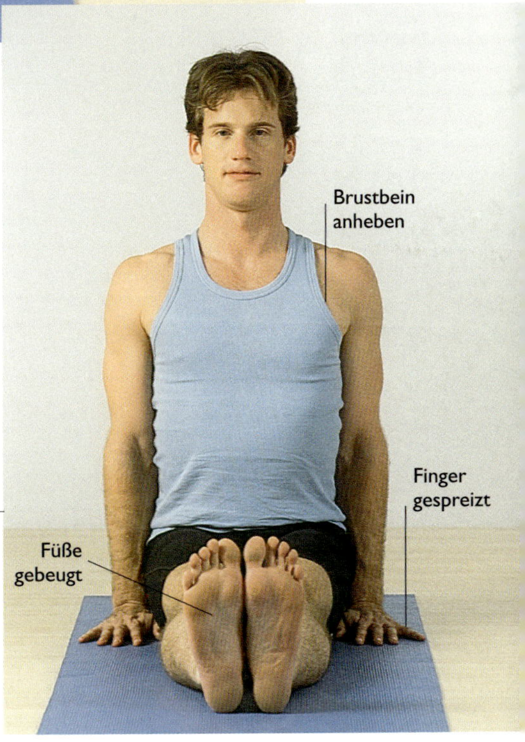
Brustbein anheben
Finger gespreizt
Füße gebeugt

3 Beim Einatmen gerade aufrichten und die Beine nach vorn ausstrecken. Die Handflächen neben den Hüften auf den Boden legen, Finger nach vorn. Die Füße beugen, Blick geradeaus. So die nächste Übung beginnen.

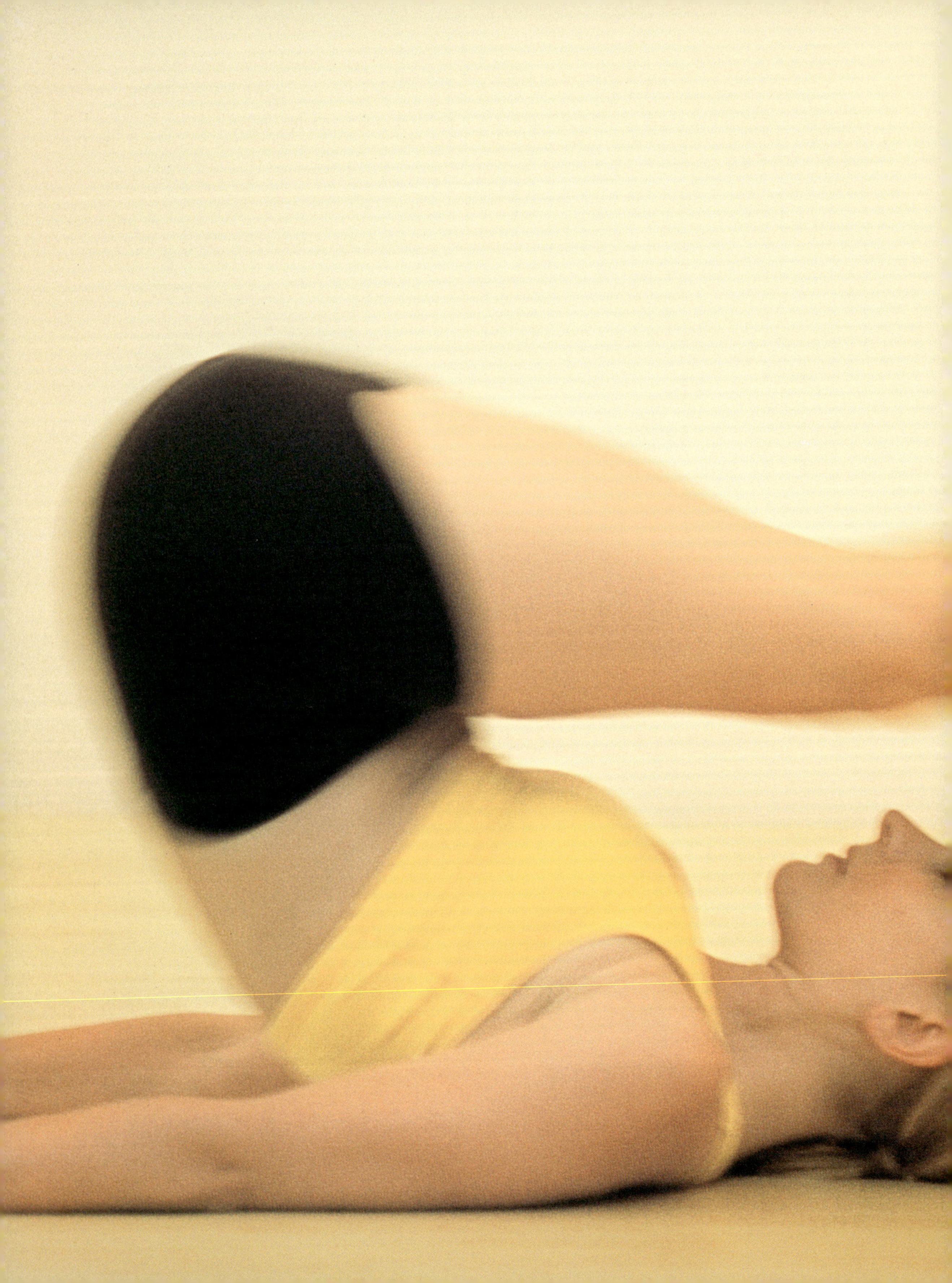

UMKEHRSTELLUNGEN

Beim Üben der Umkehrhaltungen werden Sie sich mit Ihren Ängsten konfrontiert sehen. Die Übungen sind so anspruchsvoll, dass Sie bis an Ihre körperlichen Grenzen gehen müssen, ohne sich jedoch zu verletzen. Es ist wichtig, dass Sie sich aufmerksam und mit voller Konzentration in der jeweiligen Übung bewegen.

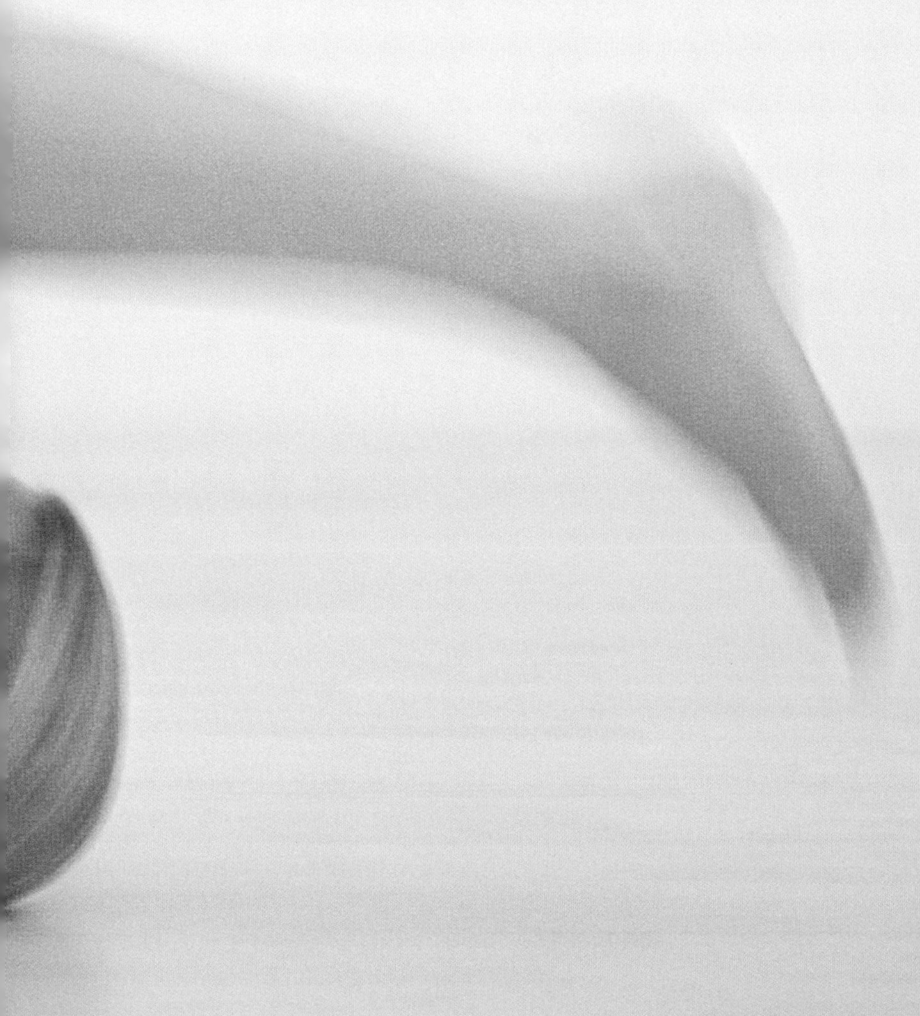

SALAMBA-SHIRSHASANA & BALASANA

Gestützter Kopfstand & Kinder-Position

Der Kopfstand wird als die Königsposition betrachtet. Dabei fließt das Blut zum Gehirn, so dass der Geist frisch und klar wird. Es ist ein hervorragendes Mittel gegen Schlaflosigkeit und Kopfschmerzen. Bei hohen Blutdruck oder Problemen mit der Halswirbelsäule sollten Sie vor dieser Übung jedoch Ihren Arzt konsultieren. Bleiben Sie mindestens 25 Atemzüge lang im Kopfstand.

1 Vierfüßlerstand, Knie hüftbreit auseinander, Hände schulterbreit. Beim Ausatmen den Scheitel und die Unterarme zu Boden senken. Die Finger verschränken und die Handkanten auf den Boden legen. Die Ellbogen senkrecht unter den Schultern ausrichten.

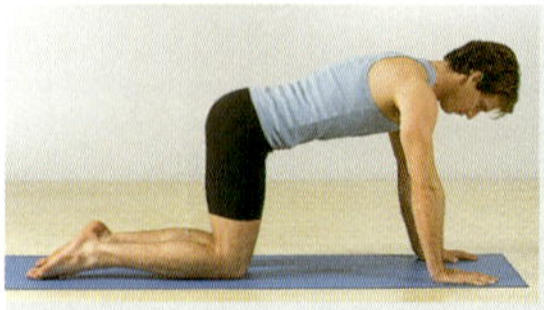

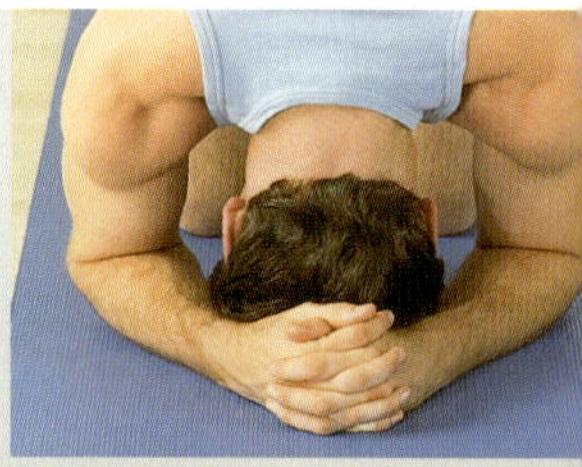

Mit gefalteten Händen den [...]terkopf umgreifen. Die Daun[...] ballen stützen den Hinterk[...]

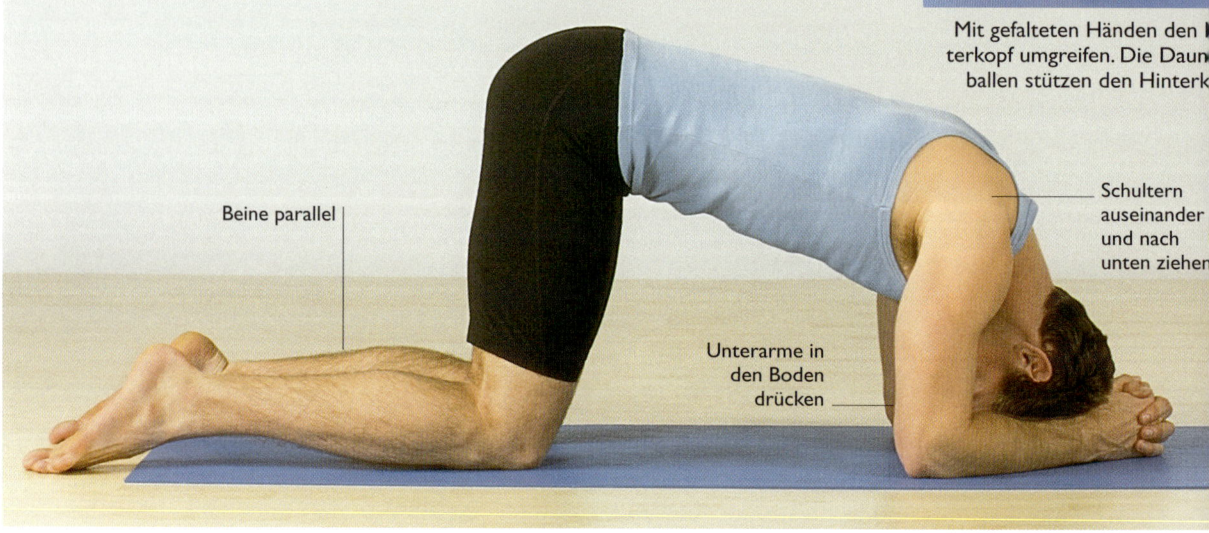
Beine parallel
Schultern auseinander und nach unten ziehen
Unterarme in den Boden drücken

Die Sequenz auf einen Blick

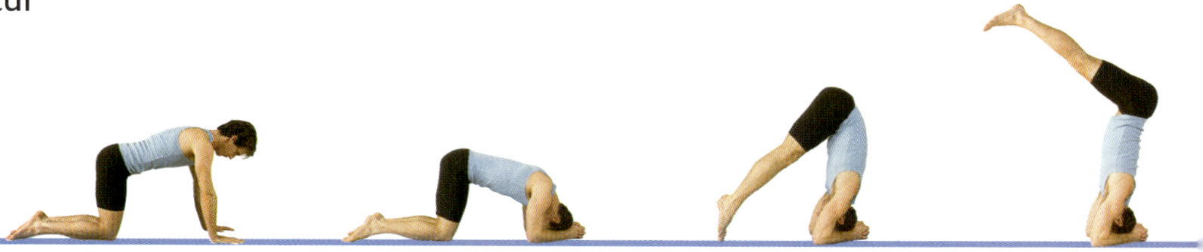

Einatmen............Ausatmen.................Einatmen......Ausatmung beginne

2 Beim Einatmen das Gewicht auf die Unterarme verlagern. ***Mula–*** und ***Uddiyana–Bandha*** aktivieren. Die Beine strecken und langsam Richtung Gesicht bewegen, indem die Hüften nach hinten ziehen. Blick zu den Füßen.

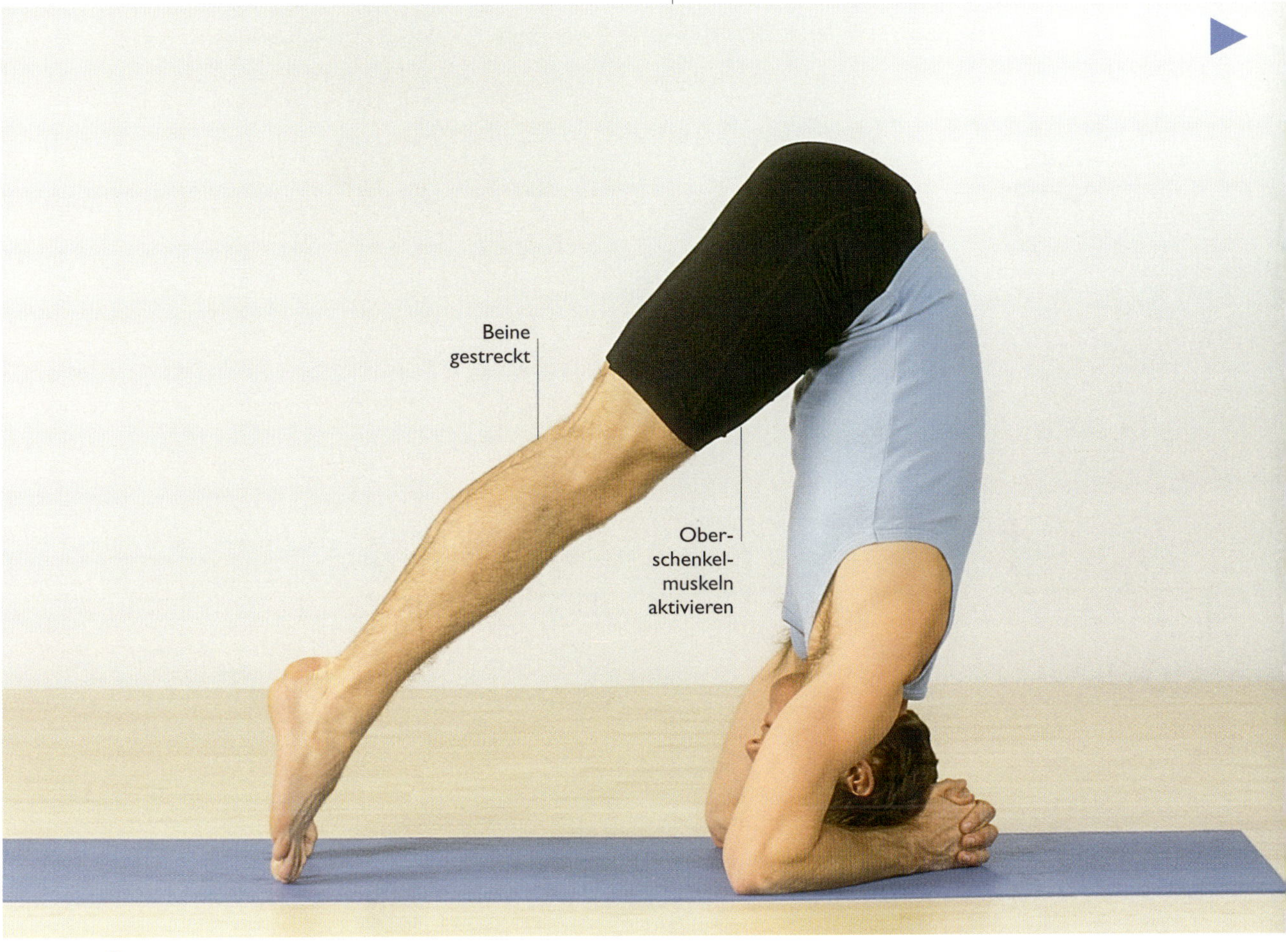

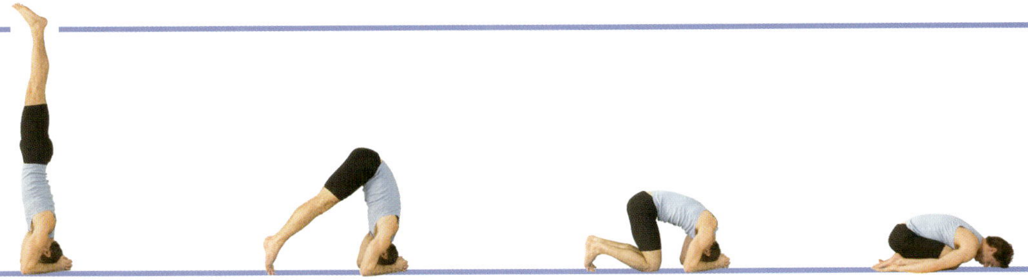

3 Beim Ausatmen die Beine hochheben. Die Hüften befinden sich hinter den Händen, so dass das Gewicht auf den Unterarmen ruht. Blick geradeaus.

4 Weiter ausatmen, die Innenkanten der Füße ziehen zur Decke, die Beine strecken sich in die Endposition. Die Schulterblätter zur Hüfte hinunterziehen und den Nacken lang machen. Unterarme und Handkanten weiter in den Boden drücken. Nach oben schauen. Mindestens 25 Atemzüge lang im Kopfstand bleiben.

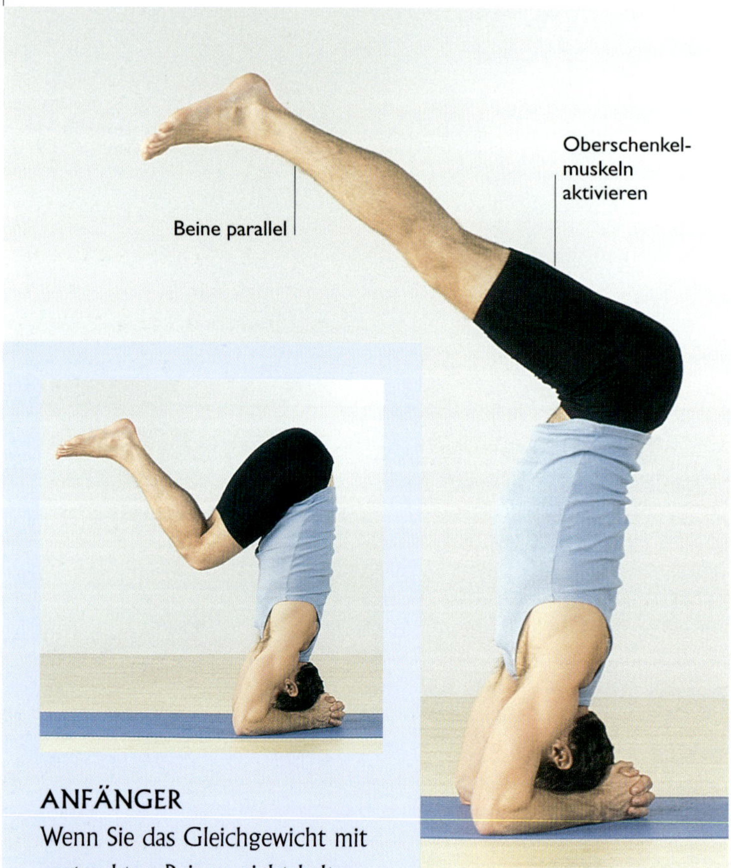
Beine parallel
Oberschenkelmuskeln aktivieren

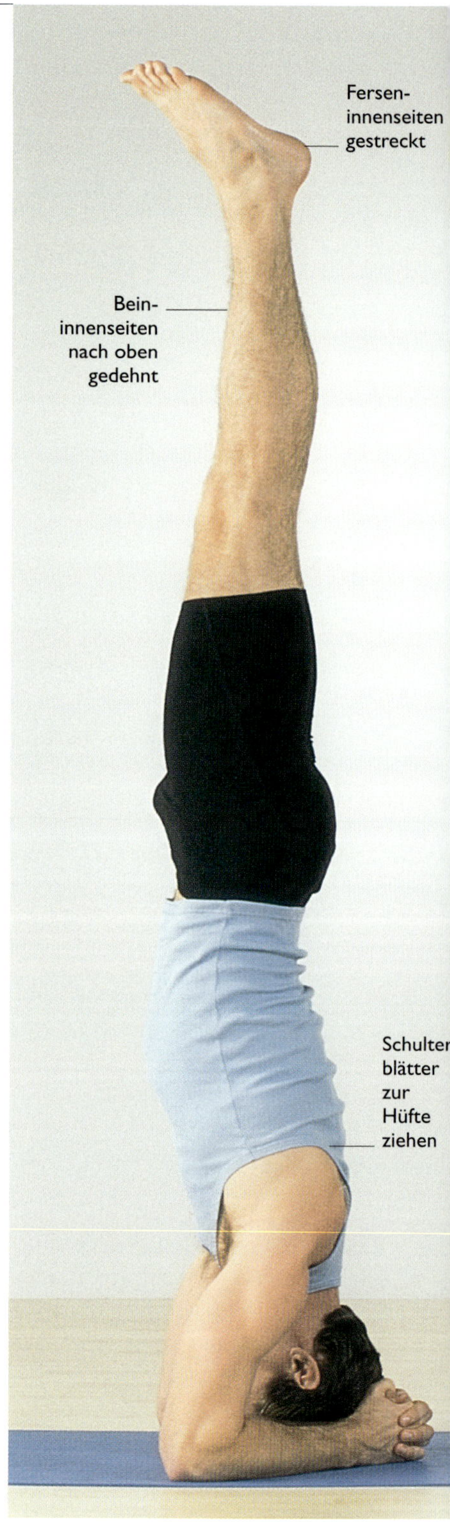
Fersen-innenseiten gestreckt
Bein-innenseiten nach oben gedehnt
Schulter blätter zur Hüfte ziehen

ANFÄNGER

Wenn Sie das Gleichgewicht mit gestreckten Beinen nicht halten können: die Knie beugen und die Unterschenkel nach oben ziehen. Sie können auch nur jeweils ein Bein anheben oder das *Asana* an einer Wand üben.

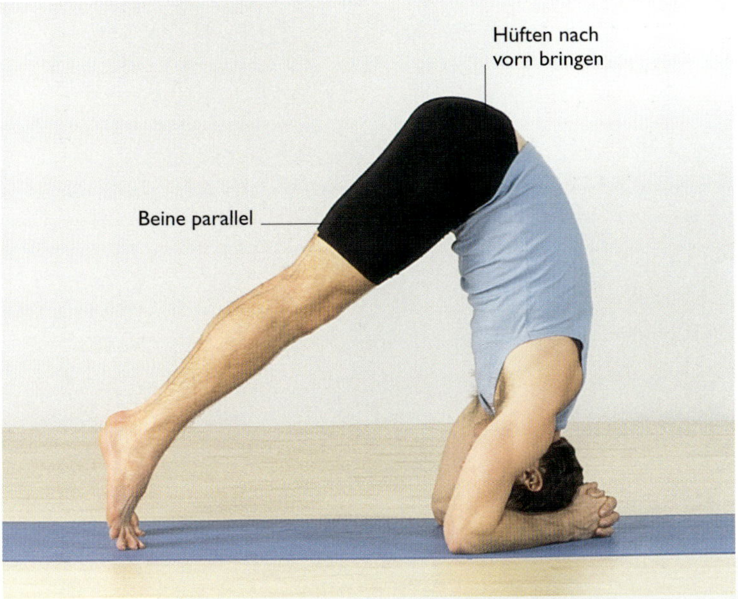
Hüften nach vorn bringen
Beine parallel

5 Beim Einatmen langsam die Füße absenken. Die Beine gestreckt und geschlossen halten, bis die Zehenspitzen den Boden berühren. Blick auf die Füße.

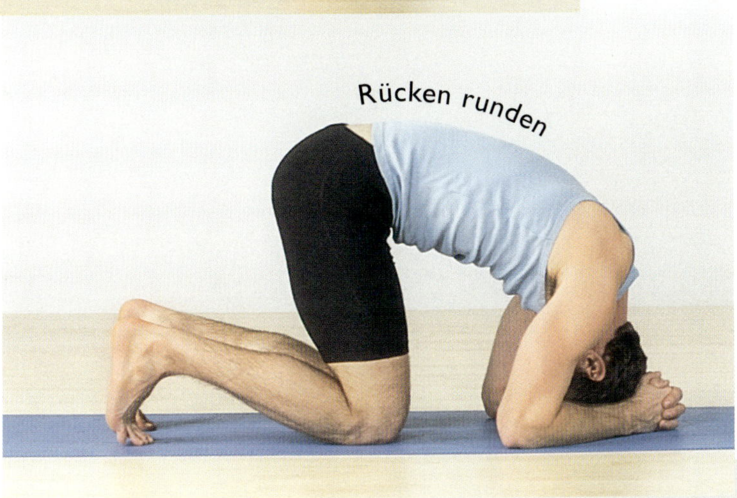
Rücken runden

6 Einatmen, sobald die Fußballen den Boden berühren. Die Beine beugen und auf den Boden knien. Die Zehen bleiben zunächst aufgestellt.

7 Beim Ausatmen die Arme neben den Beinen ablegen, Handflächen nach oben. Die Hüften sinken lassen, die Oberschenkel kommen auf den Unterschenkeln zu liegen. Die Stirn auf den Boden legen und in *Balasana* ruhen, bis die Spannung aus Schultern und Nacken gewichen ist. Dann für die nächste Übung aufrecht hinsetzen.

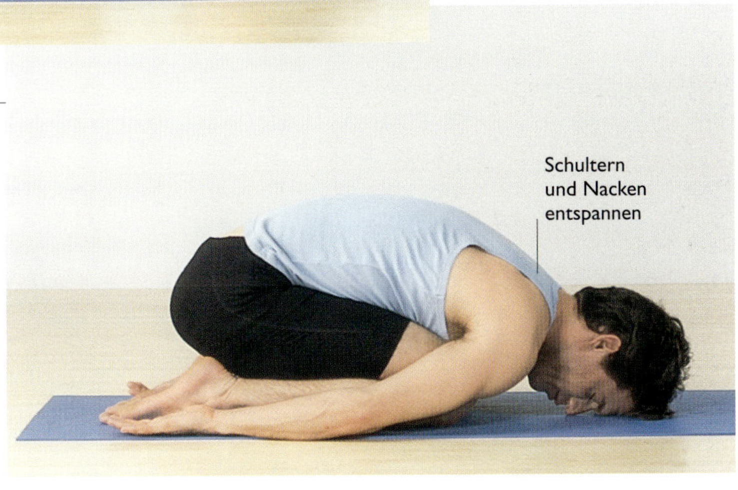
Schultern und Nacken entspannen

SALAMBA-SARVANGASANA

Der Schulterstand

Wenn der Kopfstand die Königsposition ist, ist der Schulterstand die Position der Königin. Im Sanskrit bedeutet *sarvanga* »der ganze Körper«, und tatsächlich profitiert der gesamte Körper vom Schulterstand. Die Position verbessert Blutzirkulation und Atmung und hilft bei Verstopfung. Bleiben Sie mindestens 25 Atemzüge lang im Schulterstand. Gehen Sie von hier direkt weiter zu *Halasana* und *Karnapidasana* (S. 138–139).

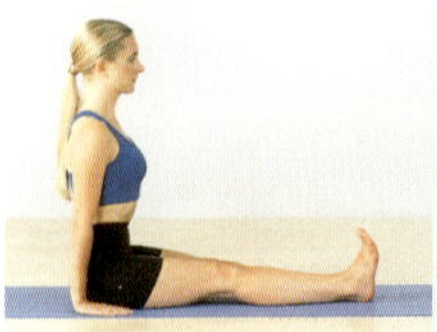

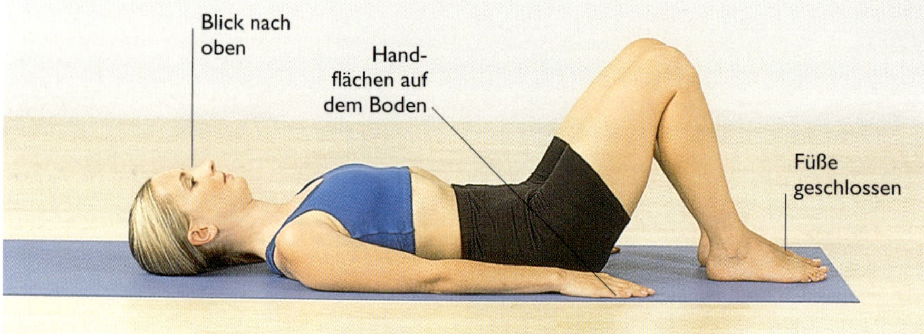
Blick nach oben
Handflächen auf dem Boden
Füße geschlossen

1 Mit ausgestreckten Beinen auf dem Boden sitzen. Beim Ausatmen auf den Rücken legen. Die Beine anziehen und die Füße nebeneinander aufstellen. Die Arme an die Seiten legen. Einatmen.

2 Beim Ausatmen die Hände in den Boden drücken sowie die Hüften und die gebeugten Beine in die Luft heben. Die Beine über Ihren Kopf hinaus schräg nach hinten strecken.

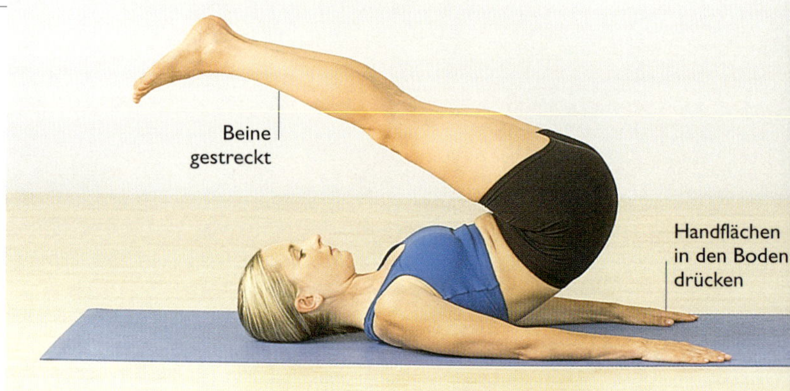
Beine gestreckt
Handflächen in den Boden drücken

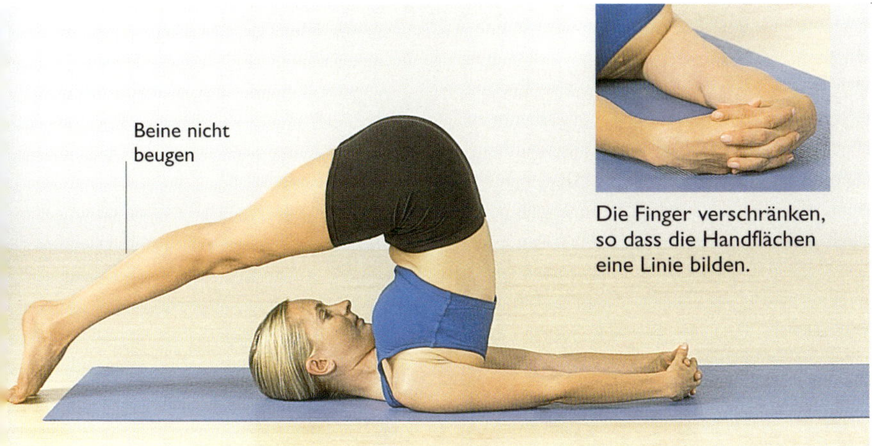
Beine nicht beugen

Die Finger verschränken, so dass die Handflächen eine Linie bilden.

3 Beim Einatmen die Zehenspitzen weit hinter dem Kopf zum Boden bringen, die Beine dabei gestreckt halten. Die Finger verschränken und die Arme gestreckt halten. Die Schultern einziehen und die Ellbogen so nah wie möglich zusammenbringen.

4 Beim Ausatmen die Handflächen an den mittleren Rücken legen, Fingerspitzen zur Decke, Ellbogen nicht nach außen kommen lassen. Die Knie beugen und anheben und die Beine halb zusammenklappen lassen. Vollständig einatmen.

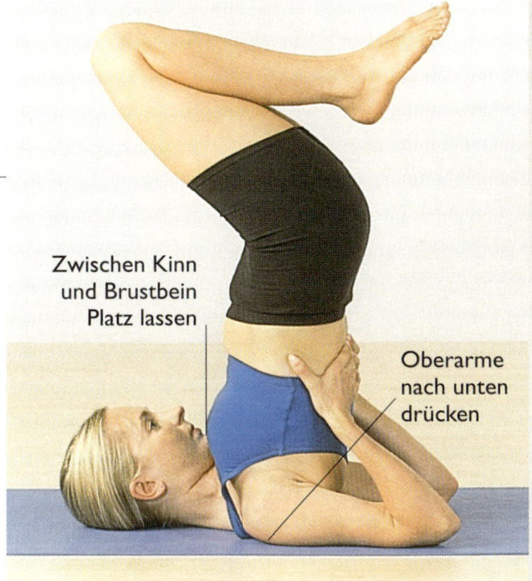
Zwischen Kinn und Brustbein Platz lassen
Oberarme nach unten drücken

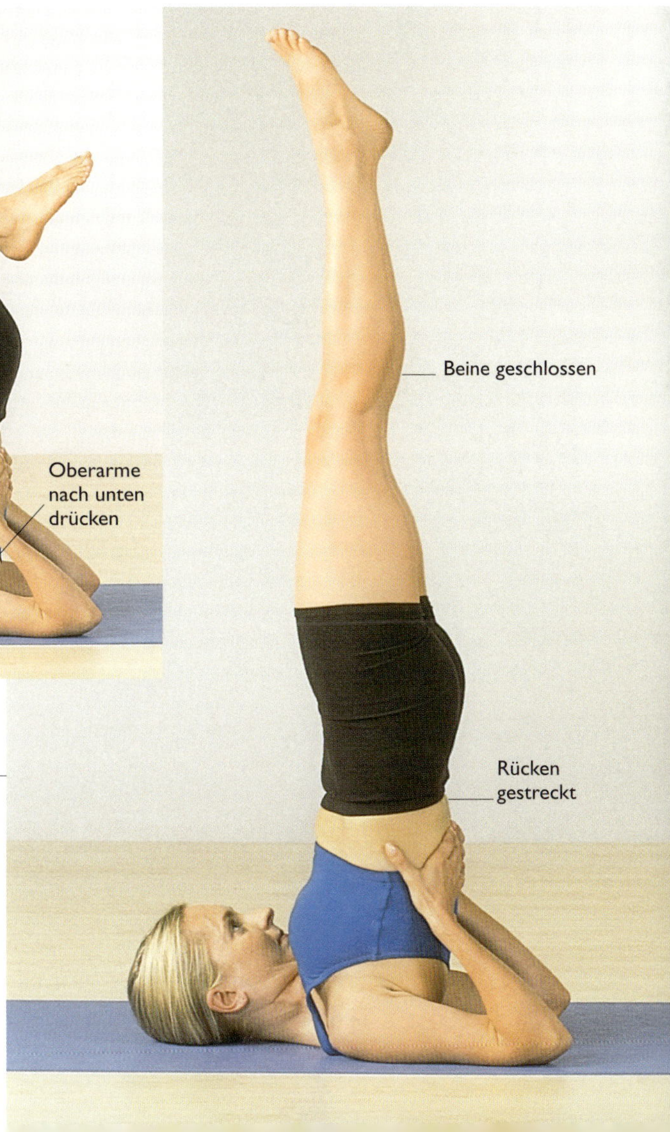
Beine geschlossen
Rücken gestreckt

5 Beim Ausatmen die Beine ausstrecken, die gesamte Wirbelsäule in den Körper hineinziehen. Die Beine sind aktiv angehoben und strecken sich über die Fußballen hinaus, Blick auf die Zehen. Diese Position 25 Atemzüge lang halten. Dann in *Halasana* (S. 138) oder in *Shavasana* (S. 144) gehen.

HALASANA & KARNAPIDASANA

Der Pflug & Knie zu den Ohren

Der Körper formt bei dieser Position, *Halasana,* einen Pflug. Sowohl *Halasana* als auch *Karnapidasana* beleben die Bauchorgane und können Rückenbeschwerden lindern. Im Sanskrit bedeutet *karna* »Ohr« und *pida* »Druck«. Halten Sie jede Endposition 5–8 Atemzüge lang.

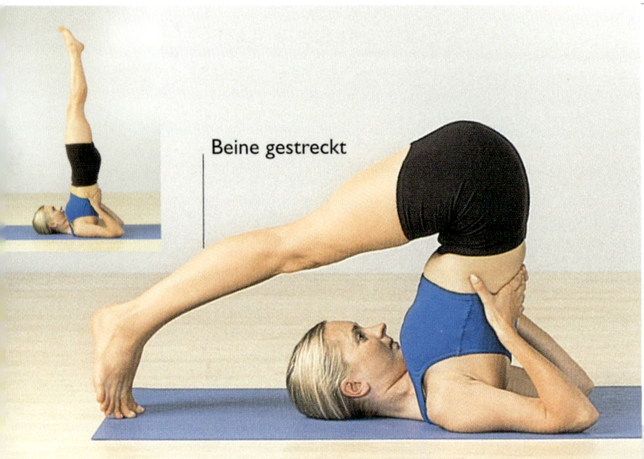

1 Vom Schulterstand aus in *Halasana* gehen. Beim Ausatmen die Füße nach hinten strecken, bis die Zehen den Boden berühren. Die gestreckten Beine über die Fersen hinaus lang machen. Diese Position 5–8 Atemzüge lang halten.

2 Jetzt in *Karnapidasana* gehen. Beim Einatmen die Beine beugen und, wenn möglich, die Knie zum Ohr bringen. Die Fußrücken ruhen auf dem Boden. Die Arme hinter dem Rücken gestreckt auf den Boden legen und die Finger verschränken, Blick geradeaus. Diese Position 5–8 Atemzüge lang halten.

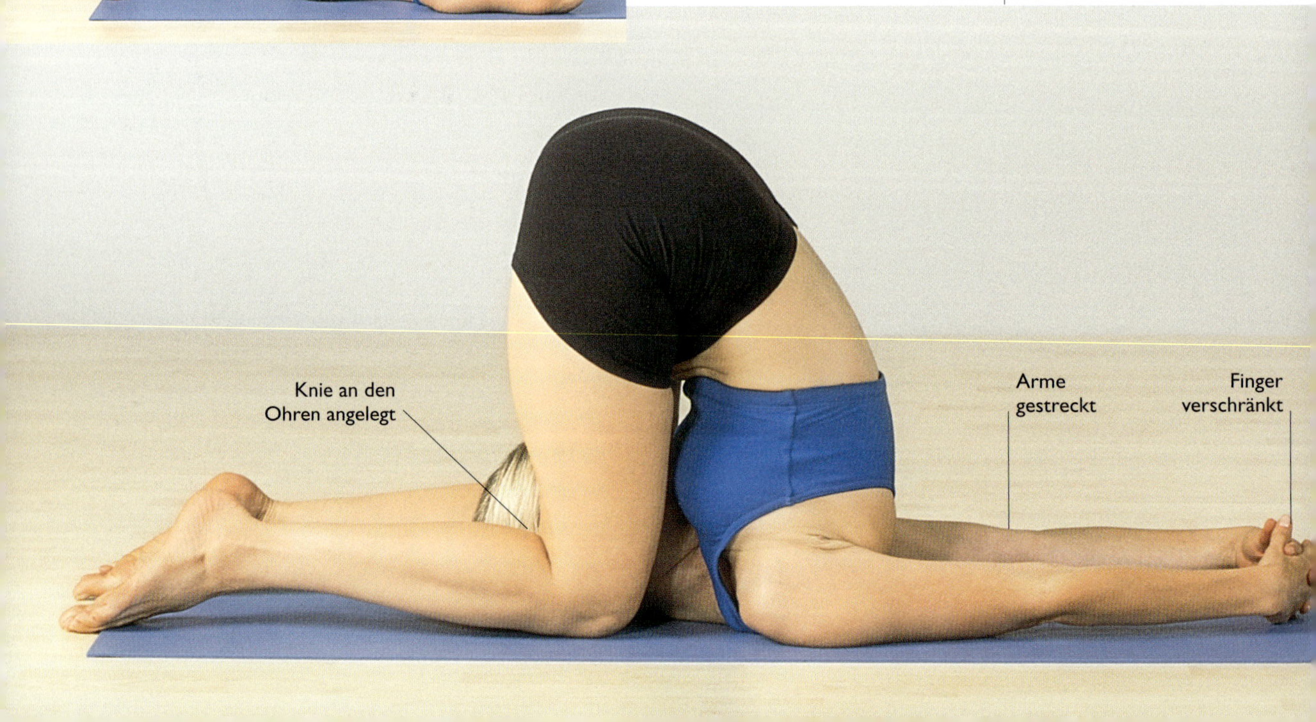

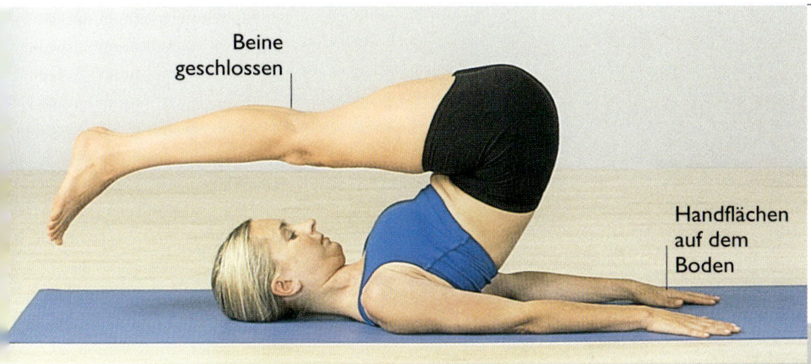

3 Beim Ausatmen die Finger lösen, die Handflächen fest in den Boden drücken. Die Beine parallel zum Boden in die Luft strecken. Langsam die Hüften absenken, Bauch- und Oberschenkelmuskeln dabei aktivieren.

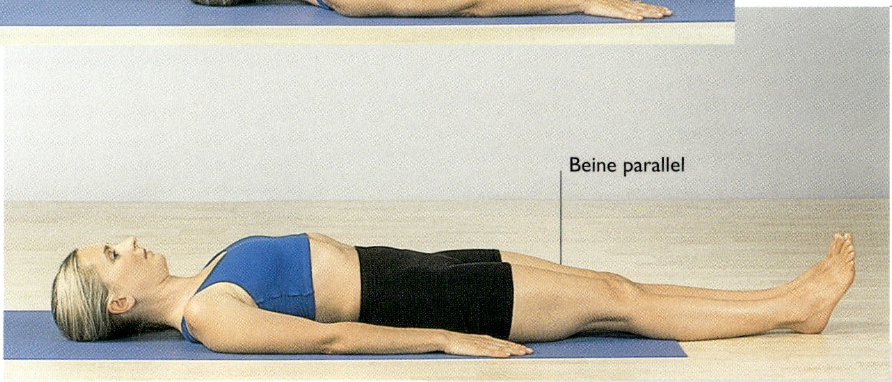

4 Am Ende der Ausatmung liegen die Beine auf dem Boden. Den ganzen Körper entspannen und einige Atemzüge lang liegen bleiben. Blick nach oben.

5 Beim Ausatmen die Beine abheben und mit den Händen die Knie umfassen. Die Knie zur Brust ziehen. Darauf achten, dass der untere Abschnitt der Wirbelsäule dabei am Boden bleibt. Die Schultern zur Hüfte ziehen.

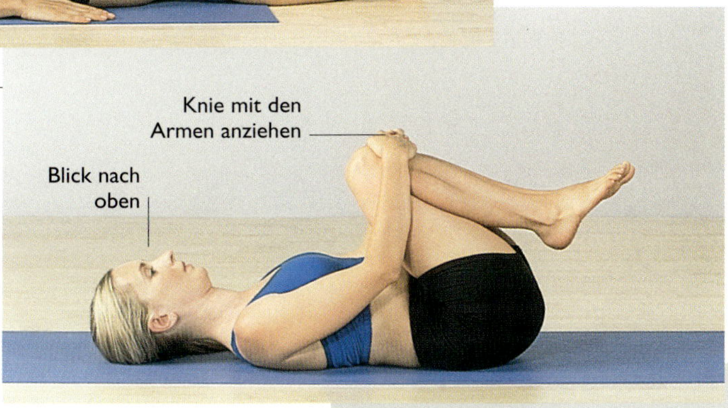

6 Beim Einatmen die Schienbeine kreuzen und zum Sitzen hochschwingen, Knie immer noch festhalten. Aufrecht sitzen, beide Fußsohlen liegen auf dem Boden auf. Den Rücken lang machen und auf *Padmasana 1* (S. 140–141) vorbereiten.

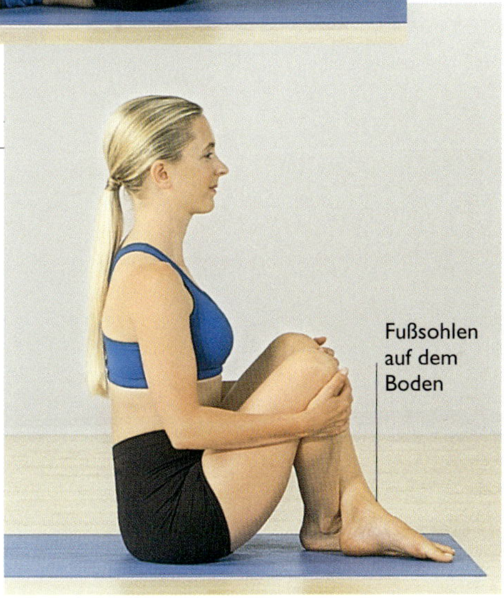

PADMASANA 1

Der Lotussitz 1

Der Lotus ist die Position der Meditation und die bekannteste Yoga-Haltung. Es gibt unterschiedliche Varianten und Schwierigkeitsgrade. Fangen Sie mit der hier gezeigten Version an. Wenn Sie sich mit ihr wohl fühlen, können Sie auch die fortgeschrittenere Version auf S. 142–143 probieren. Wenn Ihre Hüften sehr unbeweglich sind oder Sie Stiche oder Schmerzen in den Knien spüren, nehmen Sie nur den halben Lotussitz ein. Bleiben Sie 10 Atemzüge lang im Lotussitz.

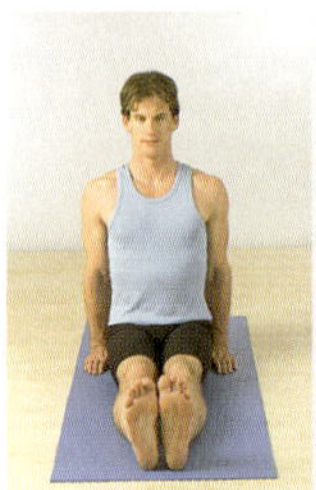

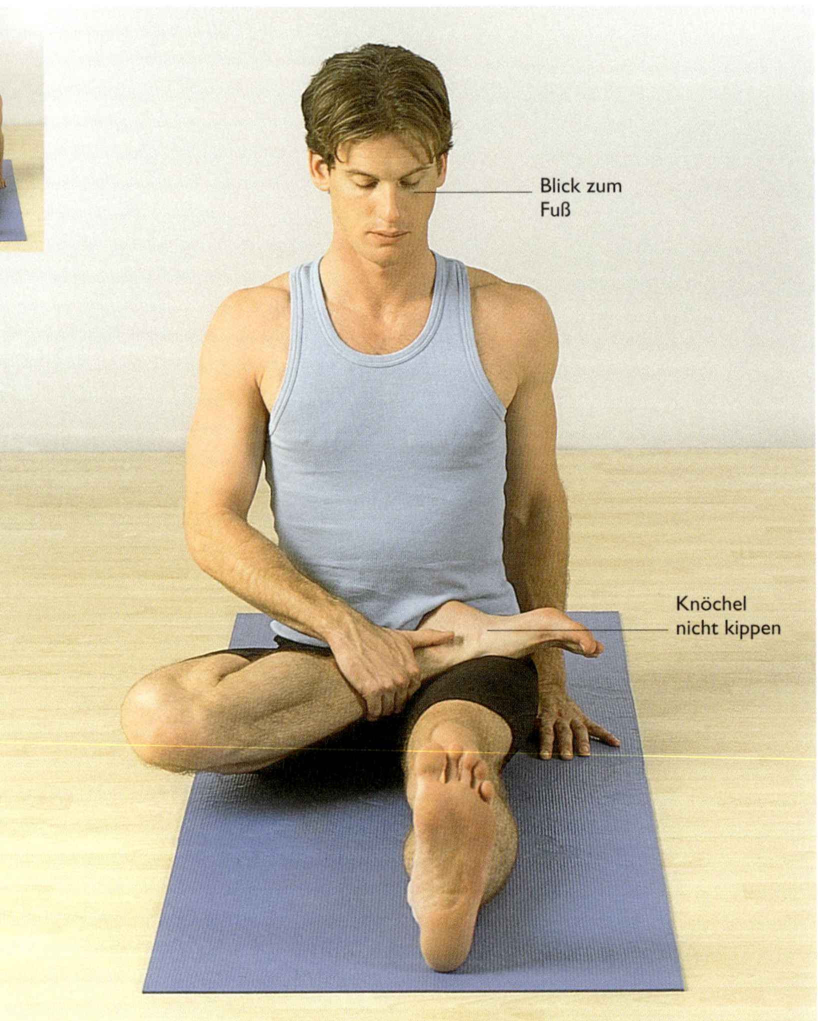

1 Beim Einatmen aufrecht sitzen, die Arme seitlich angelegt, die Beine ausgestreckt und die Füße angewinkelt. Mit der rechten Hand den rechten Knöchel fassen, das Bein beugen und den rechten Fuß auf den linken Oberschenkel dicht am Bauch legen. Der rechte Fuß bleibt angewinkelt, der Knöchel darf nicht nach innen kippen. Die rechte Handfläche wieder dicht neben der rechten Hüfte auf den Boden legen.

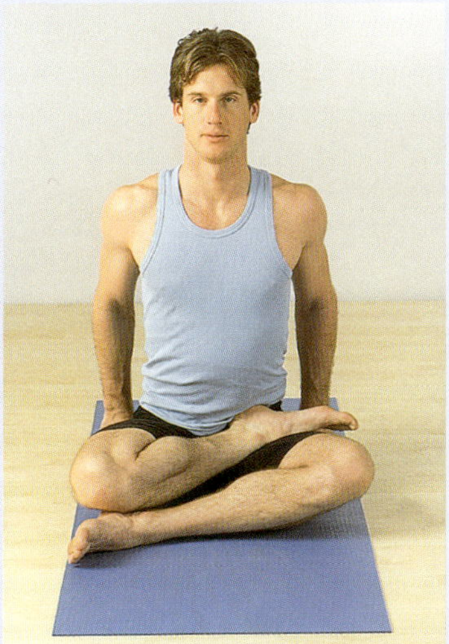

ANFÄNGER

Wenn Sie den linken Fuß nicht auf den rechten Oberschenkel legen können: vor dem rechten Knie auf den Boden legen. Den linken Arm wieder zurücknehmen. Mit fortschreitender Übung werden Ihre Hüften beweglicher – haben Sie Geduld.

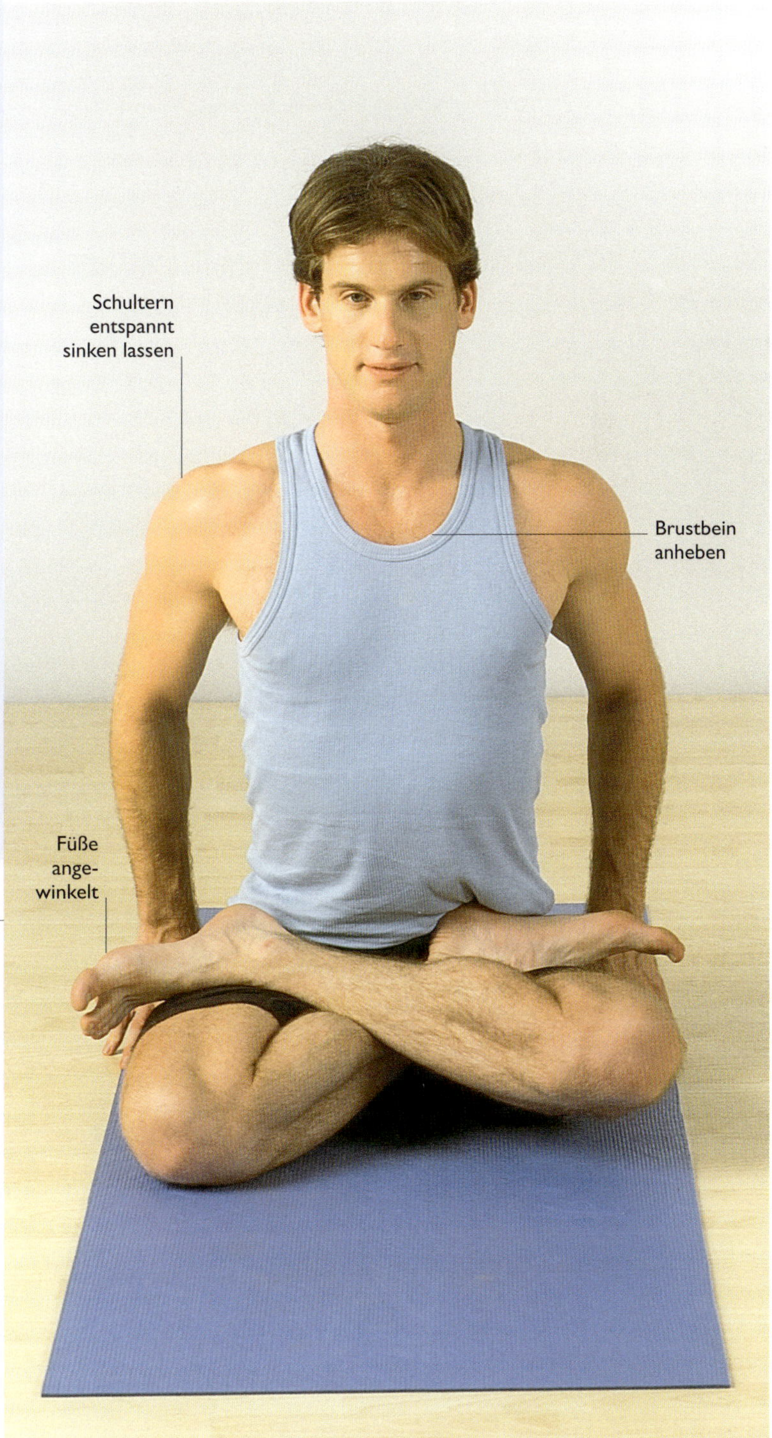

2 Beim Ausatmen mit der linken Hand den linken Knöchel fassen und den linken Fuß auf den rechten Oberschenkel dicht am Bauch legen. Der linke Fuß bleibt angewinkelt. Das rechte Knie auf den Boden drücken und das Sitzbein, wenn nötig, etwas nach vorn bringen. Nicht beide Knie auf den Boden zwingen. Der linke Arm geht zurück, Blick geradeaus. 10 Atemzüge lang in *Padmasana 1* bleiben, bevor Sie *Padmasana 2* (S. 142–143) oder *Shavasana* (S. 144) einnehmen.

PADMASANA 2

Der Lotussitz 2

Sobald Sie *Padmasana 1* beherrschen, können Sie Ihre Übungsabfolge verlängern, indem Sie die zweite Variante des Lotussitzes einbauen. Diese spezielle Variante entspannt nicht nur die Hüften, sondern dehnt auch den Rücken und trainiert die Schultermuskulatur. Halten Sie die Endposition 10 Atemzüge lang.

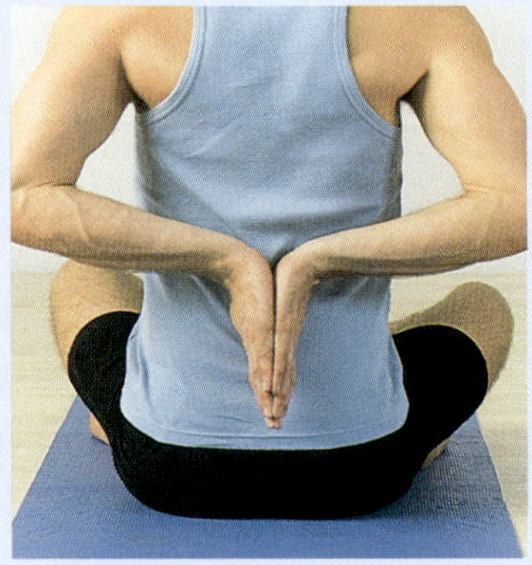

ANFÄNGER

Wenn Sie die Hände nicht mit den Fingern nach oben zusammenbringen: die Fingerspitzen nach unten zeigen lassen, so dass die Daumen den Rücken berühren.

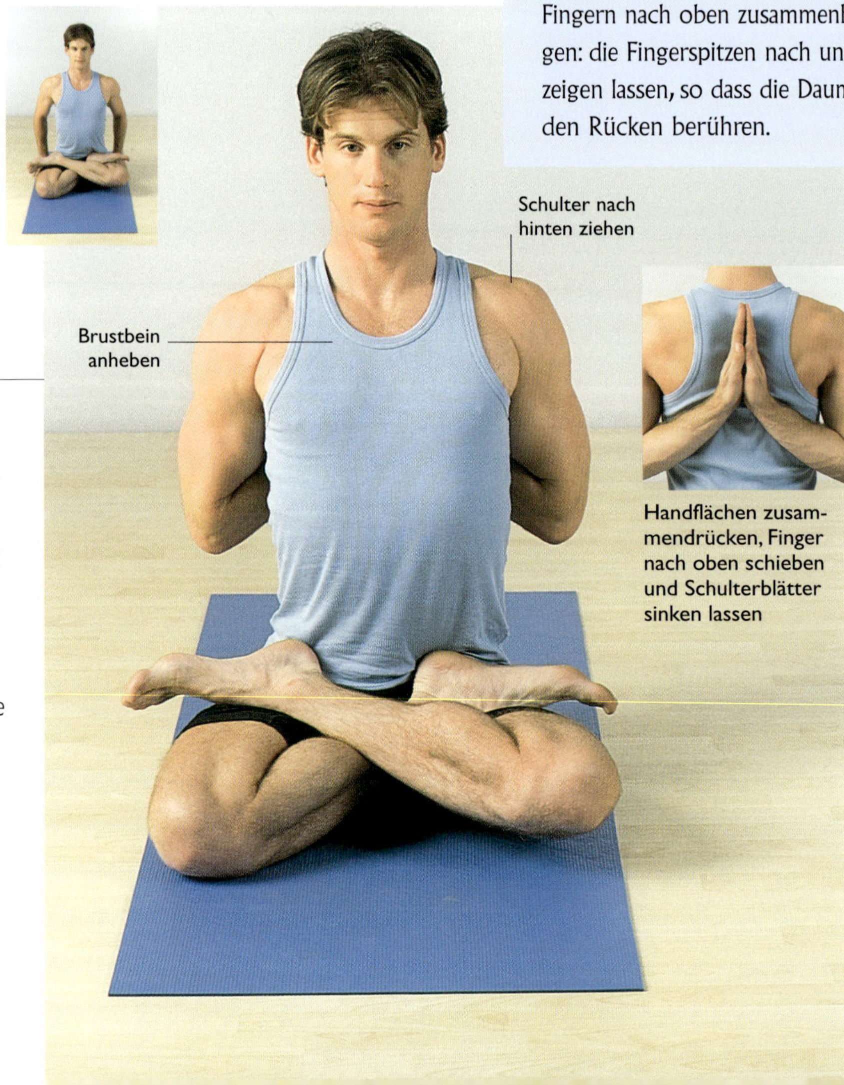

Handflächen zusammendrücken, Finger nach oben schieben und Schulterblätter sinken lassen

1 Im vollen Lotussitz (S. 141) beginnen. Beim Einatmen die Arme hinter dem Rücken beugen und die Hände wie zum Gebet zusammenlegen, Fingerspitzen zeigen nach oben, die kleinen Finger berühren die Wirbelsäule. Die Handflächen zusammendrücken, Blick geradeaus.

2 Beim Ausatmen vorbeugen, die Hände bleiben in der Gebetsposition hinter dem Rücken. Die Stirn berührt, wenn möglich, den Boden. Mit der Körperrückseite nach hinten ziehen, um das Sitzbein auf den Boden zu bringen. Blick nach unten. Die Endposition 10 Atemzüge lang halten, dann aufrecht hinsetzen, bereit für *Shavasana* (S. 144).

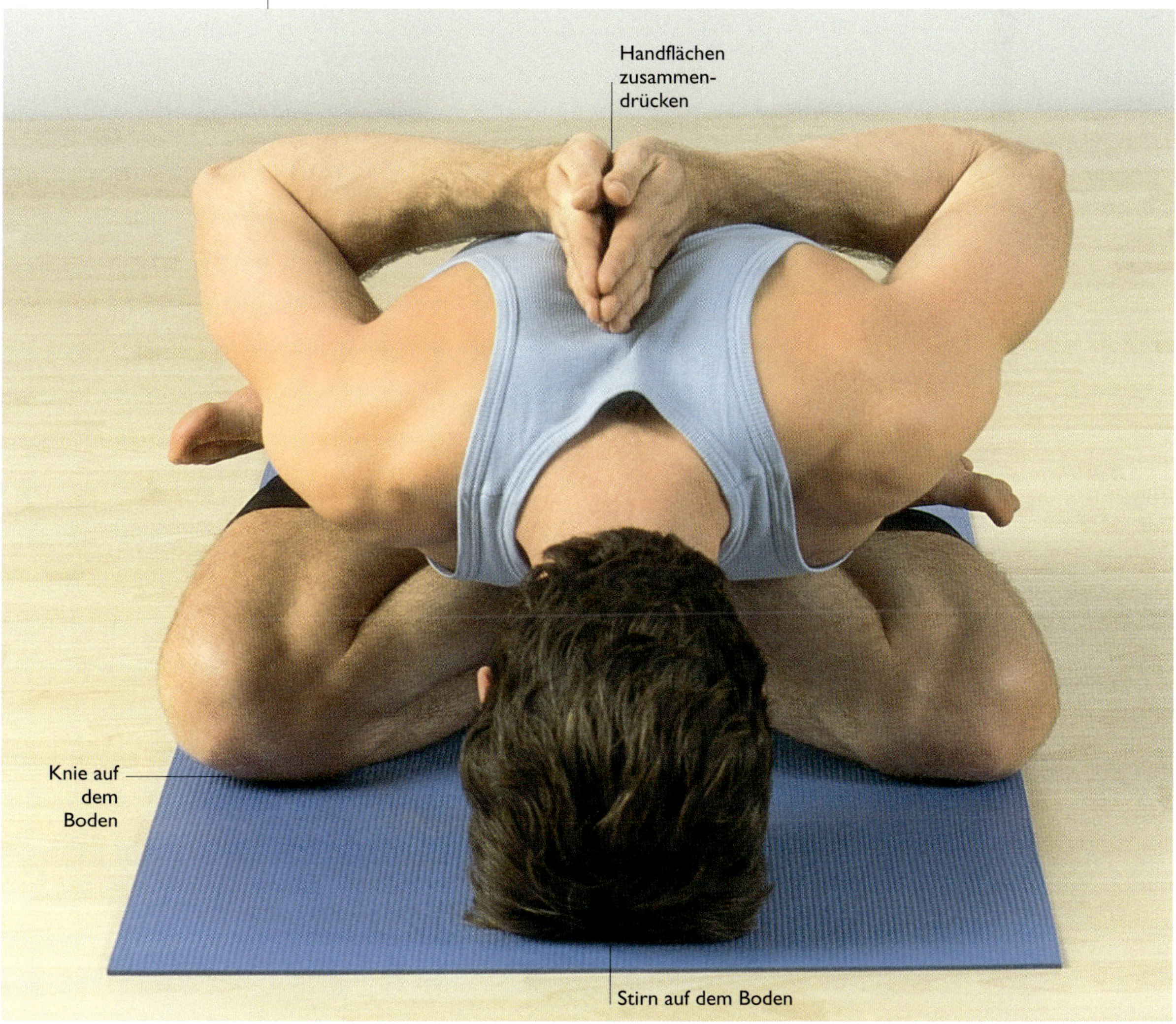
Handflächen zusammendrücken
Knie auf dem Boden
Stirn auf dem Boden

SHAVASANA

Die Position der vollständigen Ruhe

Diese Position schließt jedes Yoga-Programm ab. In ***Shavasana*** ruht Ihr Körper, und Sie gelangen in einen meditativen Zustand. Im Sanskrit bedeutet ***shava*** »Leichnam«. Sie liegen bei dieser Übung absolut still und richten Ihre Aufmerksamkeit nach innen. Wenn Ihre Gedanken zu wandern beginnen – und das werden sie –, nehmen Sie es zur Kenntnis und richten Sie Ihre Aufmerksamkeit wieder auf den gegenwärtigen Moment. Bleiben Sie 10–15 Minuten lang in dieser Haltung.

Beim Ausatmen flach auf den Rücken legen, Arme und Beine im 30-Grad-Winkel zur Mittelachse des Körpers. Hände und Füße nach außen fallen lassen, Handflächen nach oben, Schultern entspannt. Den Atem kommen und gehen lassen, die Augen schließen. Der Körper verschmilzt mit dem Boden.

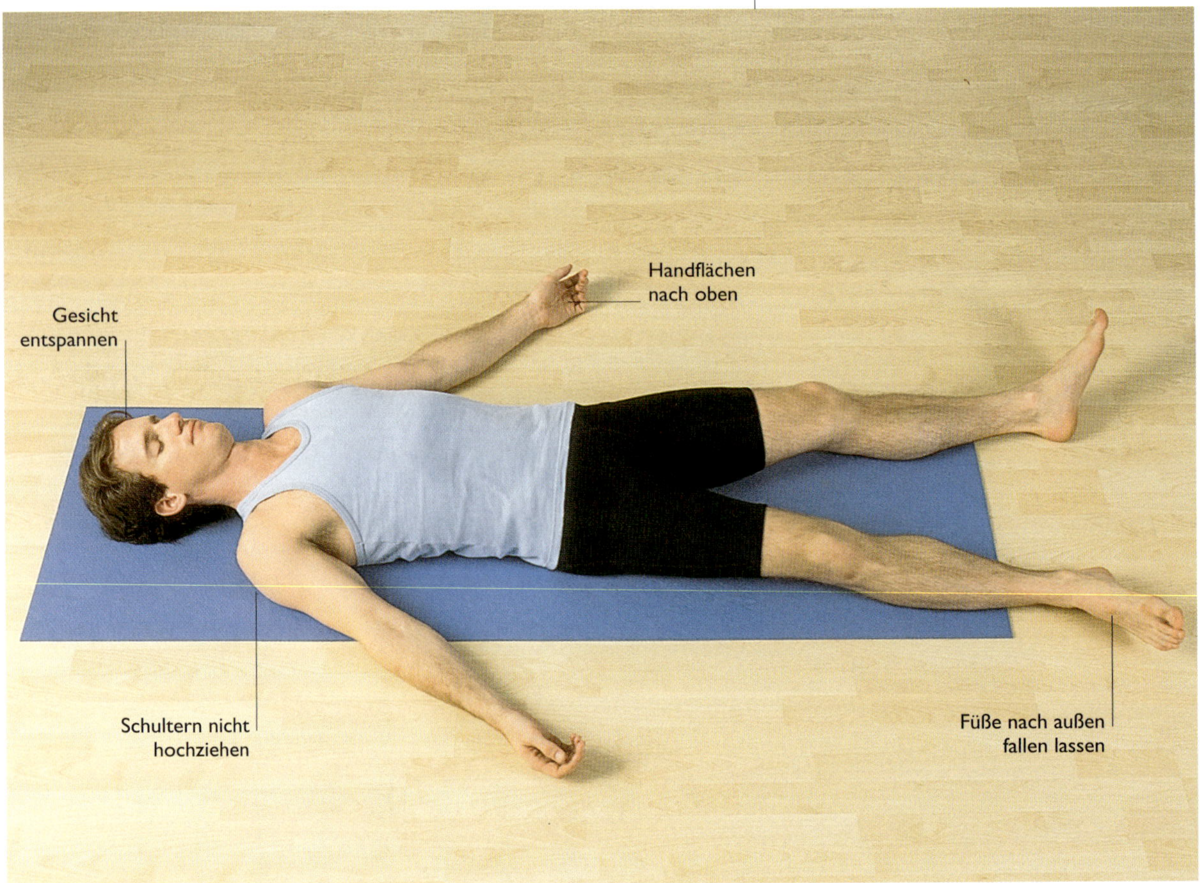
Handflächen nach oben
Gesicht entspannen
Schultern nicht hochziehen
Füße nach außen fallen lassen

ÜBUNGSSERIEN

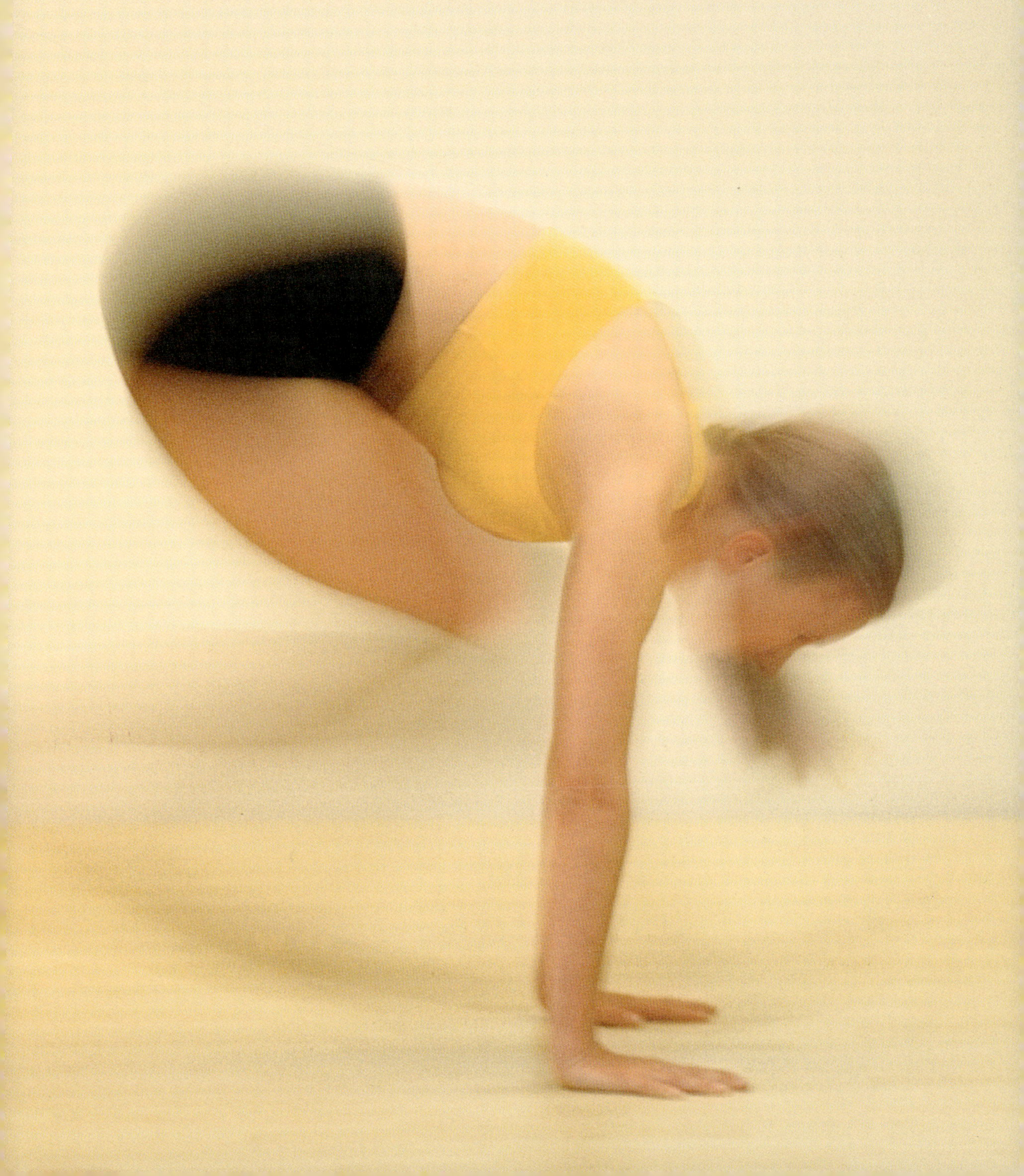

DAS 30-MINUTEN-PROGRAMM

Das folgende Beispiel zeigt eine komplette Übungsabfolge, wenn Sie nur eine halbe Stunde Zeit haben. Es ist das am wenigsten anstrengende der drei beschriebenen Beispiele. Bevor Sie anfangen, müssen Sie Ihren Körper aufwärmen. Suchen Sie sich auf den Seiten 14–17 eine Übung im Sitzen und eine im Stehen aus. Führen Sie dann je zweimal Variante A (S. 20–29) und Variante B (S. 30–41) des Sonnengrußes durch. Springen Sie danach nach außen (S. 46–47) und beginnen Sie mit dem Programm. Führen Sie alle beidseitigen Übungen zur rechten und zur linken Seite aus. Sehen Sie sich die einzelnen Übungsschritte und Übergangsbewegungen in den Anleitungen an.

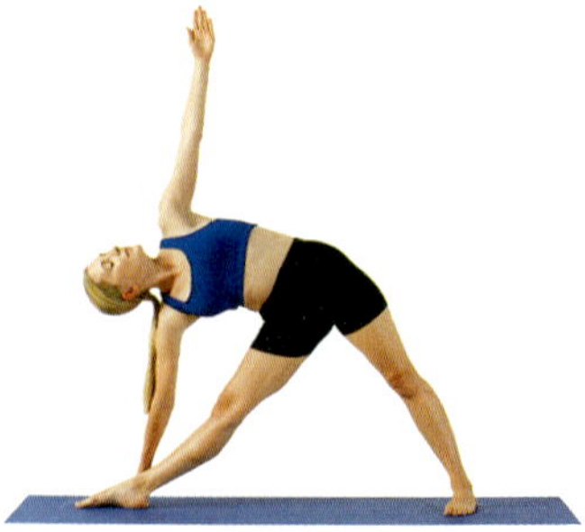

1 Utthita-Trikonasana
(S. 48–49)

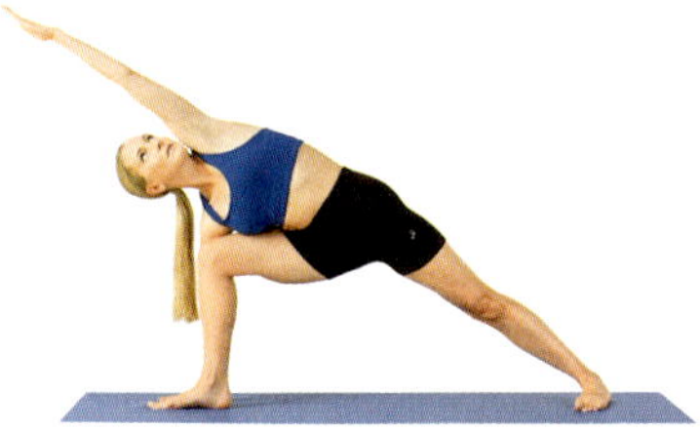

2 Utthita-Parsvakonasana
(S. 52–53)

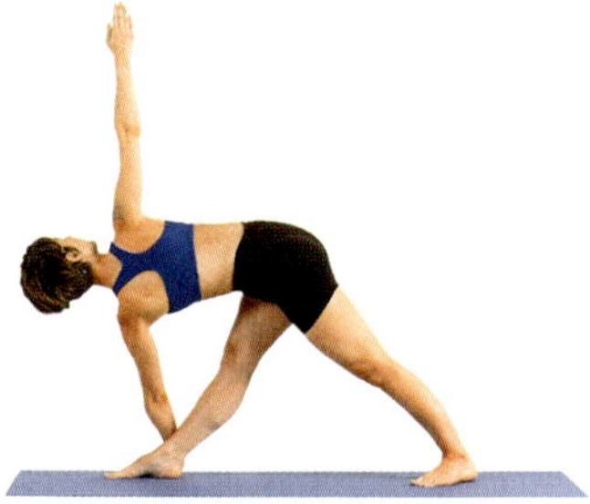

3 Parivrtta-Trikonasana
(S. 62–63)

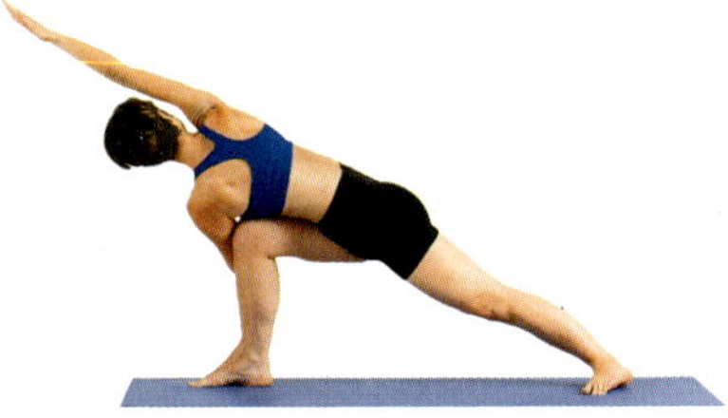

4 Parivrtta-Parshvakonasana
(S. 60–61)

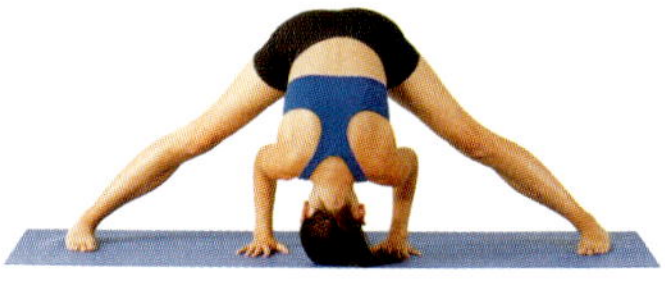

5 Prasarita-Padottanasana A
(S. 64–67)

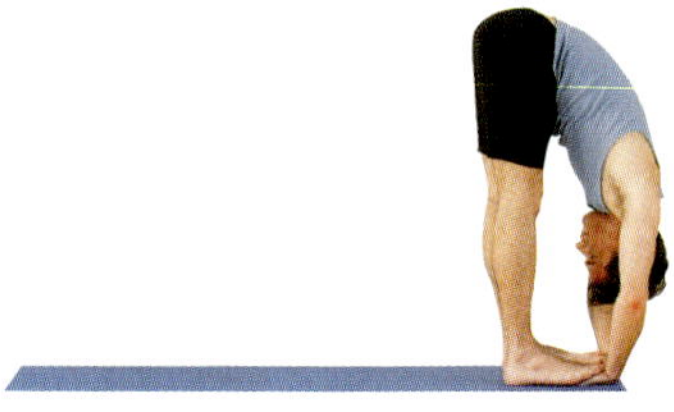

6 Padangusthasana & Padahastasana
(S. 68–71)

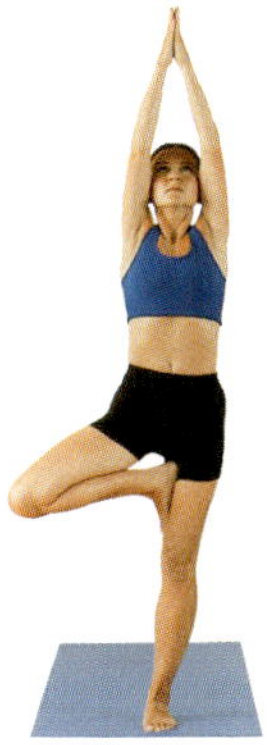

7 Vrksasana
(S. 72–73)

ÜBERGANGS-BEWEGUNG

8 Vom Stehen zur Bauchlage
(S. 82–83)

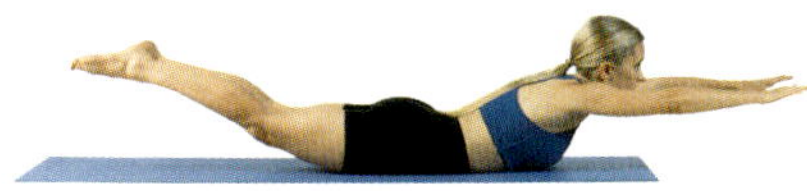

9 Salabhasana
(S. 84–85)

ÜBERGANGS-BEWEGUNG

10 Vom Bogen zum Sitzen
(S. 90–93)

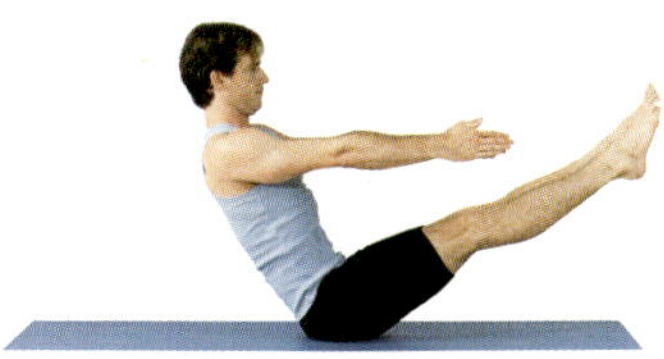

11 Paripurna-Navasana
(S. 104–105)

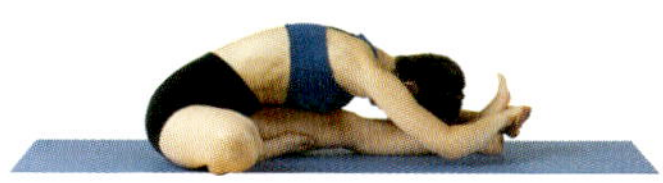

12 Janu-Shirshasana
(S. 114–115)

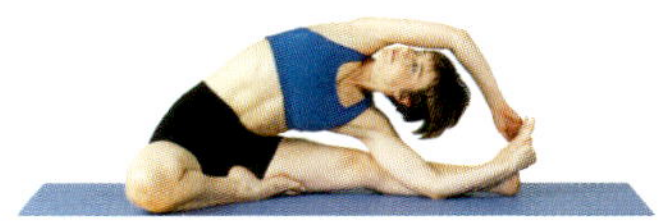

13 Parivrtta-Janu-Shirshasana
(S. 116–117)

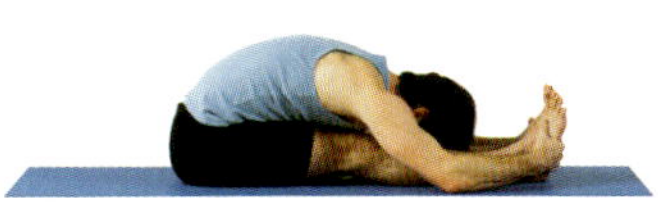

14 Pashchimottanasana
(S. 126–127)

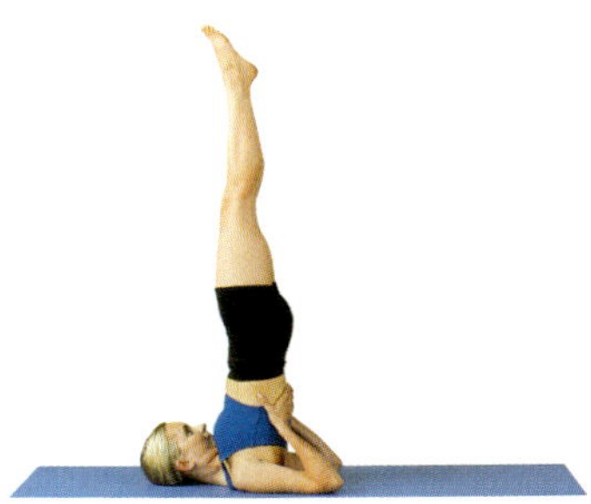

15 Salamba-Sarvangasana
(S. 136–137)

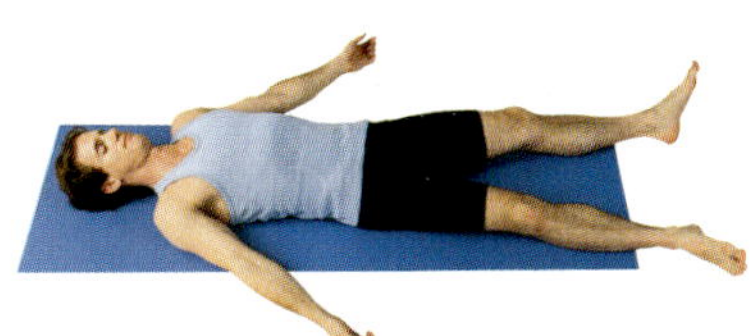

16 Shavasana
(S. 144)

DAS 60-MINUTEN-PROGRAMM

Dies ist eine komplette Übungsabfolge für eine Stunde. Wärmen Sie sich mit einer Übung im Sitzen und einer Übung im Stehen (S. 14–17) auf, bevor Sie mit dem Übungsprogramm beginnen. Führen Sie außerdem vorher je dreimal Variante A (S. 20–29) und Variante B (S. 30–41) des Sonnengrußes durch. Machen Sie dann den Sprung nach außen (S. 46–47) und beginnen Sie mit Schritt 1. Führen Sie die beidseitigen Übungen zur rechten und zur linken Körperseite aus. Sehen Sie in den Anleitungen nach, wenn Ihnen einzelne Übungsschritte und Übergangsbewegungen unklar sein sollten.

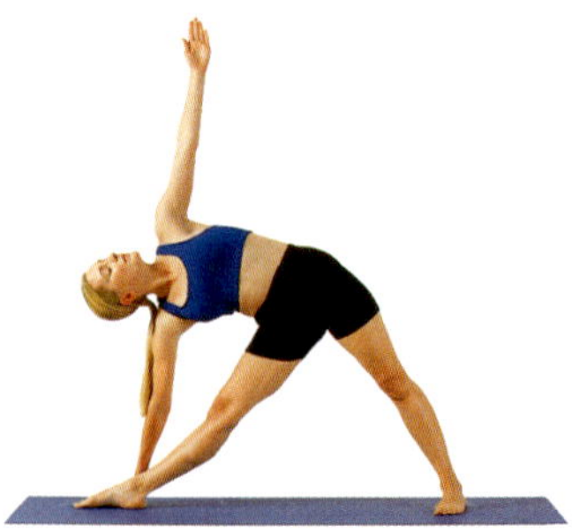

1 Utthita-Trikonasana
(S. 48–49)

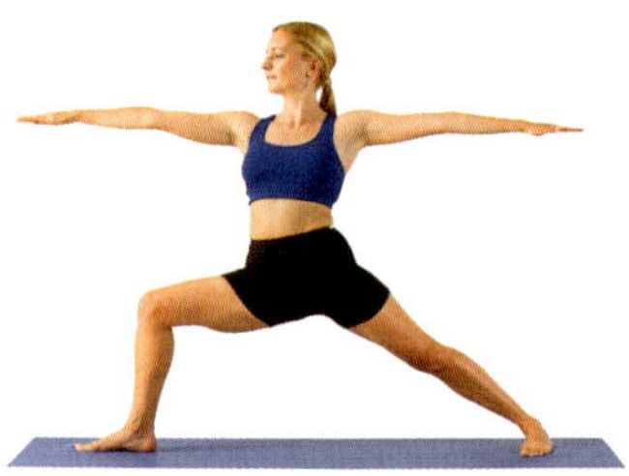

2 Virabhadrasana B
(S. 50–51)

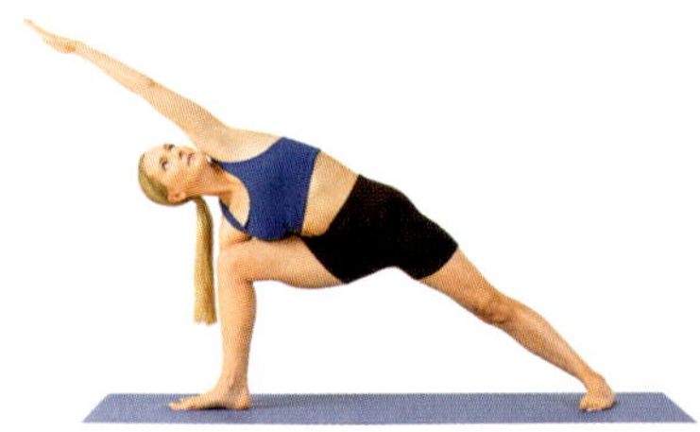

3 Utthita-Parshvakonasana
(S. 52–53)

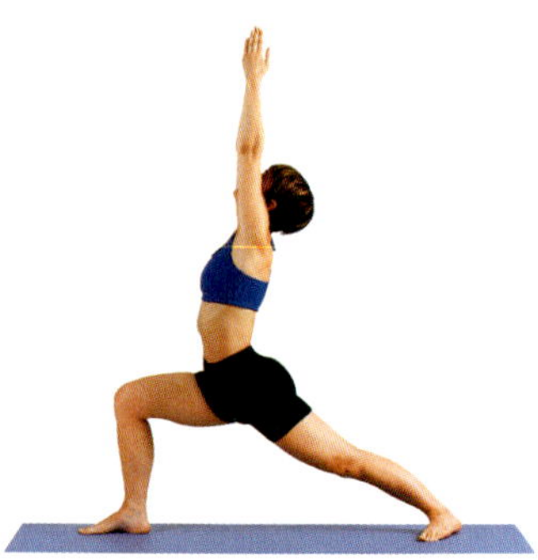

4 Virabhadrasana A
(S. 58–59)

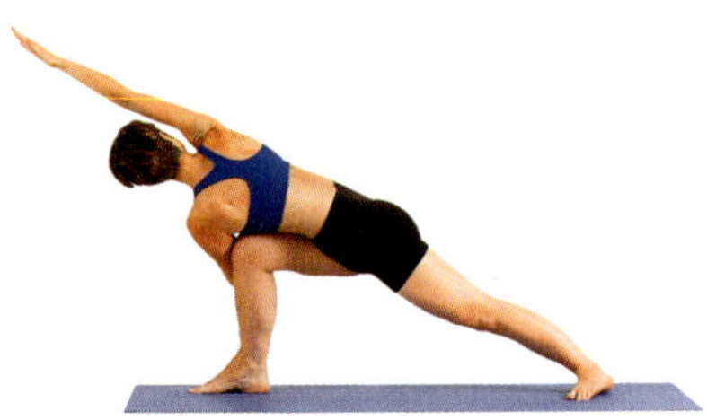

5 Parivrtta-Parshvakonasana
(S. 60–61)

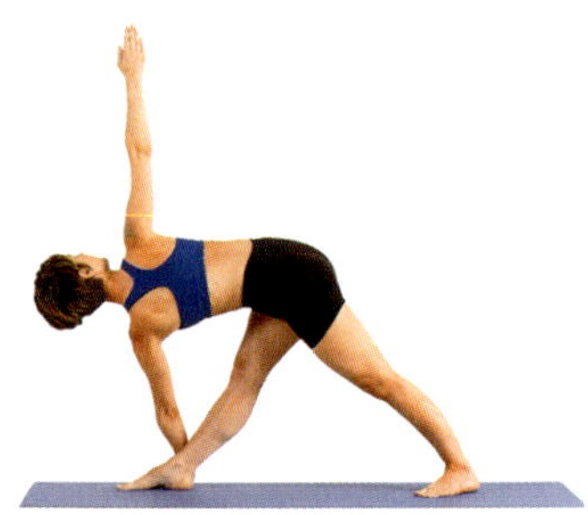

6 Parivrtta-Trikonasana
(S. 62–63)

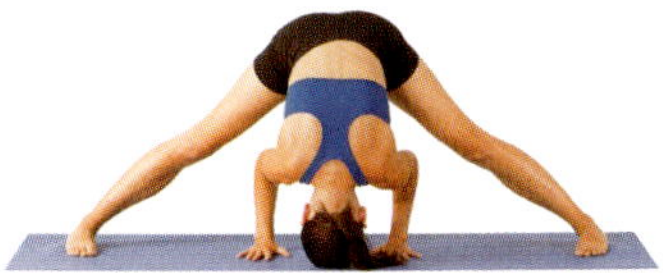

7 Prasarita-Padottanasana A
(S. 64–67)

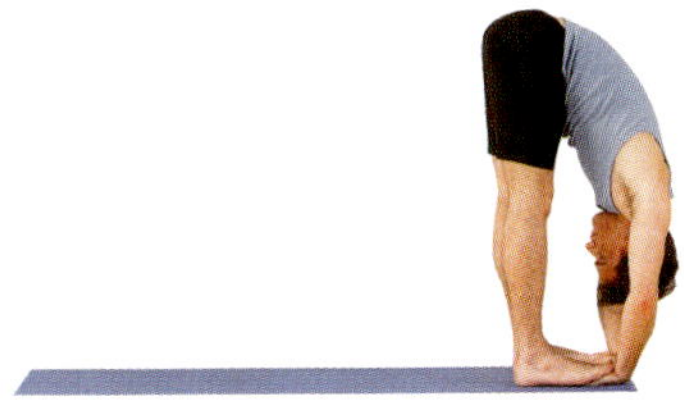

8 Padangusthasana & Padahastasana
(S. 68–71)

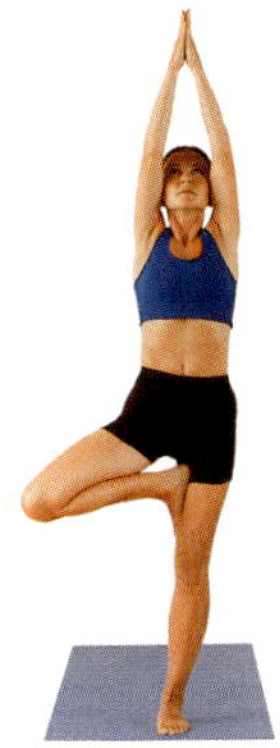

9 Vrksasana
(S. 72–73)

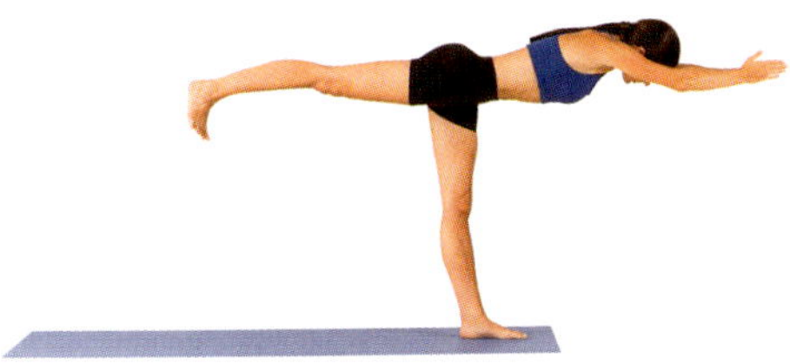

10 Virabhadrasana C
(S. 74–75)

ÜBERGANGSBEWEGUNG

11 Vom Stehen zur Bauchlage
(S. 82–83)

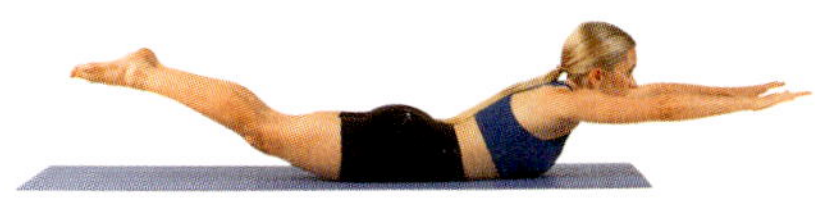

12 Salabhasana
(S. 84–85)

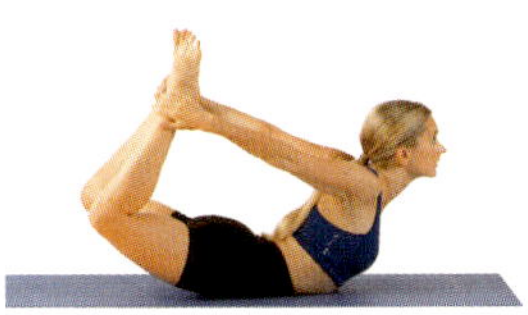

13 Dhanurasana
(S. 88–89)

ÜBERGANGS-BEWEGUNG

14 Vom Bogen zum Sitzen
(S. 90–93)

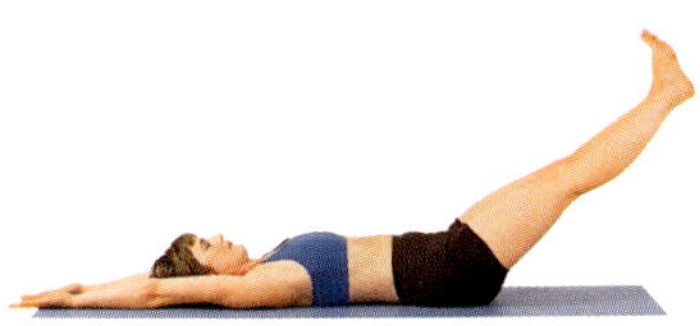

15 Urdhva-Prasarita-Padasana
(S. 96–97)

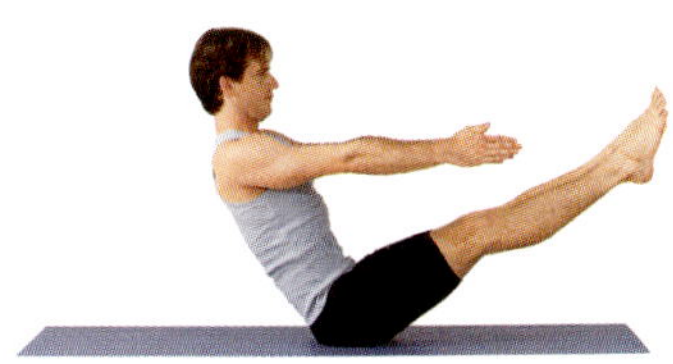

16 Paripurna-Navasana
(S. 104–105)

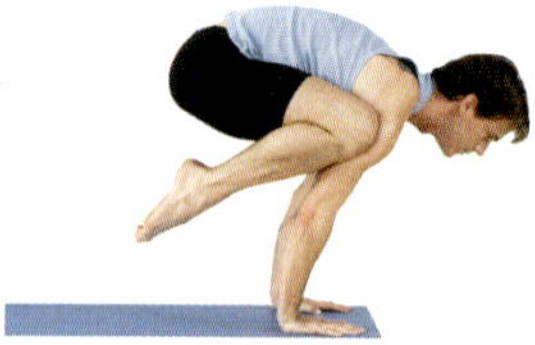

17 Bakasana
(S. 106–107)

ÜBERGANGS-BEWEGUNG

18 Vom Kranich zum Sitzen
(S. 108–111)

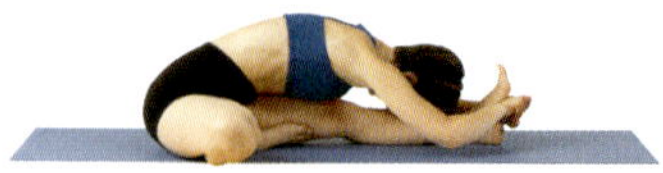

19 Janu-Shirshasana
(S. 114–115)

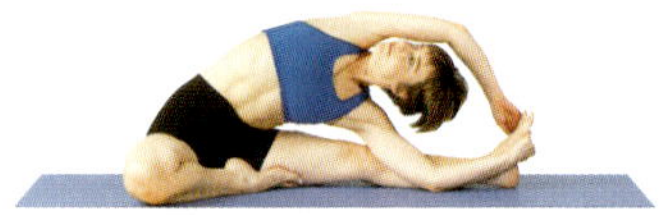

20 Parivrtta-Janu-Shirshasana
(S. 116–117)

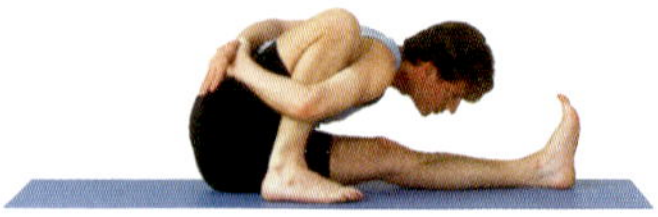

21 Marichyasana A
(S. 122–123)

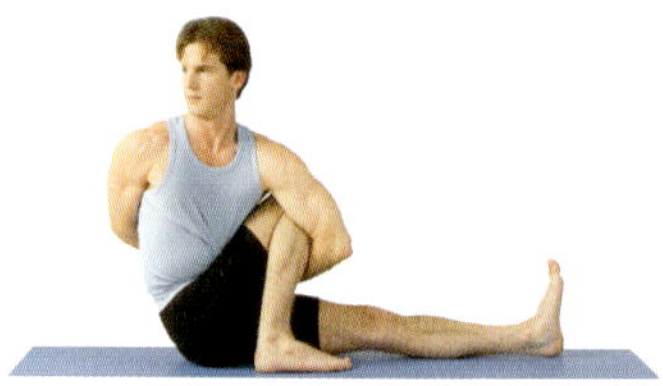

22 Marichyasana C
(S. 124–125)

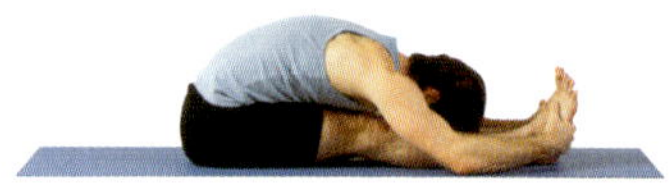

23 Pashchimottanasana
(S. 126–127)

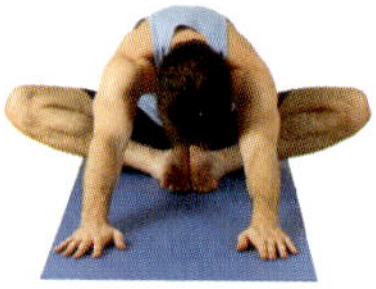

24 Baddha-Konasana
(S. 128–129)

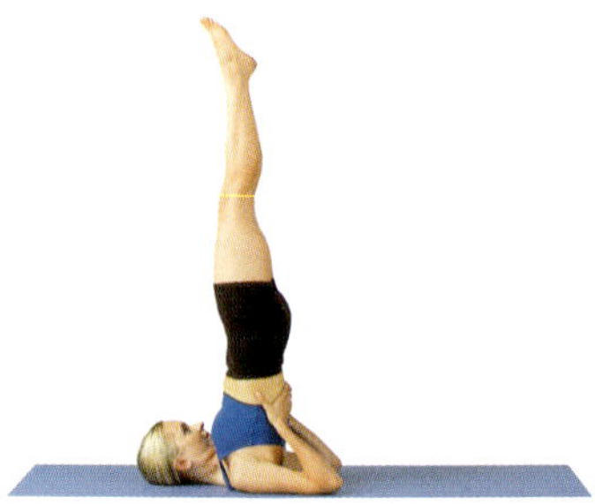

25 Salamba-Sarvangasana
(S. 136–137)

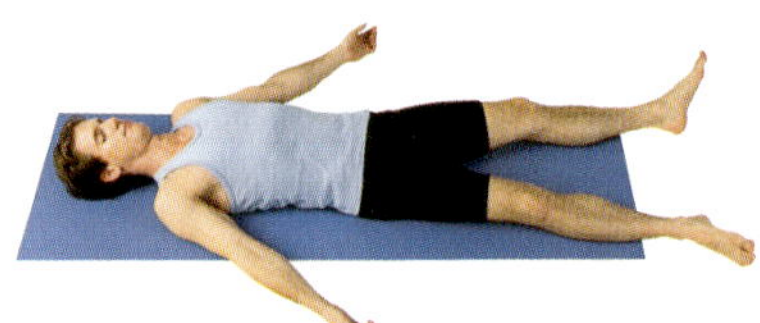

26 Shavasana
(S. 144)

DAS 90-MINUTEN-PROGRAMM

Das folgende Programm ist für eine Übungsdauer von 90 Minuten konzipiert. Alle ***Asanas*** aus diesem Buch kommen darin vor. Es ist das anspruchvollste der drei Übungsprogramme. Wärmen Sie sich, bevor Sie anfangen, mit den beiden Aufwärmübungen im Sitzen und im Stehen auf (S. 14–17). Führen Sie danach je fünfmal Variante A (S. 20–29) und Variante B (S. 30–41) des Sonnengrußes durch. Springen Sie dann nach außen (S. 46–47) und beginnen Sie mit dem Programm. Führen Sie die beidseitigen Übungen zur rechten und zur linken Seite aus. Sehen Sie in den Anleitungen nach, wenn Ihnen einzelne Übungsschritte und Übergangsbewegungen nicht ganz klar sind.

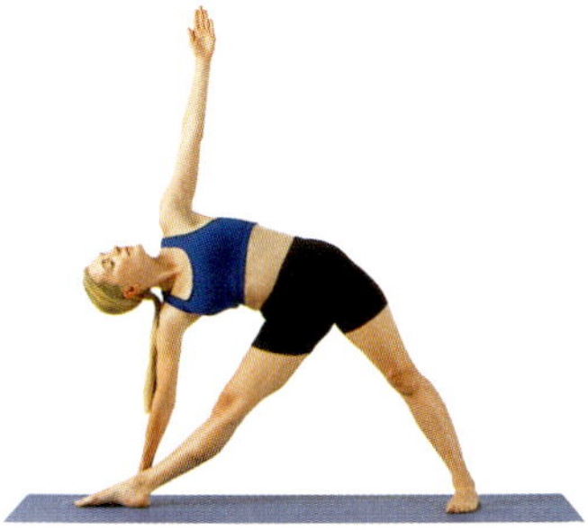

1 Utthita-Trikonasana (S. 48–49)

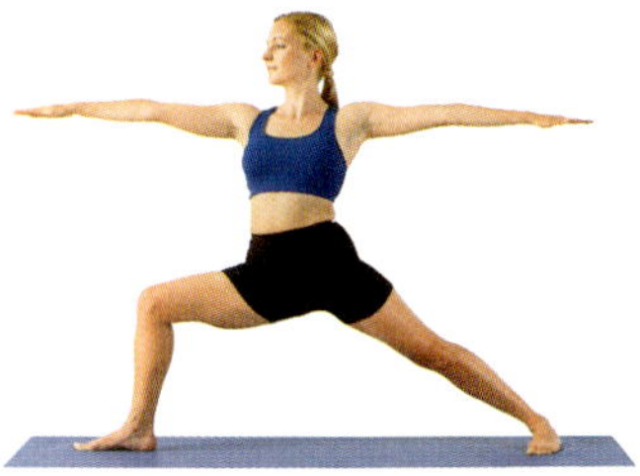

2 Virabhadrasana B (S. 50–51)

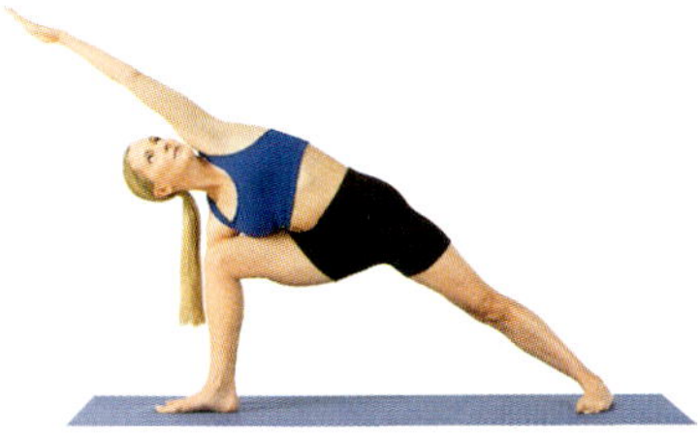

3 Utthita-Parshvakonasana (S. 52–53)

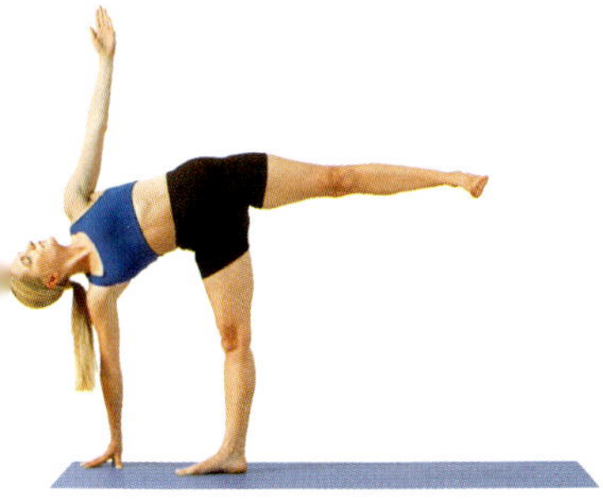

4 Ardha-Chandrasana (S. 54–55)

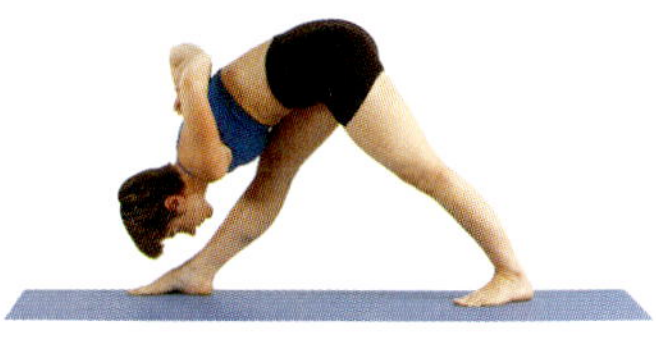

5 Parshvottanasana (S. 56–57)

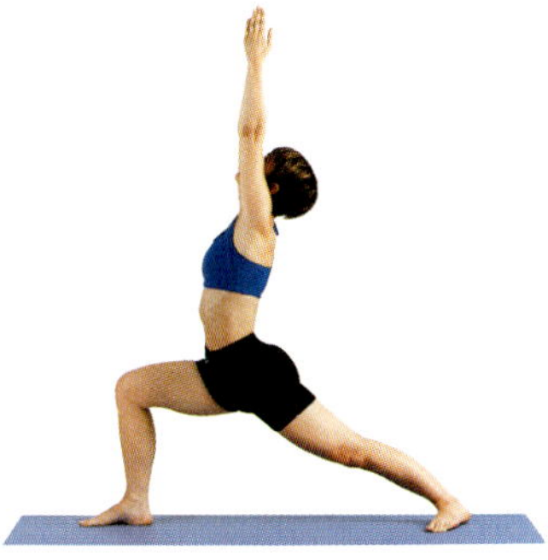

6 Virabhadrasana A (S. 58–59)

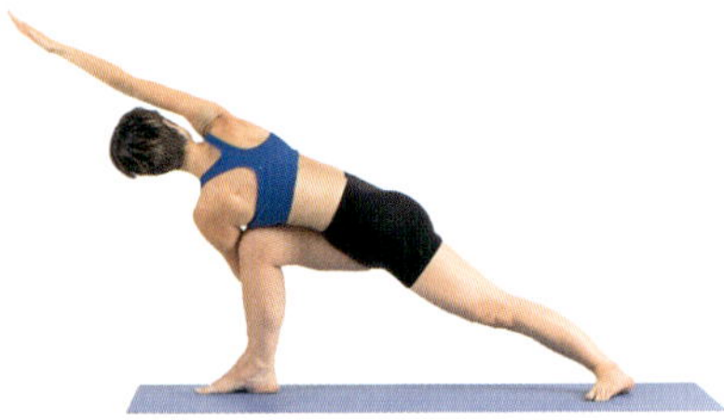

7 Parivrtta-Parshvakonasana
(S. 56–57)

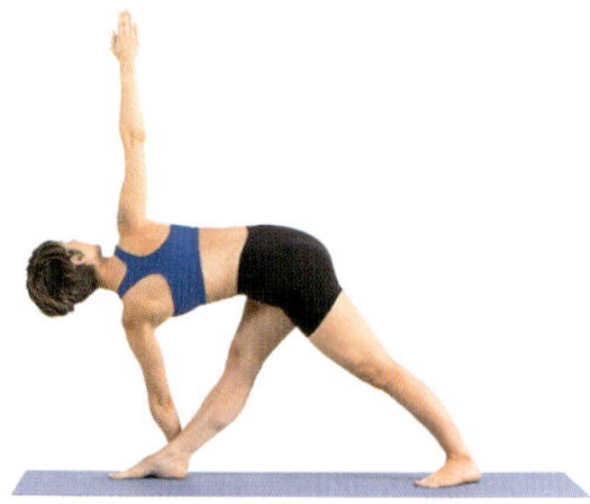

8 Parivrtta-Trikonasana
(S. 62–63)

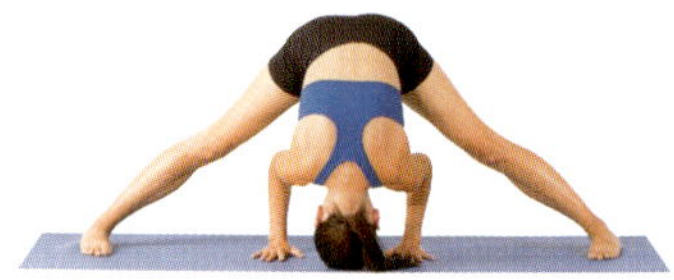

9 Prasarita-Padottanasana A
(S. 64–67)

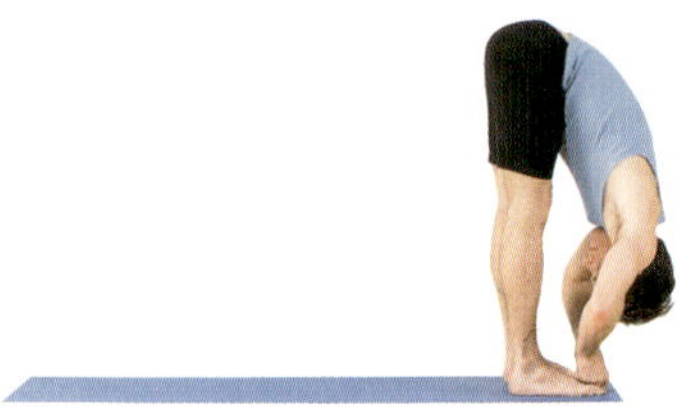

10 Padangusthasana
(S. 68–71)

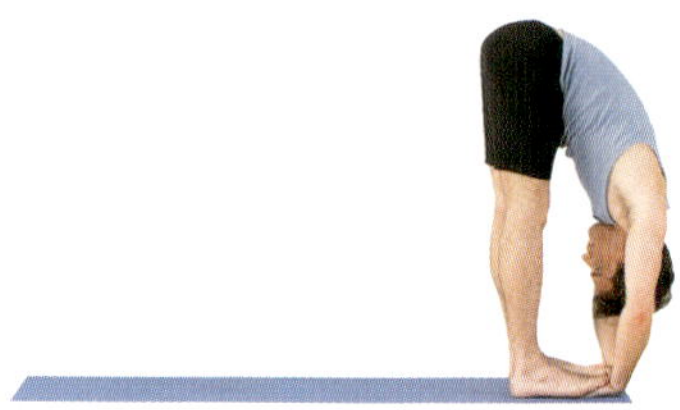

11 Padahastasana
(S. 68–71)

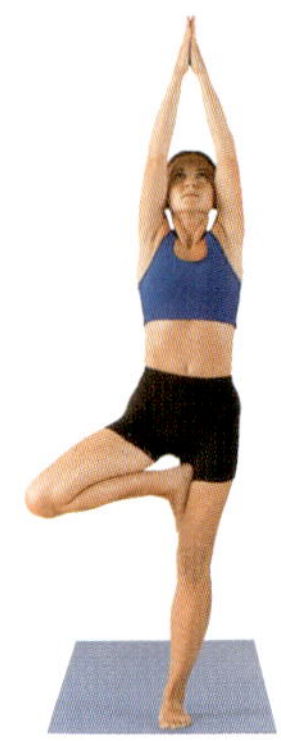

12 Vrksasana
(S. 72–73)

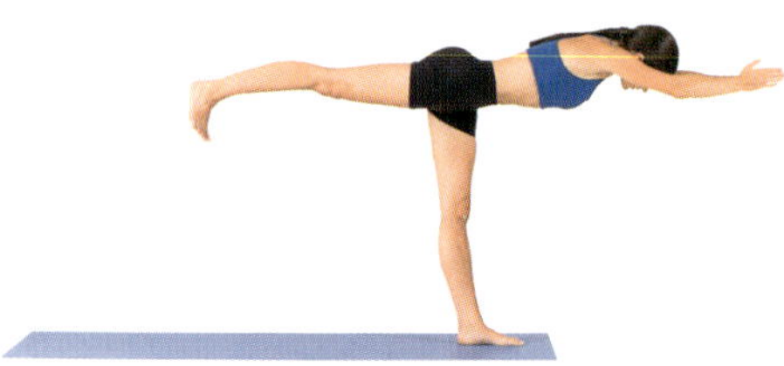

13 Virabhadrasana C
(S. 74–75)

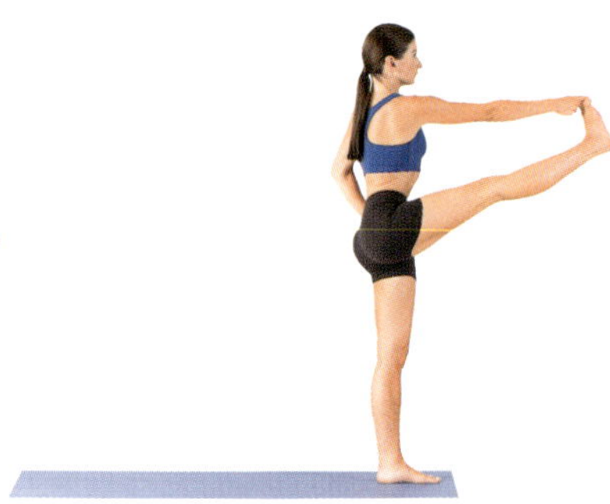

14 Utthita-Hasta-Padangusthasana
(S. 76–79)

ÜBERGANGSBEWEGUNG

15 Vom Stehen zur Bauchlage
(S. 82–83)

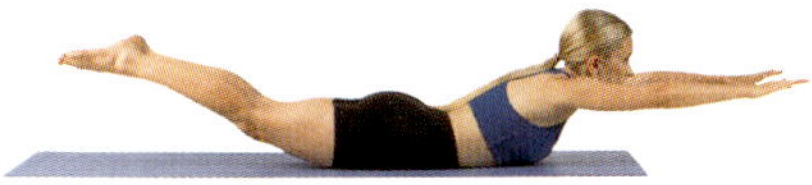

16 Salabhasana
(S. 84–85)

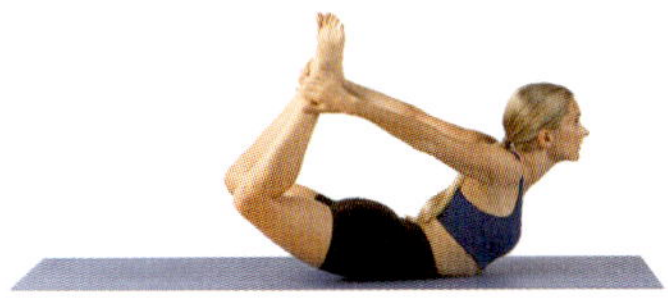

17 Dhanurasana
(S. 88–89)

*ÜBERGANGS-
BEWEGUNG*

18 Vom Bogen zum Sitzen
(S. 90–93)

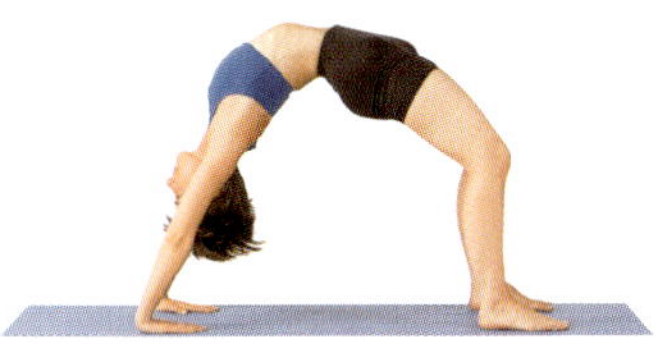

19 Urdhva-Dhanurasana
(S. 94–95)

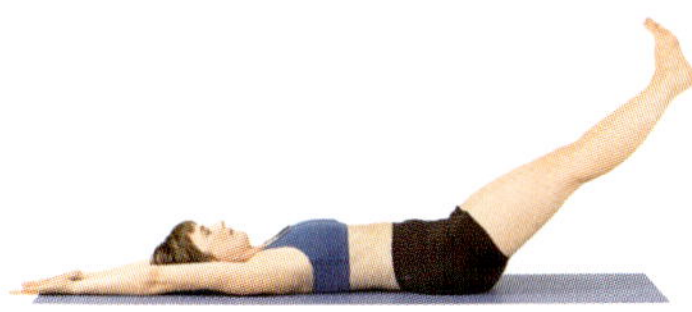

20 Urdhva-Prasarita-Padasana
(S. 96–97)

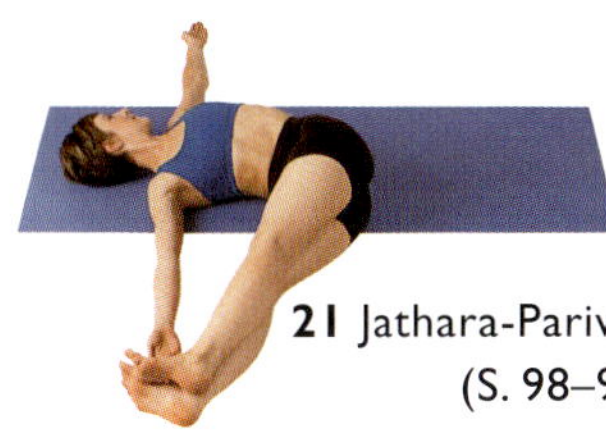

21 Jathara-Parivartanasana
(S. 98–99)

ÜBERGANGSBEWEGUNG

22 Von der Rückenlage zum Sitzen
(S. 100–101)

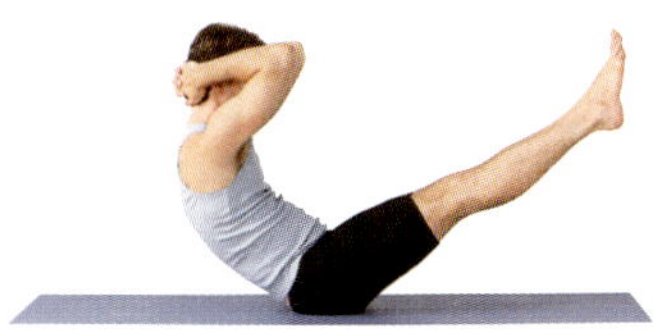

23 Ardha-Navasana
(S. 102–103)

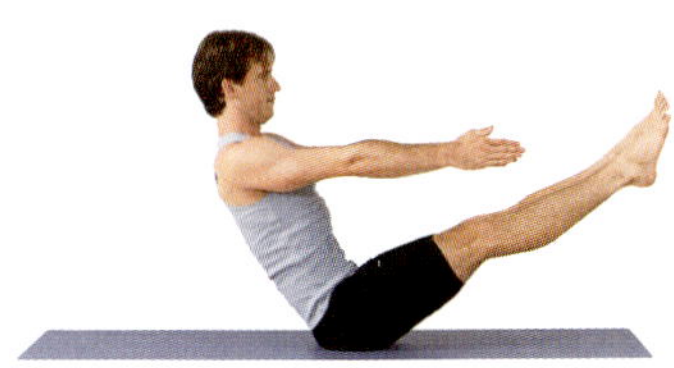

24 Paripurna-Navasana
(S. 104–105)

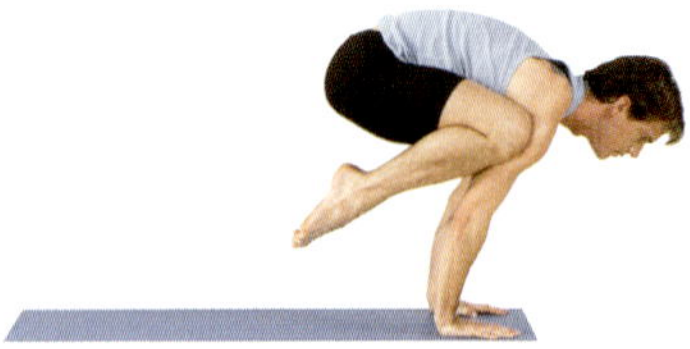

25 Bakasana
(S. 106–107)

ÜBERGANGSBEWEGUNG

26 Vom Kranich zum Sitzen
(S. 108–111)

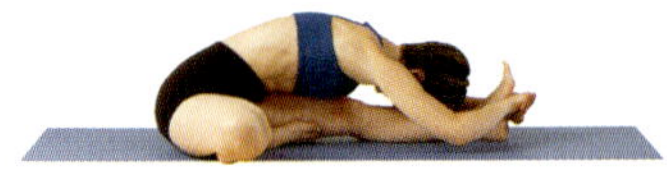

27 Janu-Shirshasana
(S. 114–115)

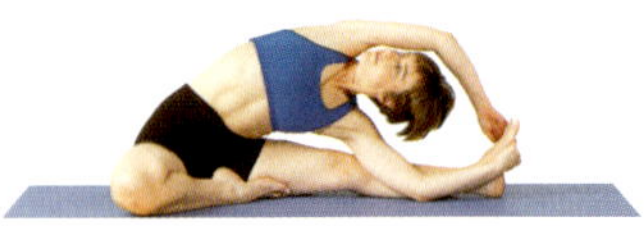

28 Parivrtta-Janu-Shirshasana
(S. 116–117)

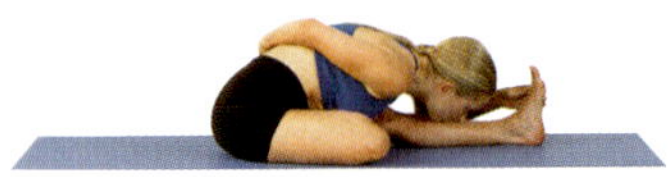

29 Ardha-Baddha-Padma-Pashchimottanasana
(S. 118–119)

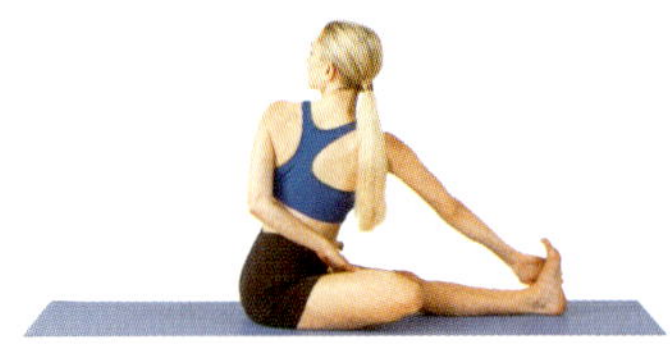

30 Ardha-Matsyendrasana
(S. 120–121)

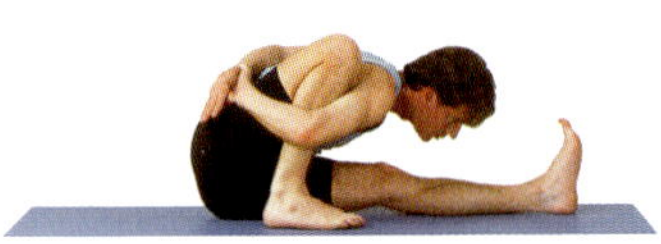

31 Marichyasana A
(S. 122–123)

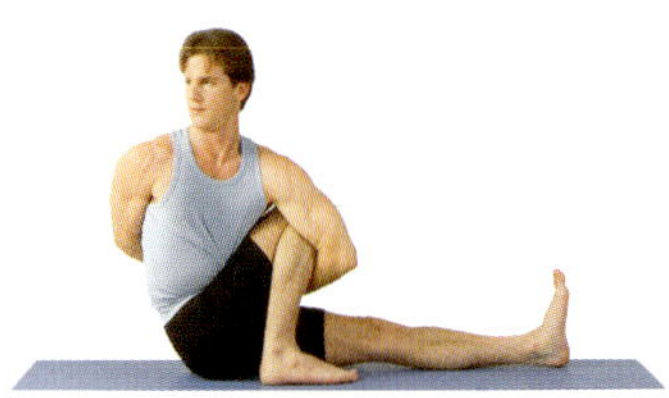

32 Marichyasana C
(S. 124–125)

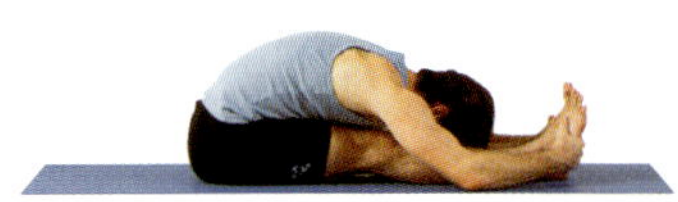

33 Pashchimottanasana
(S. 126–127)

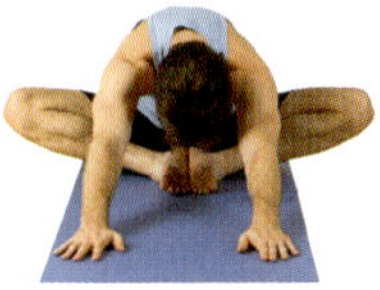

34 Baddha-Konasana
(S. 128–129)

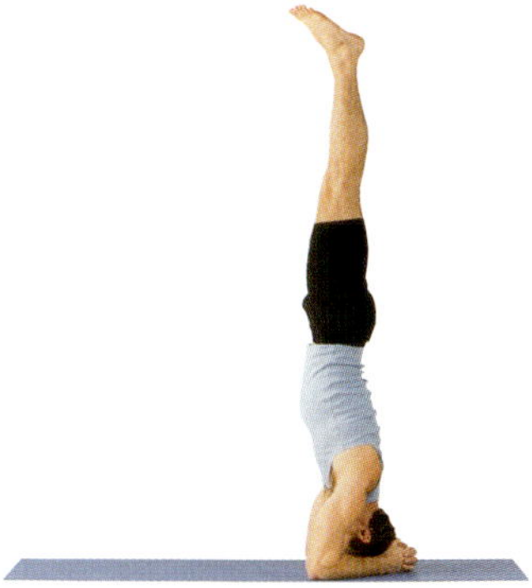

35 Salamba-Shirshasana
(S. 132–134)

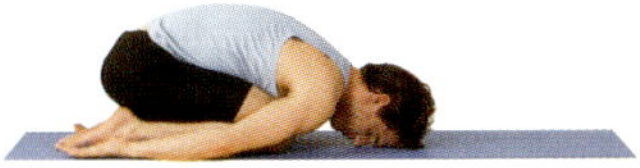

36 Balasana
(S. 135)

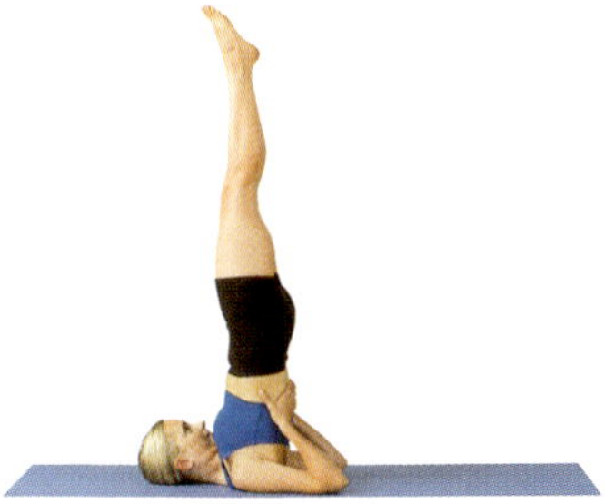

37 Salamba-Sarvangasana
(S. 136–137)

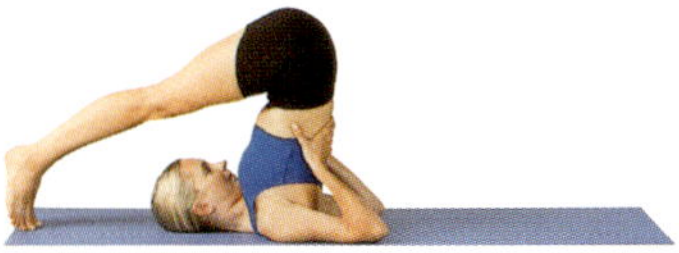

38 Halasana
(S. 138–139)

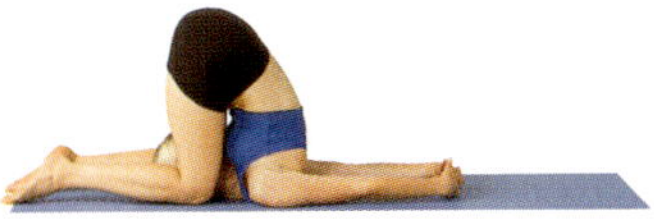

39 Karnapidasana
(S. 138–139)

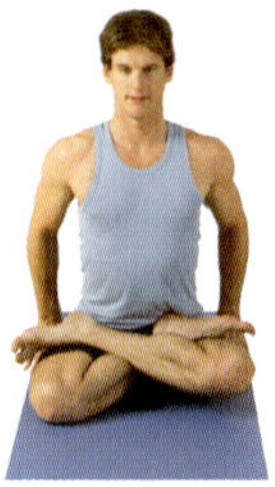

40 Padmasana 1
(S. 140–141)

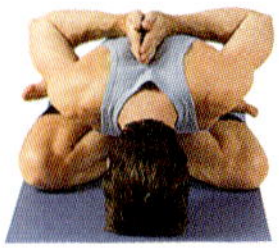

41 Padmasana 2
(S. 142–143)

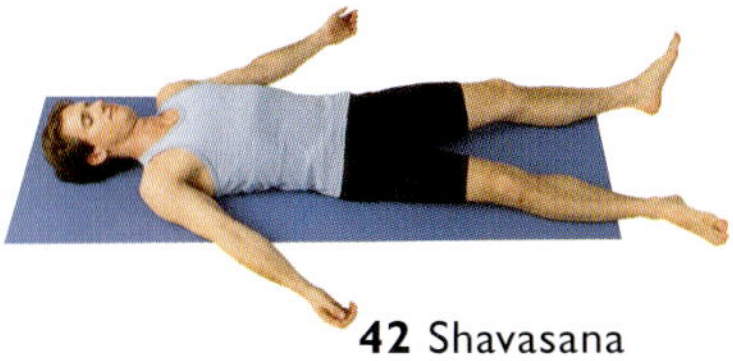

42 Shavasana
(S. 144)

EINEN YOGA-LEHRER FINDEN

Dieser Yoga-Stil, der sich der Elemente des Sonnengrußes bedient, um verschiedene Yoga-Positionen miteinander zu verbinden, wird Power Yoga genannt. Ein Yoga-Lehrer, der nach diesen Prinzipien unterrichtet, könnte seinen Kurs aber auch dynamisches Hatha-Yoga oder dynamisches bzw. fließendes Yoga nennen. Jeder dieser Unterrichtsstile kann sich in der Abfolge der gelehrten Sequenzen unterscheiden. Ein guter Yoga-Lehrer verbindet Einfühlungsvermögen, Kreativität und Inspiration mit der Beherrschung der Übungstechniken und Erfahrung. Unter den folgenden Internet-Adressen finden Sie Yoga-Lehrer der verschiedensten Yoga-Richtungen: www.yogalehrer-verzeichnis.de, www.swissyoga.ch, www.yoga.de, www.yoga.at. Meine Website finden Sie unter www.dynamicyoga.net.

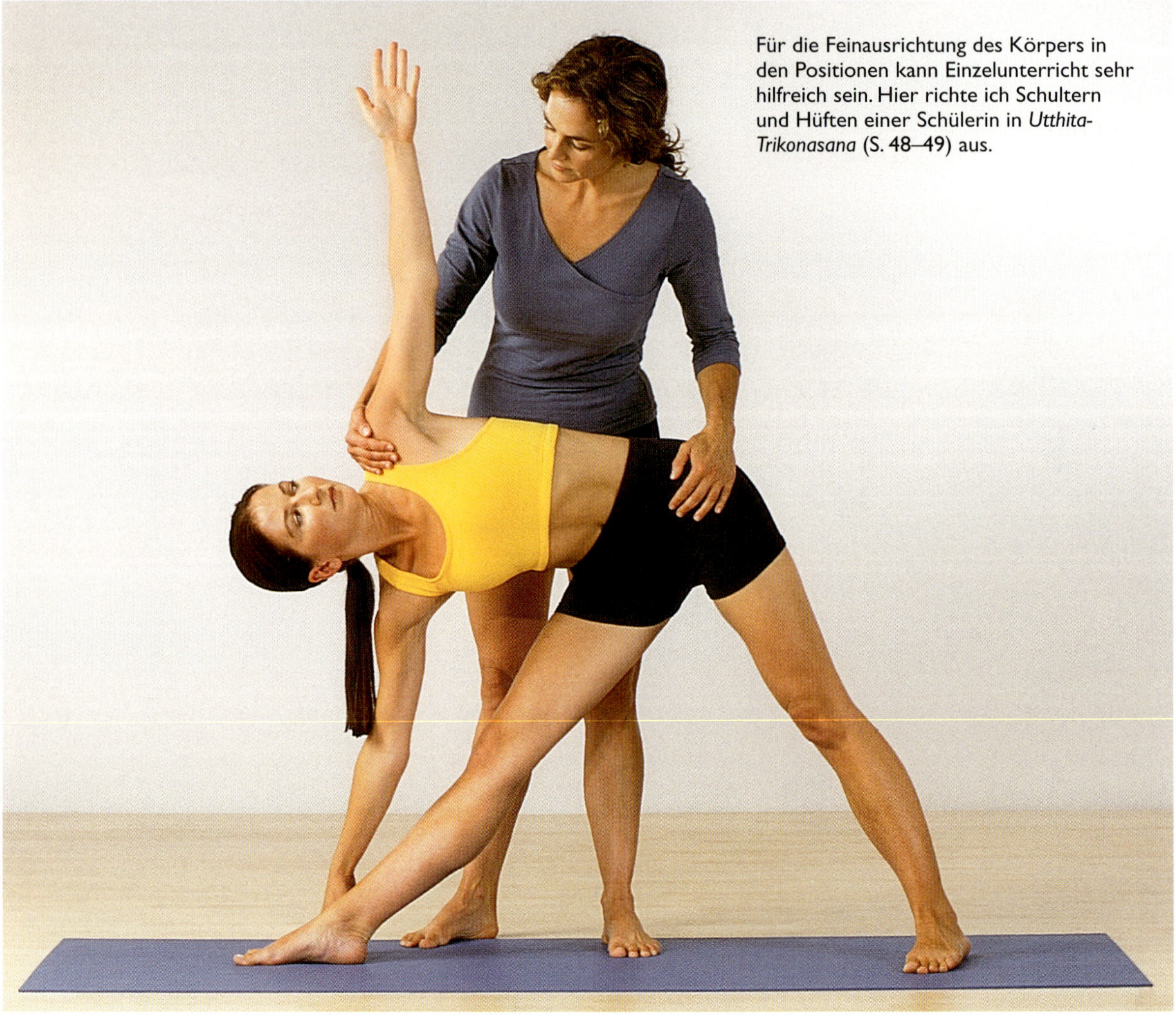

Für die Feinausrichtung des Körpers in den Positionen kann Einzelunterricht sehr hilfreich sein. Hier richte ich Schultern und Hüften einer Schülerin in *Utthita-Trikonasana* (S. 48–49) aus.

GLOSSAR

Adho-Mukha Gesicht nach unten
Ahimsa Gewaltlosigkeit
Angustha Große Zehe
Aparigraha Nicht-Horten
Ardha Halb
Asana Yoga-Position
Astanga Acht Glieder
Asteya Nicht-Stehlen
Baddha Gebunden
Baka Kranich
Bandha Verschluss
Bhakti Hingabe, Verehrung
Brahmacharya Enthaltsamkeit
Chandra Mond
Chaturanga Vier Glieder
Danda Stock
Dhanu Bogen
Dharana Konzentration
Dhyana Meditation
Hala Pflug
Hasta Hand
Hatha Entschlossene Bemühung
Janu Knie
Jathara Bauch
Karma Yoga des Tuns
Karna-pida Druck auf das Ohr
Kona Winkel
Mula Wurzel
Namaskar Ehrerbietiger Gruß
Nava Boot
Niyama Selbstdisziplin
Pada Fuß
Padangustha Große Zehe
Padma Lotus
Parivrtta Gedreht
Parshva Seite
Pashchimottana Dehnung der Rückseite
Prana Lebensenergie
Pranayama Kontrolle der Atmung
Prasarita Ausgestreckt
Pratyahara Zurückziehen der Sinne
Purva Osten
Purvottana Dehnung der Vorderseite
Raja-Yoga Weg der Meditation
Salabha Heuschrecke
Santosha Zufriedenheit
Sarvanga Der ganze Körper
Satya Wahrhaftigkeit
Saucha Reinlichkeit, Keuschheit
Setu Brücke
Shava Leichnam
Shirsha Kopf
Shvana Hund
Surya Sonne
Svadyaya Studium des Selbst, Selbstreflexion
Tada Berg
Tapas Stetiges Bemühen (inneres Feuer)
Trikona Dreieck
Uddiyana Nach oben fliegen
Ujjayi Siegreich
Urdhva-Mukha Gesicht nach oben
Utkata Kraftvoll
Uttana Intensive Streckung
Utthita Ausgestreckt
Virabhadra Krieger
Vrksa Baum
Yama Ethischer Verhaltenskodex
Yoga Vereinigung

REGISTER

DANK

Dank der Autorin

Ich möchte an dieser Stelle meiner großen Liebe, Kevin Welch, danken, der an mich geglaubt und mich unterstützt hat, meiner liebsten Freundin Kristi Hagen, die viel für mich getan hat, meinen Eltern Jocelyn und Stewart, die mich gefördert haben, meiner Schwester Julie Lutz für ihre Unterstützung und meinem Lieblingsbruder David für seinen Humor.

Ich danke außerdem den Fotomodellen Emma, Sophie, Imogen und vor allem Jamie Lindsay, die mich bei der Konzeption des Buches unterstützt haben. Weiter danke ich der Lektorin Jane Laing für ihre engagierte und kreative Begleitung und dem ganzen DK-Team: Karen Sawyer, Jenny Jones, Miranda Harvey, Gillian Roberts und Mary-Clare Jerram, die mich stets unterstützten und an mich glaubten. Danken will ich auch besonders dem Fotografen Russell Sadur für seine wunderbaren Fotos und seinen Humor sowie meinem Freund Andy Larson für seine Hilfe und nicht zuletzt natürlich meinen Yoga-Lehrern.

Dank des Verlags

Dorling Kindersley dankt Helen Ridge für die Lektoratsassistenz, Maggie McCormick für das Korrektorat, Anna Grapes für die Bildrecherche und Dorothy Frame für das Register.

Bildnachweis

Dorling Kindersley bedankt sich bei folgenden Personen, Institutionen und Firmen für die freundliche Genehmigung zum Abdruck der Fotografien:

9: Charles Walker Collection, 8: ***Children Just Like Me! – Celebration!*** von Barnabas und Anabel Kindersley, Dorling Kindersley Verlag.

Weitere Informationen: www.dkimages.com

Fotografen und Modelle

Fotograf: Russell Sadur
Fotoassistenz: Nina Duncan
Modelle: Kia Meaux, Emma Catto, Imogen Ashby, Sophie Anns, Jamie Lindsay
Set: Mike Cooper
Frisur und Make-up: Chloe Butcher

Die von den Modellen beim Shooting getragene Trainings- und Freizeitkleidung wurde von Carita House zur Verfügung gestellt. Es stammt aus der Reihe DANS*EZ SUPPLEX RANGE.

Den Katalog erhalten Sie unter:
Carita House
Stapeley
Nantwich
Cheshire CW5 7LJ
England
Tel. +44 (0) 12 70 / 62 77 22
Fax: +44 (0) 12 70 / 62 66 84
E-Mail: action@caritahouse.com
www.caritahouse.com

Die verwendeten Yoga-Matten wurden zur Verfügung gestellt von Hugger Mugger Yoga Products. Es sind Standard-Yoga-Matten mit einem stabilen, rutschfesten Überzug.

Hugger Mugger Yoga Products
12 Roseneath Place
Edinburgh EH9 1JB
England
Tel. / Fax +44 (0)1 31 / 2 21 99 77
E-Mail: yme@ednet.co.uk
www.yoga.co.uk